La naturopathie au quotidien

Du même auteur

L'iris, Miroir intérieur. Guide pratique d'iridologie, Éditions Médicis, 2010.
Mieux vivre ses émotions grâce aux élixirs floraux, Éditions Quintessence, 2007.

19, rue Saint-Séverin, 75005 Paris
ISBN : 978-2-85327-422-7
contact@editions-medicis.fr
www.dervy-medicis.com

Dominick Léaud-Zachoval

La naturopathie au quotidien

Comment rester en bonne santé
grâce à des gestes simples

5e édition revue et augmentée

Éditions Médicis

LES RECETTES DE VALERIE…

Pour cette nouvelle édition j'ai demandé à Valérie Cupillard, rencontrée il y a quelques années, à ses débuts, auteur de nombreux livres de recettes bio, de bien vouloir illustrer le chapitre sur les aliments afin qu'il soit plus concret et pratique.

Son approche naturelle, colorée et vivante de la cuisine m'a séduit.

Créatrice culinaire et Consultante en cuisine bio, Valérie Cupillard a écrit plus de 25 livres et partage avec enthousiasme sa passion pour les ingrédients bio en élaborant des recettes qui réalisent un délicieux équilibre entre les éléments essentiels d'une alimentation saine et le plaisir des sens.

Spécialiste des recettes sans gluten ni produits laitiers, elle a composé plusieurs livres sur le sujet, mettant en place les bases d'une cuisine alternative pour les personnes allergiques ou ayant une intolérance alimentaire.

Pour mieux faire connaître cette nouvelle façon d'aborder l'art culinaire en privilégiant des ingrédients qui préservent à la fois la planète et notre santé, Valérie Cupillard anime également un blog : www.biogourmand.info.

Pour retrouver tous les titres de Valérie Cupillard :
www.biogourmand.com et sa bibliographie complète à la fin de ce livre.

À mes filles,
Sylvia, Anouchka et Suryana

Remerciements

Pour cette cinquième édition, un long travail de refonte et d'écriture ont été nécessaires.

Je remercie très affectueusement Danièle Léaud-Richaud qui a bien voulu mettre à ma disposition ses compétences de professeur de Lettres pour effectuer la relecture et les corrections de cet ouvrage. Son efficacité, sa rigueur et sa chaleureuse présence m'ont été d'un précieux soutien.

Merci à Christiane Lacroix qui a participé, de manière impromptue, à une partie de la relecture, ce qui m'a vraiment touché.

Merci à Valérie Cupillard qui a accepté de donner sa touche personnelle à cet ouvrage, avec quelques recettes originales spécialement concoctées pour l'occasion.

Mes remerciements vont également au docteur Éric Portes, médecin et ostéopathe, qui a bien voulu relire et commenter le chapitre sur le corps humain et m'apporter ses remarques éclairées sur la maladie.

Merci à Michèle et André Gindrat, pour leur accueil toujours aussi chaleureux dans leurs vignes du Lubéron où j'ai pu m'isoler quelques jours pour terminer ce travail.

Merci à ma fille Anouchka Léaud pour la bibliographie.

Merci à ma fille Suryana qui ne m'a pas beaucoup vu pendant ces quelques mois et qui milite à sa façon pour un monde meilleur et plus Bio !

Enfin, un remerciement tout particulier à Laetitia, mon épouse, qui m'a soutenu par ses encouragements, la qualité de sa présence et la justesse de ses conseils. Sa présence lumineuse m'accompagne sur le chemin.

Dix ans déjà !

Il y a dix ans je publiais la première version de ce livre. Il m'avait été inspiré, à l'époque, par le besoin de transmettre et de diffuser les valeurs auxquelles je croyais et qui se sont renforcées au fil du temps.

Mon désir de faire vite, conscient de l'urgence qu'il y avait de réveiller les consciences, ne m'a pas toujours permis d'approfondir certains sujets et d'être suffisamment précis.

Dix ans plus tard j'ai ressenti le besoin de prendre mon temps et d'écrire avec plus de clarté et de précision.

De nouvelles voies se sont ouvertes depuis, de nouvelles voix se font entendre, médecins et non médecins travaillent de plus en plus ensemble. Le public, toujours plus large, réalise l'importance de prendre sa santé en main afin de prévenir la maladie. J'ai chaque jour en face de moi des personnes, patients ou stagiaires, qui, dix ans auparavant, ne connaissaient même pas la naturopathie.

Le monde bouge, les certitudes scientifiques d'hier sont caduques aujourd'hui, les consciences s'élèvent et l'homme sait qu'il y a urgence à prendre soin de lui et de la planète. La naturopathie peut modestement contribuer à cette prise de conscience, en accompagnant le bien portant comme le malade.

Je me suis appuyé sur de nombreuses recherches qui nous interpellent sur les conditions de vie que nous avons mises en place depuis quelques décennies et qui ne garantissent plus aux jeunes générations la certitude d'être en bonne santé. La plupart de mes patients viennent aujourd'hui pour être soutenus au cours de la maladie, en complément des traitements et du suivi indispensable auquel ils sont soumis. C'est pour cela que j'ai ajouté un chapitre sur la place que peut occuper la naturopathie dans l'accompagnement de la maladie, sans se substituer à la médecine.

Je suis heureux de vous présenter, dix ans plus tard, un sujet qui est de plus en plus d'actualité : comment rester en bonne santé en faisant appel à tout ce que la nature met à notre disposition ?

Renforcer notre énergie, unifier toutes les parties de nous-mêmes et vivre en harmonie avec la nature – alignés entre le ciel et la terre – c'est ce voyage que je vous propose d'entreprendre, afin, peut-être un jour, d'arriver à rassembler ce qui est épars.

Avant-propos

Depuis mon plus jeune âge, alors que j'avais la chance de parcourir le monde des années 1960 et de découvrir des cultures et des peuples bien différents, j'ai constaté que la santé n'avait pas du tout le même sens d'un pays à l'autre ou d'un continent à l'autre. J'ai compris que l'on n'abordait pas la maladie de la même façon, selon que l'on est africain dans la brousse, nomade dans le Sahara, antillais sous les alizés, américain en Californie ou français en Provence.

Cela m'a toujours interpellé, et je me suis très tôt essayé à préparer quelques remèdes naturels. Vers l'âge de 9 ans, en Guadeloupe, avec deux ou trois plantes tropicales aux senteurs incomparables, je recueillais quelques substantielles gouttes d'un liquide censé soigner un petit « bobo ». Je me rappelle des premières « bouillies de blé » – les puristes apprécieront – avec heureusement quelques délicieuses bananes-figues, pour le petit-déjeuner. Je me souviens de l'*hygiénisme* pur et dur qui entrait dans ma vie : je n'avais pas encore 7 ans. Le jeûne, les monodiètes, le chlorure de magnésium… puis le début du végétalisme à partir de 15 ans pour revenir dix ans plus tard au végétarisme, en étant passé par la macrobiotique.

Quel lien entre cette époque et aujourd'hui ?

Les années écoulées, l'expérience acquise, les doutes, les croyances perdues, les adieux et les moments de joie, pour enfin pratiquer, depuis bientôt 20 ans, un métier que j'aime, celui de naturopathe.

Lorsque je parle de ma profession, je constate combien sont rares les personnes, en France, qui savent ce qu'est la naturopathie. J'ai donc décidé de transmettre à travers mes conférences, mes cours et mes écrits cette passion qui m'anime depuis si longtemps. Passion de la vie, de la nature et de ce qu'elle nous donne si généreusement, passion de l'être humain, et passion de la naturopathie qui permet à chacun de prendre en main sa santé. À travers cet ouvrage, édité pour la première fois il y a presque 10 ans, j'ai souhaité mettre à la portée de tous les conseils que je prodigue régulièrement à mes patients, afin qu'ils puissent comprendre et appliquer les règles simples qui leur permettent de rester en bonne santé.

La naturopathie met à notre disposition des outils accessibles à tous ; elle ne s'intéresse pas à la maladie, elle s'occupe de l'homme dans sa globalité. Elle lui propose de mieux se connaître et d'évaluer les moyens naturels dont il dispose, afin de poursuivre son chemin sans encombre. La naturopathie propose de renouer avec notre vitalité, notre enthousiasme, afin de dépasser les obstacles que nous mettons parfois nous-mêmes en travers de notre parcours. Elle s'appuie sur une longue tradition dont les fondements remontent à Hippocrate et tient compte d'autres apports traditionnels dans lesquels la santé est étroitement liée à l'observation de l'homme au sein de son environnement. La naturopathie intègre les découvertes modernes en biologie ; débarrassée de ses vieux dogmes, elle s'inscrit dans un cadre où les notions de prévention et d'éducation à la santé restent fondamentales.

Connaître son corps, comprendre les mécanismes qui sous-tendent nos fonctionnements, tant physiques que psychiques, savoir ce qui est bon pour nous, et trouver dans la nature ce qui nous convient le mieux, c'est faire un pas de plus chaque jour vers l'équilibre et la santé.

La naturopathie, c'est vivre en harmonie avec nous-mêmes et avec notre environnement, tout simplement.

Je vous propose, sur ces bases, de parcourir un bout de chemin ensemble, à la rencontre de vous-même et de votre environnement.

Qu'est-ce que la naturopathie ?

L'essentiel est invisible pour les yeux.

Le Petit Prince – A. DE SAINT EXUPÉRY

Un peu d'Histoire

Notre santé nous préoccupe un peu plus chaque jour et nous prenons conscience de tout ce qui peut perturber le fragile équilibre qui nous maintient en bonne santé. Alimentation frelatée, stress répétés, pollutions environnementales diminuent irrémédiablement le capital santé que nous recevons tous, au début de notre vie. Bien sûr les virus et les bactéries, de plus en plus difficiles à éradiquer, déclenchent les maladies que nous connaissons, mais cette situation n'a-t-elle pas existé depuis l'aube de l'humanité ? L'homme n'a-t-il pas sans cesse mené un combat pour sa survie et son évolution ? Depuis toujours, il a su se protéger, se prémunir et se défendre contre ces agressions, aidé par d'autres hommes passés maîtres dans l'art de soigner, connaissant parfaitement l'être humain et son environnement.

Ces guérisseurs, sorciers, shamans ou prêtres-médecins tenaient compte de tous les éléments constituant l'être humain : le physique, le psychique, l'émotionnel, l'énergétique et le spirituel. Ils considéraient également les influences environnementales comme les saisons, les cycles lunaires, les rayonnements électromagnétiques de la terre et du cosmos. Ces hommes soignèrent pendant des millénaires, transmettant leurs connaissances par la tradition orale ou écrite à travers de nombreux traités. Leur présence est attestée dans des civilisations aussi différentes que celle de la Chine antique, de l'Inde védique, de l'Égypte antique ou de la Grèce antique ainsi qu'à Sumer, parmi les Esséniens, les aborigènes d'Australie, les Amérindiens, les shamans d'Asie centrale ou les sorciers africains.

Dans notre histoire plus récente, de grands hommes et de grandes femmes, comme Hippocrate, Galien, Paracelse, Hildegarde de Bingen, Hahnemann, Steiner ou Bach, furent des maillons importants de cette tradition en l'enrichissant de leurs découvertes.

Depuis 150 ans environ – si peu de temps finalement, au regard des 150000 ans de l'histoire de l'humanité –, l'approche moderne occidentale de la santé et de la maladie a pris une voie radicalement différente et étonnante, rejetant une grande partie de cet héritage ancestral. Ne se souciant plus que du corps physique et se basant principalement sur l'observation de l'homme en tant qu'être biologique et physico-chimique, l'homme moderne venait de franchir un nouveau pas avec cette vision mécaniste de la vie. Tout phénomène naturel ne peut s'expliquer que par les lois de cause à effet, où tout ce qui n'est pas observé et justifié par l'analyse, les relations entre les parties et les phénomènes mécaniques clairement objectivés ne peut être pris en considération. Le pragmatisme de cette conception a permis, grâce à la biologie et à la physique, une meilleure compréhension du vivant et de l'homme. Mais n'est-ce pas au détriment de la tradition plus proche d'une vision contextualiste ? L'être humain n'est pas une machine isolée de son contexte, les phénomènes constatés dépendent de l'environnement. Cela donne une autre perspective à tout ce qui est observé, la santé comme la maladie prennent alors un tout autre sens. Il ne s'agit plus seulement de réparer ou de maintenir en état de marche, il s'agit de comprendre quels sont les phénomènes, intérieurs et extérieurs qui entrent en jeu lors d'un dysfonctionnement biologique. Cela permet de comprendre l'homme dans sa globalité, sans dissocier le physique du psychique, de l'émotionnel, ou de l'énergétique. Les effets pervers de l'approche moderne ont eu pour conséquence que l'on s'est intéressé de plus en plus aux effets et aux mécanismes de la maladie, plutôt qu'à ses causes. La naturopathie et les médecines holistiques (homéopathie, anthroposophie, médecine traditionnelle chinoise...) se penchent beaucoup plus sur la cause que sur les effets.

Depuis cette scission, deux courants s'opposent alors qu'ils auraient dû se compléter. L'approche holistique (du grec *holos* = entier) qui appréhende l'être humain dans sa globalité, au sein de son environnement, et l'approche moderne occidentale, mécaniste, parfois trop réductrice.

L'hygiénisme des premiers jours et son évolution moderne, la naturopathie, s'inscrivent bien évidemment dans une démarche holistique. Toutefois il s'agit d'une troisième voie qui ne prétend pas agir directement sur la maladie et ses symptômes, mais sur les causes de celle-ci, en intervenant à titre préventif sur l'hygiène de vie et l'alimentation pour maintenir l'état de bonne santé. Lorsque la maladie est installée, la naturopathie joue un rôle d'accompagnement en soutien de la thérapeutique choisie par le patient.

Avant la maladie, il y a donc la santé, cela semble une évidence, mais nous avons souvent tendance à l'oublier. Nous ne nous préoccupons de notre état physique ou mental que lors d'un dysfonctionnement, lorsqu'apparaissent les premiers symptômes de la maladie.

La prévention et l'hygiène de vie sont très souvent ignorées, une révision de notre mode de vie n'est envisagée que lorsque le pronostic est très défavorable ou après un grave accident de parcours. Pourtant, c'est bien avant qu'il faudrait s'en préoccuper, mais il est vrai que notre culture ne nous y prépare guère. Dans nos pays avancés socialement, les systèmes de santé croulent sous le poids de déficits abyssaux et ils sont de plus en plus difficiles à maintenir. Plutôt que de tout miser sur la gestion de la maladie, ne serait-il pas plus judicieux d'envisager une politique de prévention où l'hygiène de vie et l'éducation à la santé prendraient une place beaucoup plus importante qu'à l'heure actuelle ?

Rien n'est vraiment engagé dans ce domaine, comme si la prévention n'intéressait personne : quel dommage et quel gâchis pour notre société ! Mais il faut certainement se poser la bonne question : à qui profite la maladie ? Les récents scandales dans le monde de l'industrie pharmaceutique ouvrent des pistes de réflexion. Aujourd'hui, en France, sur un budget de la santé de 223 milliards d'euros (Dépenses Courantes de Santé 2009[1]), moins de 2 % sont consacrés à la prévention !

Prendre votre santé en main afin d'éviter ou de repousser le plus loin possible la maladie, par une meilleure connaissance du vivant et par l'application de règles simples, c'est ce que je vous propose ici. En nous appuyant sur les éléments de base de la naturopathie, comme la diététique (dans un sens très large), l'hygiène vitale et la gestion des émotions, nous pouvons nous engager sur un long parcours, riche d'enseignements et de découvertes.

La naturopathie tire son origine du courant hygiéniste qui prit naissance aux États-Unis à la fin du XIXe siècle et qui se basait sur la théorie hippocratique[2] de l'altération des humeurs.

Isaac Jennings, Sylvester Graham, Henry Taylor, John Tilden et Herbert Shelton en furent les principaux représentants. Il faut également signaler l'apport de Florence Nightingale (1820-1910) qui fut à l'origine de toute une éducation à la prévention qui donna ensuite naissance à la profession d'infirmière. En Europe et en France, ce courant vit le jour vers le début du XXe siècle et se propagea grâce à des pionniers comme Henri et Hector Durville, le Pr Pierre Delbet, le Dr Paul Carton, le Dr Georges Rouhet, et plus récemment Henri-Charles Geoffroy, Désiré Mérien et André Passebecq.

Dans un premier temps, nous aborderons les principes de l'hygiénisme qui restent le socle de la naturopathie ; ensuite nous développerons les grandes notions qui ont donné naissance à la naturopathie moderne.

---

1. Ministère du Travail, de l'Emploi et de la Santé – DREES – Études et résultats N° 736 –sept 2010.

2. *Hippocrate de Cos*, célèbre médecin de l'Antiquité grecque, 460 à 377 av. J.-C.

L'hygiénisme

Lorsqu'on cherche une définition de l'hygiénisme ou de l'hygiéniste, on ne trouve qu'une explication classique à propos de l'hygiène corporelle ou de l'hygiène publique qui, certes, ne sont pas à négliger, mais qui restent encore bien éloignées de la philosophie hygiéniste. L'hygiène vitale, chère aux naturopathes, ne se limite pas à ces simples définitions : elle revêt une dimension plus importante.

L'hygiénisme s'appuie sur les anciennes traditions, reprenant à son compte l'observation de l'homme dans sa globalité et dans son environnement. Il s'en dégage trois principes : Vitalisme – Humorisme – Causalisme.

I ■ Le vitalisme

Le Vitalisme (du latin *vita* = vie) est la capacité que possède tout être vivant, et l'homme bien sûr, à développer des fonctions organiques mais aussi psychiques, sous l'influence d'un principe vital ou force vitale, dont seuls les effets peuvent être constatés.

Pour illustrer concrètement cette définition, prenons l'exemple de la fièvre, que nous avons tous expérimentée au moins une fois dans notre vie.

La fièvre est considérée comme une manifestation de cette force vitale : plus elle est élevée et plus le principe vital est puissant. L'enfant qui, en principe, est censé posséder une bonne force vitale peut présenter une forte fièvre dont l'amplitude peut très rapidement augmenter. La personne âgée, si elle n'a pu préserver son capital vital tout au long de sa vie, aura des épisodes de fièvre plus longs avec une température moins élevée. La force vitale se concentre sur un mécanisme particulier : l'élévation de la température dont on sait qu'elle peut être salvatrice pour l'organisme tant qu'elle est contrôlée et surveillée. Le principe vital n'est pas directement observé, seule sa manifestation l'est. D'un individu à l'autre, les manifestations de ce principe seront très différentes, selon la constitution, l'hygiène de vie et les diverses sollicitations quotidiennes que subit la personne concernée. Les grands consommateurs d'énergie dans notre vie sont le métabolisme (digestion, assimilation, élimination), le psychisme (pensées, facultés cognitives) et les émotions. De notre capacité à gérer ces aspects de notre vie quotidienne dépend notre vitalité.

Cette théorie du vitalisme fut élaborée au XVIIIe siècle, notamment par François Marie Xavier Bichat, de l'école de médecine de Montpellier, pour s'opposer au mécanisme de Descartes. Sa pensée peut se résumer par la définition qu'il donnait de la vie : « La vie est l'ensemble des fonctions qui résistent à la mort[1]. » Développant plus loin sa réflexion, il précise cette notion de force vitale :

« Ce principe est celui de la vie ; inconnu dans sa nature, il ne peut être apprécié que par ses phénomènes ; or, le plus général de ces phénomènes est cette alternative habituelle d'action de la part des corps extérieurs, et de réaction de la part du corps vivant, alternative dont les proportions varient suivant l'âge[2] ».

Kant explique aussi ce qui différencie la force mécanique de ce qu'il nomme « force formatrice » et qui peut s'apparenter à cette notion de force vitale : « Ainsi un être organisé n'est pas simplement machine, car la machine possède uniquement une force motrice ; mais l'être organisé possède en soi une force formatrice qu'il communique aux matériaux, qui ne la possèdent (il les organise) : il s'agit ainsi d'une force formatrice qui se propage et qui ne peut pas être expliquée par la seule faculté de mouvoir (le mécanisme)[3]. »

---

1. Francois Xavier Bichat (1800), *Recherches physiologiques sur la vie et la mort* (première partie) et autres textes, Paris, GF, 1994.
2. Francois Xavier Bichat (1800), *Recherches physiologiques sur la vie et la mort*, première partie, art. I, § 1 : *Division générale de la vie*, in : *Recherches physiologiques sur la vie et la mort* (première partie) et autres textes, Paris, GF, 1994, pp. 57-59.
3. Emmanuel Kant, *Critique de la faculté de juger*, § 65 : « Les choses en tant que fins naturelles sont des êtres organisés », Paris, Éditions Vrin, tr. A Philonenko, pp. 192-194.

Cette théorie du vitalisme, qui trouve son origine dans la pensée aristotélicienne, résiste peu à l'épreuve de la biologie qui explique nombre de phénomènes dans l'organisation du vivant. Toutefois, le vitalisme reste, historiquement, le point de départ d'un constat : tout être vivant est sous-tendu par une force de vie qu'aucune observation scientifique, aussi poussée soit-elle, ne peut expliquer. Même si la biologie clarifie bien des processus organiques, il n'en reste pas moins vrai que l'explication de ce qu'est la vie, son origine et la cause de sa manifestation restent un mystère. La vie se cache derrière le vivant, comme un principe, un moteur, un élan qui assure le mouvement, la dynamique. Ce principe, de nature subtile, peut être assimilé à une énergie que les traditions orientales nomment *Qi*, *Prana* pour l'Inde védique, *Pneuma* dans la Grèce antique et *Ka* chez les Égyptiens. Cette énergie est nécessaire à la manifestation de tout être animé, de la plus petite cellule au plus puissant des pachydermes, que ce soit dans le règne végétal ou animal dont l'homme fait partie. Cette énergie n'est rien d'autre que la force vitale des hygiénistes. Pour les Modernes, cette énergie n'est pas mesurable, elle n'existe donc pas. Seule l'observation de ses effets peut nous permettre d'en évaluer l'intensité. Ce n'est pas parce que nous ne voyons pas quelque chose qu'elle n'existe pas !

La naturopathie s'appuie sur cette notion fondamentale. Évaluer la force vitale permet d'engager des réformes dans le mode de vie en respectant les ressources énergétiques de chaque individu. Une personne dont la force vitale est faible devra en premier lieu travailler à restaurer celle-ci, notamment à travers une alimentation revitalisante, le repos, la gestion de ses émotions et tout ce qui favorisera la reconstitution de ses réserves (*cf.* « la cure de revitalisation »).

2 ■ L'humorisme

Inspiré de la doctrine d'Hippocrate et de Galien qui soulignèrent l'importance des humeurs (du latin *humor* = liquide) dans l'organisme, l'humorisme est le second pilier sur lequel s'appuie la démarche hygiéniste. Le sang, la lymphe (pituite des Anciens), la bile et l'atrabile (en lien avec le système neuroendocrinien et que l'on peut considérer comme les sécrétions hormonales) doivent être sains. Dès lors que ces liquides organiques sont viciés par une surcharge ou une altération de leur nature intrinsèque, un lent processus se met en place. Ce sont d'abord des perturbations fonctionnelles qui apparaissent et engendrent par la suite des lésions organiques et donc l'apparition de la maladie.

Selon Hippocrate, la dominante d'une humeur sur une autre chez un individu engendre des comportements particuliers dans les modes d'adaptation et les relations à soi et aux autres. Les maladies seront différentes en fonction de l'énergie humorale dominante. De cette théorie émergent quatre typologies ou tempéraments que nous étudierons plus loin : le lymphatique, le sanguin, le bilieux et le nerveux qui permettent encore de nos jours, dans la pratique naturopathique, de mieux cerner chaque personne. Grâce à une appréciation très fine du tempérament, il est possible d'individualiser les conseils qui sont prodigués, tant sur le plan de l'alimentation que de l'hygiène de vie.

Cette théorie des humeurs reste vivace dans le courant hygiéniste, alors qu'elle s'éteint dans la médecine moderne à partir du XVIIIe siècle. La naturopathie s'appuie encore de nos jours sur cette approche. La surcharge des humeurs, la *toxémie* en naturopathie, est un phénomène d'accumulation, dans les liquides organiques, d'éléments toxiques dont l'organisme ne peut pas se débarrasser. Nous sommes constitués d'environ 70 % d'eau qui compose les différents liquides du corps humain. La présence excessive d'éléments indésirables engendre à un moment ou un autre des perturbations physiologiques. La biochimie nous révèle la composition de ces humeurs et des surcharges ou des perturbations qui les altèrent. Seuls les moyens d'améliorer cette situation diffèrent. La médecine moderne s'attache à faire disparaître les effets de ces perturbations. La naturopathie intervient sur l'origine des surcharges et sur la qualité des humeurs. Ainsi, elle propose d'agir sur la qualité des intrants (alimentation principalement) et sur le fonctionnement des organes d'épuration, les émonctoires, afin de détoxifier l'organisme (*cf.* « la détoxification »).

Cette notion si ancienne des humeurs, qui sont la composante principale du terrain, peut être objectivée par des analyses comme la bioélectronique de Vincent (*cf.* « l'équilibre acido-basique »). Cela permet, entre autres, d'analyser les caractéristiques biochimiques et électriques du sang, de la salive et des urines qui, une fois rapprochées, donnent une idée fidèle de l'état humoral et donc de notre terrain (mesure du pH, de l'oxydoréduction et de la résistivité). Le terrain biologique, théorie des humeurs des Anciens, est le deuxième point sur lequel le naturopathe s'appuie afin de préserver un état de santé optimal. C'est aussi une de ses priorités lorsqu'il doit accompagner le malade en parallèle de sa démarche thérapeutique, afin de rétablir ce fragile équilibre biologique.

3 ■ Le causalisme

Le causalisme, troisième principe cher à l'hygiénisme, considère que toute manifestation est un effet qui dépend lui-même d'une cause à laquelle il est indispensable de remonter. Lorsqu'un dysfonctionnement apparaît dans l'organisme (effet), si l'on souhaite rétablir une situation normale, il est indispensable de chercher la cause et d'agir sur elle pour que le résultat soit durable et profond. Il est parfois nécessaire de remonter à la cause de la cause de la cause… comme le suggérait Hippocrate à ses disciples. En tant que médecin, Hippocrate posait un diagnostic fondé sur l'observation des signes cliniques auxquels il attachait beaucoup d'importance, afin de rechercher l'origine la plus probable de la maladie. Le symptôme, qui n'est autre que l'effet, est un indicateur de ce qui se passe en amont. Faire disparaître un symptôme peut soulager un temps ; cela ne peut pas avoir d'action durable et profonde sur l'état de santé. Le naturopathe n'est pas médecin : il se consacre à éviter que la maladie ne s'installe, en travaillant avec son patient sur les causes probables d'un déséquilibre qui entraînerait à terme l'apparition de la maladie. Dans le discours qui est tenu sur la maladie, on nous parle de « guerre contre la maladie», de «véritable bataille», et nous constatons les moyens déployés pour poursuivre ce combat, sans nous préoccuper beaucoup de la cause. Bien sûr la recherche scientifique s'intéresse à certaines pistes, notamment génétiques, ou aux agents déclencheurs de certaines maladies, mais elle néglige beaucoup cette notion de terrain qui est multifactorielle et qui doit prendre en compte des causes beaucoup plus larges dans la genèse de la maladie. La question se pose, une fois de plus comme dans la prévention, de savoir s'il est plus «rentable» de travailler sur les effets que sur la cause.

Tout désordre dans l'organisme peut avoir plusieurs origines: il s'agit de les identifier au mieux. Le praticien naturopathe possède un champ d'action assez large, mais il doit s'entourer d'autres compétences dans les domaines où il ne peut intervenir comme l'ostéopathie, l'énergétique ou la psychothérapie, afin de participer à un travail en synergie avec d'autres praticiens.

Le causalisme considère que les causes multiples ont une même et unique conséquence: la perturbation des humeurs et leurs modifications sur le plan bioélectronique.

L'hygiéniste s'appuie sur des moyens naturels: alimentation, eau et ses usages divers, exercice, oxygénation naturelle, repos, et n'intervient pas à l'aide de remèdes y compris naturels (plantes, oligoéléments, homéopathie) ni de techniques accessoires. Il fait confiance à la force vitale qui anime tout être vivant et n'agit que pour le soutenir par les moyens précités.

Le naturopathe inclut dans sa pratique l'apport de certains remèdes naturels et traditionnels qu'il utilise non pas pour agir sur un symptôme, mais pour renforcer le terrain et faire levier sur la cause. Ainsi, une plante utilisée pour drainer un organe comme le foie trouve aussi bien son utilité dans un problème de retour veineux que dans une perturbation métabolique. Il serait possible d'utiliser une plante circulatoire, l'amélioration du symptôme serait probable, mais elle cesserait dès que la plante n'est plus utilisée. Le travail sur le foie accompagné d'un changement d'hygiène de vie et d'alimentation est beaucoup plus pertinent et respecte la philosophie hygiéniste.

Les trois principes que je viens d'aborder restent les piliers sur lesquels tout naturopathe doit prendre appui, au risque, s'il ne s'en souvient pas, de faire de sa pratique une technique symptomatique où les agents naturels remplacent les produits de synthèse et l'alimentation dénaturée. Cette pratique peut apporter des solutions de courte durée qui ne peuvent en aucun cas s'inscrire dans la durée. La tentation est grande de répondre à une demande pressante de nos patients en remplaçant par du naturel ce qui ne l'est plus, mais c'est ignorer que nous avons un rôle d'éducateur de santé et que nous devons transmettre à chaque personne qui vient à notre rencontre les moyens de son autonomie, afin qu'elle aille vers un état de santé durable.

Les origines et l'évolution de la naturopathie

Tout ce dont nous avons besoin pour rester sains,
la nature nous l'a donné en abondance.

Sebastian Kneipp

La naturopathie est née, à la fin du IXe siècle, d'un courant initié par des médecins américains comme Henry Lindhar, Benedict Lust et Bernard Jensen qui ont intégré des outils supplémentaires à ceux des hygiénistes, sans pour autant en renier les bases essentielles. C'est à Benedict Lust, émigrant allemand, que l'on doit d'avoir propagé un enseignement précis de cette discipline, à partir de 1902 aux États-Unis, où il fonda, à New-York, l'American School of Naturopathy. Le mot naturopathie, traduction de l'anglais *naturopathy*, a été repris (achat des droits sur ce nom) par Lust à partir du concept d'un hygiéniste allemand John H. Scheel (1895) qui l'avait inventé à partir des mots *nature* et *path* (le chemin) afin d'illustrer l'idée selon laquelle la santé ne pouvait se concevoir qu'en suivant le chemin de la nature. Lust et Scheel étaient tous deux élèves de Sebastian Kneipp, figure connue à l'époque en Allemagne pour soigner avec des bains froids et une hygiène alimentaire stricte. Aujourd'hui encore, outre-Rhin, en Autriche et en Suisse, les techniques de Kneipp sont largement utilisées.

En français, très souvent, on explique le mot naturopathie à partir de l'étymologie grecque de *pathos* = maladie, ce qui est impropre et laisse penser que le mot voudrait dire « malade de la nature » : quel comble ! S'inspirant du courant nord-américain qui se développait autour de la naturopathie, Pierre-Valentin Marchesseau (1911-1994) introduisit les bases de la naturopathie en France dans les années 1930. Il forma la plupart des naturopathes d'après-guerre qui eux-mêmes enseignèrent à travers leurs écoles à des générations de naturopathes. Parmi ses disciples les plus connus, nous pouvons citer André Roux, Philippe Dargère, André Passebecq et Daniel Kieffer qui poursuivirent les enseignements de Marchesseau jusqu'à nos jours.

Malgré tout, les références spirituelles et les dogmes récurrents sur des notions obscures perdurèrent longtemps dans certains enseignements et ils ne facilitèrent pas le rapprochement avec les tenants d'une naturopathie plus moderne qui s'appuie sur les récentes découvertes en biologie.

En ce début de XXIe siècle, la naturopathie utilise toujours des procédés naturels dont elle connaît mieux les mécanismes, notamment grâce à la biochimie. Ces techniques sont principalement la diététique individualisée et la mise en place d'une hygiène de vie conforme aux besoins spécifiques de chacun. Trois pratiques sont mises en œuvre, à partir de ces techniques : la cure de détoxification, la cure de revitalisation et la cure de stabilisation. Les plantes, les oligo-éléments et l'usage de techniques réflexes comme la podo-réflexologie viennent compléter ces cures, en les soutenant. Enfin, l'usage de certains compléments alimentaires (acides gras, probiotiques, plasma marin...) peut s'avérer ponctuellement nécessaire afin de combler des carences, dans une phase transitoire, lors de la mise en place d'un nouveau mode de fonctionnement alimentaire. L'écoute au cours de l'accompagnement, dans la mise en place de ces réformes, est également un aspect important de la démarche naturopathique.

Par ailleurs, la naturopathie prend en compte les influences environnementales, tant sur le plan écologique que sociologique, car elles participent grandement à l'apparition des déséquilibres qui engendrent la maladie. L'homme subit, certes, les influences de son milieu, mais il le modifie notablement pour l'adapter à ses besoins, de plus en plus importants. Il reste encore sensible à son environnement naturel, mais il subit fortement les contraintes du milieu qu'il a influencé et qu'il tente de contrôler de plus en plus. Pollutions de toutes sortes (chimiques, électromagnétiques, sonores...) sont autant d'agents qui perturbent l'équilibre du vivant. Les grands équilibres de la planète sont également en train de vaciller et d'influencer nos comportements. Il n'est pas dans notre idée de revenir en arrière en abandonnant les avancées modernes, mais simplement de considérer que ces facteurs sont tout aussi importants pour la santé qu'une hygiène de vie saine ou qu'une alimentation adaptée. Plutôt que de vouloir à tout prix ramener l'homme à un idéal qui serait un retour vers une sorte de « jardin d'Éden », il est peut-être urgent de comprendre que la mutation commencée il y a des millions d'années se poursuit encore aujourd'hui. Nos sociétés évoluent très vite depuis l'ère moderne, mais le vivant en général et l'être humain en particulier respectent un rythme d'évolution qui peut s'accélérer, mais qui nous amène à une sélection impitoyable. Ou nous nous adaptons, ou nous disparaissons. L'être humain a toujours su s'adapter au cours des âges, tant que le rythme imposé était celui de la nature. Depuis peu c'est lui qui impose un *tempo* de plus en plus rapide ; sera-t-il en mesure de suivre la cadence ? C'est ce que semblent révéler les maladies de plus en plus importantes et nouvelles que l'humanité connaît depuis quelque temps.

Pollutions, destruction des écosystèmes, modification des aliments, manipulations génétiques sont autant de risques majeurs que nous faisons courir à toute la planète. Mais l'évolution est possible avec plus de lucidité et de sagesse. Plutôt que de freiner des quatre fers, ne faut-il pas, dans la nouvelle donne de ce monde moderne, nous adapter en accord avec la nature et nos véritables besoins en nous donnant les moyens de poursuivre cette mutation dans les meilleures conditions possibles ? La maladie, sous toutes les formes qu'on lui découvre (maladies de civilisation !), n'est-elle pas le signe d'une plus grande difficulté à s'adapter aux changements que nous avons connus en à peine un siècle ? Il serait temps de se poser cette question et d'y répondre en apportant notre pierre à la construction d'une société où la santé serait un objectif aussi important que la gestion de la maladie. Il est certainement difficile de raisonner ainsi, car nous avons été habitués à déléguer notre santé et notre protection à « ceux qui savent ». Mais que savent-ils vraiment de l'être humain ? Ils connaissent certainement bien la mécanique du vivant et de l'être humain mais, comme nous l'avons évoqué plus haut, l'homme n'est pas une machine. C'est un ensemble subtil de matière, d'énergie, de phénomènes que nous ne connaissons parfois que très grossièrement, en interaction avec son environnement. Alors il est peut-être temps de se faire davantage confiance à soi-même, à l'instar des Anciens, qui n'avaient d'autre choix que d'écouter leur intuition, à travers leurs perceptions et l'écoute particulière qu'ils développaient d'eux-mêmes et des phénomènes auxquels ils participaient. C'est ce que propose la naturopathie, afin que chacun se réapproprie la santé sans dépendre des autres.

La situation actuelle de la naturopathie

En France, la profession de naturopathe n'est pas réglementée et fait l'objet d'un vide juridique. Il est bon de rappeler que le naturopathe est avant tout un conseiller qui œuvre dans un cadre préventif en amont de la maladie. Il ne se substitue pas à une démarche thérapeutique quelle qu'elle soit. Il peut éventuellement venir compléter un traitement mis en place par le corps médical, par des conseils d'hygiène de vie, un réglage alimentaire et des techniques de gestion du stress appropriées. Tous les moyens mis en œuvre sont naturels et accessibles à tous ; ils permettent d'augmenter la vitalité, de renforcer les défenses de l'organisme et de maintenir l'équilibre du terrain.

Par son action de prévention et d'éducation sanitaire, le naturopathe a sa place dans le monde de la santé, comme c'est le cas chez nos voisins allemands depuis 60 ans (*Heilpraktiker* : « praticien de santé ») et dans plusieurs pays de l'Union européenne depuis quelques années. En France, la profession de Praticien de Santé Naturopathe (PSN) n'est pas règlementée et fait l'objet d'un vide juridique. Toutefois le naturopathe est libre de pratiquer son art dans la mesure où il ne procède à aucun acte médical (diagnostic ou traitement de maladies), la naturopathie n'étant pas un « acte médical » au sens du code de la santé[1]. La définition, par une loi, de la profession de naturopathe n'existe pas en France ; en revanche, la reconnaissance fiscale et sociale est acquise de fait, puisque l'INSEE enregistre cette profession sous le numéro NAF 8690 (Activités de santé humaine non classées ailleurs), ce qui permet aux naturopathes régulièrement installés de bénéficier d'un enregistrement de leur activité et de payer leurs cotisations sociales, leurs impôts et les taxes professionnelles afférents !

Au sein de l'Union européenne, les conditions de l'exercice de cette profession sont très disparates. Les pays du Nord sont ceux où la profession est légale ou largement admise dans la pratique traditionnelle (Grande-Bretagne, Irlande, Norvège, Danemark, Allemagne, Pays-Bas, Suède, Suisse [selon les cantons] et au Portugal) ; en revanche, dans les pays du Sud, la naturopathie est juste tolérée (France, Grèce, Espagne, Italie). L'Autriche, quant à elle, réserve cette activité aux médecins. Les nouveaux pays de l'Union, issus pour la plupart de l'ancien bloc de l'Est, ont des approches peu définies à ce jour.

En France, nous attendons toujours, depuis la directive européenne Collins-Lannoye de 1997, que la France intègre dans sa législation les médecines non conventionnelles (terminologie utilisée par le Parlement européen pour désigner sept pratiques différentes de la médecine allopathique, dont la naturopathie[2]). À ce jour, seuls

1. Article L 4161-1 Code de la santé publique.
2. Directive européenne Collins–Lannoye de 1997.
(Texte officiel sur le site du Parlement européen : www.europarl.europa.eu).

nos amis ostéopathes ont obtenu gain de cause, après un très long combat pour la reconnaissance de leur profession, dans un cadre totalement indépendant de la médecine.

Au niveau mondial, de nombreuses pratiques traditionnelles côtoient la médecine occidentale moderne. L'OMS classe la naturopathie à la quatrième place parmi les « médecines traditionnelles » après l'Ayurveda indienne, la médecine traditionnelle chinoise et avant l'ostéopathie. Cette organisation considère que les approches traditionnelles et la naturopathie, désignée comme « médecine traditionnelle occidentale », ont un rôle important à jouer, notamment dans le cadre préventif et par l'usage qui est fait de produits naturels locaux, moins coûteux et facilement accessibles[1].

Certains pays comme l'Australie, quelques états des États-Unis, et des provinces anglophones du Canada réservent un enseignement de très haute qualité à cette discipline, parfois même dans le cadre universitaire. Au Québec on constate une forte présence de cette profession avec un enseignement de très bon niveau.

Il reste du chemin à parcourir pour qu'en France notre profession soit reconnue et occupe la place qu'elle mérite. Mais les choses avancent et certaines compagnies d'assurance allemandes, suisses et anglaises, ainsi que des mutuelles françaises ne s'y trompent pas : sans même attendre ce statut juridique, elles proposent le remboursement de nos consultations à leurs clients, comme elles le font couramment dans plusieurs pays de l'Union européenne et en Suisse. Elles savent très bien que financer la prévention leur coûte bien moins cher que rembourser des soins médicaux, surtout lorsque la maladie s'inscrit dans la chronicité.

La demande de plus en plus forte de nos concitoyens pour une autre approche de la santé ne peut qu'engendrer à terme une légalisation de cette profession. Ce sera, je l'espère, une prise de conscience par nos gouvernants que la prévention est essentielle

1. Stratégie de l'OMS pour la médecine traditionnelle pour 2002-2005, Genève.

dans une politique sanitaire raisonnable à long terme. L'intérêt du citoyen devra passer avant les intérêts des lobbies.

La capacité d'écoute, l'évaluation globale et individualisée de la santé, les dispositifs d'hygiène de vie et de réforme alimentaire que propose la naturopathie sont autant d'atouts pour l'intégration de cette profession dans notre société de plus en plus malade. Dans les écoles, les entreprises, en milieu hospitalier public ou privé, ou en cabinet, le naturopathe trouvera sa place en tant qu'éducateur de santé, maillon indispensable d'une chaîne qui doit se réformer pour le plus grand bien de tous.

En France, nous n'avons pas d'assurance santé, nous n'avons qu'une assurance maladie !

Alors prenons notre santé en main pour assurer notre avenir.

La santé

La santé dans l'homme est un état donné par la nature, laquelle n'emploie pas d'agents étrangers, mais une certaine harmonie entre l'esprit, la force vitale et l'élaboration matérielle des humeurs.

Hippocrate (in *Œuvres d'Hippocrate*, J.-B. GARDEILL, 1855)

Santé vient du latin : *sanitas*, de *sanus* : sain, « état de quelqu'un dont l'organisme fonctionne normalement[1] ». Cette définition est bien vague et réduit l'état de santé à un apparent bon fonctionnement du corps.

1 ■ QU'EST-CE QUE LA SANTÉ ?

La définition de la santé reste difficile. Soit l'on considère l'être humain en bonne santé vivant dans un équilibre intérieur équilibré – Hippocrate parle d'une « certaine harmonie » – et en accord avec son

1. Grand Larousse de la langue française.

environnement, soit l'on accepte la définition moderne par la négative qui résume la santé à l'absence de symptômes ou de maladie.

Si, malgré quelques symptômes passagers ou chroniques, nous finissons par nous adapter et que nous « vivons avec », nous disons que tout va bien et que nous sommes en bonne santé. Pourtant, certains déséquilibres physiologiques ou structurels (mécaniques) sont révélateurs d'une tentative d'adaptation de notre organisme à une situation nouvelle : déséquilibre du milieu, influences extérieures, baisse de vitalité. Notre état de santé futur dépendra de la réponse que nous apporterons à ces signaux d'alerte : les écouter et essayer de les comprendre afin de remonter à la cause et rééquilibrer la situation ou les faire disparaître en pensant que, de la sorte, nous avons réglé le problème. Cette dernière option ne peut qu'engendrer des déconvenues sur le plus long terme. Faire taire un symptôme ne peut que repousser à une plus longue échéance une autre manifestation qui apparaîtra tôt ou tard.

2 ▪ La santé en naturopathie

La santé, d'un point de vue *naturopathique*, est un état d'harmonie tel que le décrit Hippocrate ; c'est également un équilibre fragile. Nous pourrions presque dire que la recherche de cet équilibre implique d'être en permanence en état de déséquilibre, tel le funambule qui parcourt son fil, se penchant tantôt à droite, tantôt à gauche, afin d'assurer son pas jusqu'au bout.

Il est donc normal de constater, dans la recherche de cet équilibre, des variations permanentes de la physiologie de notre organisme, c'est-à-dire de son fonctionnement. Elles dépendent de facteurs comme la nourriture, les sollicitations psychoémotionnelles, la fatigue, l'immunité, la pollution, le contexte social, ou encore les prédispositions héréditaires. Dès lors que l'organisme dépasse sa capacité à gérer ces facteurs, il en résulte un déséquilibre important dans l'économie intérieure. S'ensuit l'apparition plus ou moins rapide de symptômes qui seront identifiés et étiquetés comme une maladie. Par exemple, une personne qui fait un excès de table, alors même qu'elle se sait sensible au niveau du foie (hépatique), peut immédiatement en constater les effets par une nausée, voire des vomissements ou par une débâcle intestinale. De la même manière, quelqu'un qui souffre d'un manque d'affection verra se dégrader plus ou moins vite son état psychique, pouvant l'amener jusqu'à la dépression avec des conséquences physiques certaines sur le long terme.

Dans les deux cas, il y a eu un déséquilibre important : le funambule s'est trop penché d'un côté et c'est la chute, le ou les symptômes signent cette chute. Proposer un médicament, dans un cas comme dans l'autre, ne résout rien. On soulage momentanément, mais aucun travail sur le fond et la cause n'est entrepris.

Le naturopathe propose de donner à chaque individu les moyens de conserver son propre équilibre en s'adaptant au mieux à toutes les situations, tout en apprenant à respecter ses propres besoins. Ainsi, par des moyens naturels et non agressifs, en apprenant à mieux se connaître, chacun pourra identifier et gérer les facteurs qui nuisent à sa santé.

Quand on ne s'attache pas à la recherche de cette harmonie ou de cet équilibre, c'est la « non-santé ». Nous disons la « non-santé » pour ne pas parler de maladie. En effet, la maladie, telle que nous l'entendons couramment, est une multiplicité de symptômes ou de syndromes étiquetés sous des noms variés et complexes répertoriés en fonction des organes ou des systèmes atteints (cardiovasculaire, nerveux, digestif, endocrinien...). Chaque jour, la science et la médecine découvrent de nouvelles pathologies. Certaines, par les formes qu'elles prennent, sont même appelées « maladie de civilisation », ce qui en dit long sur notre situation sanitaire (*cf.* « la maladie »).

La naturopathie parle d'un déséquilibre entre le corps, l'énergie vitale et l'esprit, qui engendre la « non-santé » ce que l'homéopathie appelle « la maladie ». L'approche holistique se préoccupe de l'individu dans sa globalité avant de s'occuper des maladies, ce qui reste la vocation du médecin. L'homme est un, la maladie est une.

D'un point de vue médical classique, l'absence de symptômes indique la bonne santé ou la guérison après un épisode pathologique.

Faire disparaître le symptôme, ce qui peut être vital dans certains cas, ne résout pas pour autant le déséquilibre qui en est à l'origine. Quelquefois, faire disparaître les symptômes d'un désordre profond peut renvoyer à plus tard une manifestation plus grave de ce déséquilibre.

Le rôle de la naturopathie reste préventif : il consiste à comprendre les grands mécanismes du corps humain et les spécificités de chacun quant à son terrain, en donnant un conseil individualisé sur l'alimentation, l'hygiène de vie et la gestion des facteurs émotionnels.

Que ce soit pour le bien-portant ou le malade, la meilleure connaissance de soi et l'application de règles de vie saines au quotidien ne peuvent qu'être bénéfiques dans l'immédiat et sur le long terme. La santé est un capital qui se cultive et se conserve tout au long de la vie ; elle est certainement l'un des plus beaux cadeaux que nous a fait la vie.

Vivre, c'est savoir rester en bonne santé le plus longtemps possible, et pourquoi ne pas mourir en bonne santé ? Nous n'arrêtons pas d'entendre que l'espérance de vie se prolonge, mais dans quelles conditions vivons-nous ces années supplémentaires ? Combien de personnes, surtout dans nos sociétés occidentales, vivent les dernières années de leur vie malades et sans joie de vivre ?

Alors oui, tentons de respecter cette maxime « ajouter de la vie aux années et non des années à la vie ». La naturopathie peut contribuer, par ses techniques et son véritable enseignement, à vivre naturellement mieux, à prolonger les années en s'inscrivant dans une démarche préventive pour éviter la maladie.

Mais avant de parler de la maladie, parlons de la santé !

Pour cela apprenons, à mieux connaître notre corps et son fonctionnement.

Le corps humain

Je suis composé d'un principe qui agit comme cause et d'un élément purement matériel.

Marc Aurèle (Pensée XIII, livre V)

L'anatomie – la physiologie

Si nous nous en tenons à l'aspect purement physique, le corps humain peut être considéré comme une machine extrêmement complexe que nous finirons bien par connaître parfaitement un jour... peut-être !

Les tenants de l'approche purement mécaniste du corps humain travaillent à partir de l'anatomie et des lois physiques. Les progrès récents de la biologie et de la physique permettent de mieux comprendre les mécanismes fondamentaux qui sous-tendent le fonctionnement de tout l'organisme : c'est la physiologie.

Mais quelle dimension accordons-nous à l'homme si nous ne le considérons que sous son aspect physique, en négligeant sa dimension psychique, émotionnelle et énergétique ?

La différence entre l'homme et le reste du monde animé, animal ou végétal, est qu'il possède une conscience. Il peut aussi percevoir de façon intuitive le monde sous un aspect plus subtil que les formes grossières qui lui apparaissent. Bien sûr, la science contribue, par ses avancées récentes, à une meilleure perception des phénomènes invisibles à notre regard. Pourtant, même si la physique évolue vers une dimension quantique, dépassant peu à peu la seule notion de molécules et d'ondes, pour parler d'information, de particules élémentaires, de neutrinos, elle admet de plus en plus souvent qu'elle n'a pas encore les moyens de mesurer les phénomènes qu'elle constate et qu'elle ne sait expliquer. Il n'en reste pas moins vrai que des facteurs plus subtils ont une réelle influence sur notre corps physique. Dans certaines traditions orientales, on considère le corps comme un agrégat de matière, rassemblant plusieurs éléments inorganiques issus de l'eau, du minéral, et qui, sous l'effet d'une force vitale et d'une conscience, se différencient pour devenir un être animé. Étant donnée la nature première inorganique qui est à la base de ce corps humain, il y a irrémédiablement transformation et évolution de celui-ci. Lorsque toutes nos cellules se sont transformées, ont été remplacées, des mois ou des années plus tard, ce n'est plus le même corps qu'au début de notre vie et ce n'est pas le même qu'à la fin. Mais une information au moins reste identique du début à la fin : cette information passe par le cœur de la cellule, par l'ADN, qui est le porteur de cette information, et l'ARN, qui la transmet. Chaque cellule contient un code qu'elle transmet indéfiniment aux cellules suivantes qui se renouvellent. Ce code permet d'affecter chaque cellule à un rôle qui lui est propre et qu'elle devra accomplir tout au long de sa vie.

Malgré tous ces merveilleux mécanismes que nous découvrons chaque jour un peu plus, l'homme est à considérer sous d'autres aspects qui nous sont moins familiers et moins accessibles de prime abord. Pourtant, ils sont essentiels à son bon fonctionnement et à son équilibre, donc à sa santé. Il s'agit de la dimension psychique, émotionnelle et énergétique. Faute de les intégrer, il nous est impossible d'appréhender l'être humain dans sa globalité et son unité. La connaissance de l'organisme est bien sûr indispensable, mais nous ne devons pas oublier ces autres aspects. L'étude du système nerveux, puis l'exploration des phénomènes cognitifs se sont développées très rapidement depuis une vingtaine d'années grâce aux neurosciences dont le champ d'action est très vaste, passant par de nombreuses disciplines, médicales, scientifiques et comportementales.

Pourtant les mécanismes de la psyché sont loin d'être compris et les territoires immenses qu'il reste à explorer sont à la mesure de cette partie importante de la composante humaine.

Pour que la matière et l'esprit s'animent, l'énergie de vie est indispensable. La prise en compte de ce paramètre est incontournable dans une approche globale de la santé ; c'est pour cette raison que, au-delà de la simple connaissance du corps humain et de ses mécanismes, il faut s'attacher à reconnaître cette force vitale à travers sa nature, son expression et son intensité.

Afin de comprendre le fonctionnement du corps humain, nous allons aborder dans les grandes lignes son anatomie et sa physiologie. C'est la vision mécaniste et son approche des systèmes, qui est d'ailleurs récente, qui va nous y aider. Il n'y a pas encore si longtemps, on parlait d'appareils pour désigner chaque ensemble ayant une fonction spécifique. La notion de système, empruntée à l'approche systémique, par opposition à la vision rationaliste, étudie un ensemble anatomique en tenant compte de toutes les interactions touchant de près ou de loin à cet appareil. Tout système, dans le corps humain, fonctionne en interdépendance avec les autres systèmes ainsi qu'avec son milieu.

Aucune fonction dans l'organisme n'a son existence propre. Elle dépend toujours d'un organe, lequel dépend d'un système, qui lui-même dépend des autres systèmes. Le corps dans son ensemble étant à son tour influencé par d'autres causes, psychiques, émotionnelles, énergétiques ou environnementales au sens large.

Si nous prenons l'exemple d'une agression verbale ou d'un stress, ressenti juste avant ou après une épreuve, et qui engendre immédiatement une émotion comme de l'anxiété, de la peur, ou de la colère, nous pouvons, à la suite de cet événement, ressentir de violentes douleurs dans le ventre, des nausées, des sueurs froides, ou une élévation brutale du rythme cardiaque (tachycardie). Prendre l'un de ces symptômes isolément sans tenir compte de l'ensemble serait trop réducteur.

L'impact sur notre organisme de toute situation, vécue comme une agression, peut être immédiat, comme nous venons de le voir, ou différé dans le temps par un phénomène de cumul. Le lumbago de celui qui en a « plein le dos » et qui accumule le stress pendant des années, sans l'évacuer, en est une belle illustration !

Bien des personnes savent intimement faire le lien entre telle manifestation physique et telle situation bien précise de leur vie. Pourtant, elles cherchent à faire disparaître le symptôme, qui n'est que l'effet, plutôt que d'identifier la cause et d'y remédier. Certes, il n'est pas toujours facile de remonter à l'origine première, l'élément déclencheur qui a provoqué le déséquilibre, et encore moins facile d'y pallier. La connaissance des mécanismes de notre corps et de leurs interactions peut nous aider dans cette recherche, ainsi qu'une meilleure compréhension de nos fonctionnements psychoémotionnels.

Nous allons essayer maintenant de comprendre l'anatomie, c'est-à-dire la structure des organes et des systèmes, et la physiologie qui en est le fonctionnement. Une étude plus approfondie est évidemment nécessaire à celui qui se destine à être praticien.

De quoi est composé notre corps ?

D'environ 70 % d'eau et de sels minéraux. Sang, lymphe, salive, bile, liquide céphalo-rachidien, sucs digestifs et liquides intra et extracellulaires sont indispensables au bon fonctionnement de toutes nos cellules. Chacune d'entre elles est spécialisée dans une tâche précise pour laquelle elle est programmée. Elles constituent les tissus de nos organes qui font eux-mêmes partie des différents systèmes qui composent notre organisme.

La cellule – les tissus

Le plus petit élément est la cellule. Sa taille est de l'ordre du micron (un millième de millimètre) ; plusieurs milliards de cellules juxtaposées forment ainsi des tissus : muscles, os, sang, nerfs, qui composent la partie visible et structurée du corps humain.

La cellule est un organe microscopique à part entière. Il se compose d'une membrane, d'un corps cellulaire et d'un noyau, à l'exception des globules rouges dont le noyau a disparu. La membrane cellulaire, composée de protéines et d'acides gras, assure la protection de la cellule et les échanges avec son milieu. Le passage d'éléments nutritifs et de nombreuses réactions chimiques (hormonales notamment) se produisent au niveau des récepteurs spécifiques situés sur cette membrane. L'intégrité et la qualité de cette enveloppe sont déterminantes pour un bon fonctionnement cellulaire. L'intérieur du corps cellulaire se compose de plusieurs structures (chondriome, appareil de Golgi, lisosome...) qui participent à la vie de la cellule. Enfin, le noyau permet la vie cellulaire et sa disparition entraîne la mort de celle-ci. Le noyau est fondamental car il est porteur des caractères héréditaires (les gènes) et il les transmet lors de la division cellulaire, au moment de la reproduction de la cellule. L'ADN (acide désoxyribonucléique) permet de former les chromosomes qui assurent cette transmission génétique. La cellule, au même titre que tout être vivant, naît, respire, croît, se reproduit et meurt.

La cellule se reproduit par division cellulaire : c'est la mitose. Son noyau, puis son corps se divisent afin de former deux nouvelles cellules appelées cellules-filles, en tout point identiques à la première et qui contiennent 23 paires de chromosomes. Cette reproduction cellulaire ne s'effectue pas de la même manière pour les cellules sexuelles (gamètes), comme nous le verrons dans le système reproducteur.

Tous les éléments essentiels à la vie sont indispensables à la cellule. Eau, oxygène, minéraux, protéines, lipides, oligoéléments et vitamines participent à la construction de la cellule et à son bon fonctionnement. Les glucides apportent l'énergie nécessaire.

Nous constatons déjà que, à cette échelle, la vie est parfaitement organisée. Si nous ne fournissons pas des aliments de bonne qualité à notre organisme, la vie cellulaire ne peut s'accomplir parfaitement. Un exemple flagrant est la qualité des huiles végétales raffinées que nous consommons. Certains acides gras essentiels disparaissent ou se transforment au moment du raffinage (*cf.* « les lipides ») et cela engendre, à plus ou moins long terme, une altération de la membrane cellulaire. Cette dégradation membranaire a pour conséquence de laisser passer au cœur même de la cellule des éléments indésirables qui perturbent gravement son fonctionnement et la font mourir prématurément. La membrane cellulaire est la protection naturelle de la cellule, son enceinte, avec ses ponts et ses portes, qui la séparent de son milieu. Les acides gras permettent d'optimiser constamment cette protection tout en participant également à de nombreuses fonctions métaboliques. Mais la qualité de l'eau, comme la composition de nos aliments sont tout aussi importants que les lipides, pour la vie de la cellule.

Les tissus sont une juxtaposition de milliards de cellules, telles les briques d'un mur. Chacune joue un rôle précis et concourt à une même fonction au sein d'un organe.

L'organe se compose de plusieurs tissus, musculaires, nerveux, glandulaires, et participe à un système dont le rôle est bien spécifique : digestion, respiration, élimination…

Enfin, un appareil ou un système est un ensemble de plusieurs organes qui assurent la même fonction. Par exemple, le système digestif comprend les dents, la bouche, l'œsophage, l'estomac, le duodénum, l'intestin grêle, le gros intestin, le rectum, mais aussi les glandes digestives : les glandes salivaires, le foie partiellement, la vésicule biliaire et le pancréas (en partie).

Les systèmes sont interdépendants et sont reliés sur le plan informationnel par le système neuroendocrinien.

En résumé nous pouvons dire qu'à partir de la cellule se construisent les tissus spécialisés qui donnent un organe qui assure sa ou ses fonction(s) propre(s) au sein d'un grand système.

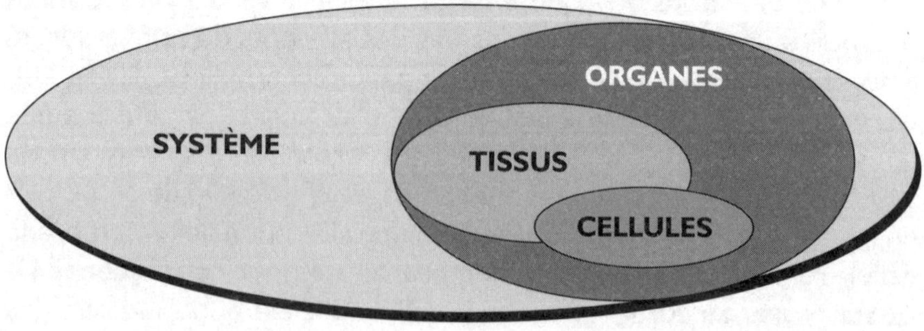

Voyons maintenant ces principaux systèmes et leur rôle dans notre organisme. Nous pouvons comparer notre corps à une société où chacun tient une place essentielle pour les autres, dans l'interdépendance, la complémentarité et l'harmonie.

Allons voyager maintenant dans les systèmes en commençant par le système neuroendocrinien.

Jusqu'à une époque récente, on étudiait encore séparément le système nerveux et le système endocrinien. Leurs actions sont étroitement liées et complémentaires, mais leurs modalités de fonctionnement ne sont pas identiques. Afin d'en faciliter la compréhension, nous les aborderons l'un après l'autre.

Le système nerveux

Le système nerveux a pour fonction principale de coordonner et transmettre toutes les informations dont l'organisme a besoin. Ces informations circulent dans deux sens, par un échange permanent entre le centre de commande situé au niveau du cerveau et la périphérie que sont tous les systèmes. Tout ordre ou information transmis est soumis à un stimulus qui provient de notre environnement extérieur ou de notre milieu intérieur et de nos organes.

La cellule spécifique de ce système est le neurone, dont le rôle essentiel est de recevoir une information et de la transmettre au neurone suivant, tel le maillon d'une chaîne ininterrompue. Une densité importante de cellules est nécessaire au fonctionnement du système nerveux. L'ensemble des cellules qui permettent la cohésion et le soutien de tout le système s'appelle la névroglie. C'est une substance collante qui fixe les neurones entre eux, les nourrit et assure leur potentiel électrique. Grâce à des supports de nature électrique et chimique, les informations captées par la cellule nerveuse sont transmises d'un neurone à l'autre jusqu'au cerveau. Dès que cette information y est parvenue elle est analysée. L'ordre de réagir est donné, celui-ci transite de la même façon, en sens inverse, jusqu'à atteindre l'organe qui doit exécuter cet ordre. Ce type d'échange est réalisé des milliers de fois dans notre corps à chaque instant ; le temps nécessaire entre l'aller et le retour d'une information est largement inférieur à la seconde.

Prenons un exemple afin d'illustrer ce mécanisme. Lorsque nous approchons notre doigt d'une flamme, des stimuli thermiques (chaleur) sont perçus par les terminaisons nerveuses se trouvant au niveau du doigt. L'information « chaleur » est instantanément adressée au cerveau, qui répond aussi instantanément « retrait du doigt ». Cet ordre arrive au niveau d'un muscle du bras ou de l'avant-bras, toujours par l'intermédiaire d'une terminaison nerveuse, et le muscle, grâce à des stimuli électrochimiques, se contractera pour retirer le bras et le doigt qui évite ainsi la brûlure.

Cet exemple concerne le système nerveux somatique, dont l'activité supervise la vie de relation. La plupart de ses récepteurs se trouvent au niveau des organes des sens : la peau pour le toucher, les yeux pour la vue, les oreilles pour l'ouïe, la bouche pour le goût et le nez pour l'olfaction. La réponse et l'action à mener après un stimulus se fait par l'intermédiaire des muscles qui agissent en fonction des instructions reçues.

De la même façon, le système nerveux autonome gère tous les organes vitaux qui, eux, fonctionnent sans que notre volonté ou notre conscience entrent en jeu, ce qui fait une différence majeure avec le système somatique. Il s'agit des viscères et de tous les organes nobles comme le cœur, le poumon, le foie, le rein, le pancréas...

Chaque organe est équipé de récepteurs ; les informations recueillies sur cet organe sont adressées au cerveau. Ce dernier analyse en permanence la situation de l'organisme en général et de cet organe en particulier. On sait aujourd'hui que le cerveau reçoit l'équivalent de près de 400 millions de bits (400 Megabits) d'informations à la seconde et qu'il en sélectionne « intuitivement » 2000, ce qui est énorme et laisse entrevoir les capacités extraordinaires de cet organe.

En fonction des besoins physiologiques et de l'environnement (chaleur extérieure, humidité, transpiration, manque d'eau, pression artérielle, etc.), mais également de la situation psychologique et émotionnelle, le cerveau renvoie un ordre précis qui est soit d'accélérer, soit de ralentir certaines fonctions. Le système nerveux affine et sécurise l'acheminement de l'ordre en retour : soit le faire passer par la voie sympathique (ou orthosympathique) pour accélérer ou stimuler l'organe, soit le faire circuler par la voie parasympathique pour ralentir son fonctionnement. Il existe plusieurs nerfs sympathiques mais le nerf vague (x^{e} paire des nerfs crâniens) est de loin celui qui revêt la plus grande importance dans notre équilibre neurovégétatif. Il agit également comme stimulant de la sécrétion d'acétylcholine[1] et a la particularité de stimuler les fonctions digestives (sécrétions d'enzymes) et la production de certaines hormones. La respiration, l'élimination, la circulation sanguine, le métabolisme hormonal, etc. sont tous placés sous ce contrôle précis et permanent. C'est dire toute l'importance que revêt l'état de notre système nerveux et l'influence qu'il a sur nos fonctions vitales.

Par exemple, l'action du sympathique sur le cœur provoque une accélération du rythme cardiaque, alors que le parasympathique induit un ralentissement de celui-ci.

De la même manière, le sympathique permet la dilatation des bronches, alors que le parasympathique entraîne leur contraction. Des médicaments ou certaines plantes agissent sur le parasympathique afin de provoquer une action broncho-dilatatrice (relâchement des muscles des bronches avec augmentation du calibre de celles-ci).

En résumé, le système nerveux est une construction pyramidale où nous trouvons :

– le système nerveux central (SNC), constitué du cerveau et de la mœlle épinière. Celle-ci se trouve à l'intérieur de la colonne ver-

1. L'acétylcholine est un neurotransmetteur libéré au niveau des connections neuronales (synapses) tant au niveau du sympathique que du parasympathique aussi bien dans le système nerveux somatique que dans le système nerveux autonome.

tébrale dans le canal rachidien partant de la base du cerveau pour aller se terminer dans la région lombaire ;
– le système nerveux périphérique, qui comprend le système nerveux somatique et le système nerveux autonome. La vie de relation est gérée par le système nerveux somatique, constitué de 12 paires de nerfs crâniens reliés à l'encéphale, dont le trijumeau, très connu lors des phénomènes douloureux de la face, et de 31 paires de nerfs rachidiens rattachés à la mœlle épinière, dont le nerf sciatique, également connu de ceux qui ont eu affaire à lui ! La vie végétative (fonctions vitales autonomes) est gérée par le système nerveux autonome.

En naturopathie, nous sommes particulièrement attentifs à l'équilibre des deux voies du système nerveux autonome. Bien que la physiologie classique considère que l'on ne peut séparer l'activité des deux voies, une stimulation orthosympathique entraînant une réponse parasympathique dans une dynamique permanente, force est de constater que certains symptômes expriment souvent un désaccord du système.

Ainsi, l'*hypersympathicotonie* indique que le système sympathique domine sur le parasympathique dans le fonctionnement de l'organisme. Il s'ensuit un cortège de manifestations comme l'hyperactivité, l'irritabilité, des hypersécrétions hormonales, des troubles du sommeil (agitation, insomnies), une difficulté de récupération, des réactions immunitaires violentes, des allergies…

À l'inverse, l'*hyperparasympathicotonie* signale que le parasympathique est plus sollicité, ce qui se manifeste par une tentative de récupération et de mise au repos de l'organisme. Le parasympathique permet une récupération énergétique et un renouvellement cellulaire de l'organisme ; il n'est pas nocif d'être en parasympathicotonie. Ce qui pose problème, c'est l'hypersollicitation de cette voie du système nerveux qui vient compenser une hypersympathicotonie (exemple : malaise vagal).

Lorsque ces deux voies sont trop sollicitées, il s'en suit un effondrement du système nerveux avec tout un cortège de symptômes comme la baisse de tonus, une fatigabilité plus grande, un sommeil lourd mais non récupérateur, une baisse de la libido, des difficultés de digestion (transit accéléré, faiblesse hépatique), des hyposécrétions hormonales, une faiblesse immunitaire, des malaises et des vertiges (malaise vagal), une sensibilité psychoémotionnelle plus grande. Nous puisons alors dans nos réserves d'énergie vitale afin de tenter de nous adapter.

L'adaptation est la parade de l'organisme face à une situation de stress psychique ou physiologique. C'est la période où les deux voies du système neurovégétatif tentent de maintenir l'organisme dans une situation particulière, soit en hyperfonctionnement, soit en hypofonctionnement, ce qui peut avoir pour conséquence des réponses inappropriées du sympathique ou du parasympathique avec l'apparition d'un état de dystonie « hauts et bas » importants signant ainsi une perte d'équilibre du système. Dans un cas comme dans l'autre, la situation n'est pas tenable dans le temps. Soit le système neurovégétatif retrouve son équilibre, soit il bascule vers un déséquilibre qui aura des conséquences durables sur toute l'économie de l'organisme. L'adaptation devenant difficile, le sujet glisse vers la désadaptation (*cf.* « les diathèses de Ménétrier ») et les grandes fonctions sont perturbées, à commencer par le système endocrinien qui prend immédiatement le relais du système nerveux lorsque celui-ci est défaillant.

Les phénomènes psychiques, émotionnels, environnementaux au sens large (écologiques, sociaux, religieux, professionnels) influencent et perturbent le bon fonctionnement du système nerveux. Ne dit-on pas quelquefois : « Il me tape sur le système ! » ? De quel système parlons-nous ?

Le bon sens populaire est riche de mots qui nous rappellent, si besoin en était, l'importance du système nerveux dans notre vie : « Je suis à bout de nerfs. », « Je vis sur les nerfs. », « Ça me tape sur les nerfs. », « Il a les nerfs solides. », « Il a des nerfs d'acier. », « Il ne contrôle pas ses nerfs. », « Il a une crise de nerfs » (!), « Les nerfs ont lâché. », etc.

Le système nerveux est certainement, avec le système endocrinien, celui qui est le plus sensible à toutes les informations, des plus subtiles aux plus grossières, et nous le sollicitons fortement dans nos sociétés modernes. Prendre soin de soi, c'est déjà un pas important vers un retour à l'équilibre de ce système.

Le système endocrinien

Le système endocrinien a pour but de réguler et contrôler toute l'activité métabolique de l'organisme. Par métabolisme, on entend deux processus essentiels à la vie : l'anabolisme et le catabolisme.

L'anabolisme est la construction d'éléments complexes à partir de substances simples ; c'est le processus permanent qui permet la transformation de tous les éléments que nous apporte notre alimentation. Les anabolisants sont des compléments alimentaires (protéines notamment) qui, apportés en grande quantité et de manière très sélective, permettent une construction musculaire rapide et souvent exagérée (utilisés dans certains sports pour augmenter le volume musculaire).

Le catabolisme est le processus inverse qui consiste à décomposer des éléments complexes pour les transformer en substances simples, matériaux nécessaires à l'anabolisme, ou pour servir à la production d'énergie.

Le système endocrinien est composé de plusieurs glandes, réparties dans tout l'organisme, chaque glande remplissant une fonction spécifique et participant ainsi au métabolisme.

Afin d'exercer son activité de contrôle sur une ou plusieurs fonctions métaboliques, chaque glande sécrète une ou plusieurs hormones. Certaines sécrétions ont une action de contrôle sur une autre glande. C'est le cas de l'hypophyse qui sécrète, entre autres, la TSH (*thyroid-stimulating hormone*) qui stimule la thyroïde.

Sous le contrôle d'un chef d'orchestre, l'hypothalamus, qui se trouve dans le cerveau (troisième ventricule), les glandes endocrines fonctionnent en permanence, en s'accordant sur les informations reçues *via* les sécrétions hormonales et particulièrement en provenance de l'hypophyse qui se trouve juste en dessous de l'hypothalamus.

Ces glandes sont au nombre de huit.

1. L'hypophyse, également appelée glande pituitaire, se situe sous l'hypothalamus et se divise en trois zones distinctes : l'adénohypophyse, le lobe intermédiaire et la neurohypophyse qui sécrètent chacune des hormones spécifiques. Ce sont l'hormone de croissance (GH), l'hormone de stimulation thyroïdienne (TSH), la corticostimuline (ACTH) qui stimule la corticosurrénale, l'hormone stimulant la phase folliculaire (FSH) qui agit sur les sécrétions ovariennes de type œstrogène, l'hormone stimulant la phase lutéale (LH) qui agit sur les secrétions ovariennes de type progestérone et enfin la prolactine qui stimule la sécrétion lactée. C'est au niveau de cette glande, l'hypophyse, que sont stockées les hormones antidiurétique (ADH ou vasopressine) et l'ocytocine qui permet les contractions utérines au cours de l'accouchement.

2. L'épiphyse, ou glande pinéale, est une toute petite glande de moins d'un centimètre située à l'arrière du troisième ventricule ; elle sécrète plusieurs hormones dont les actions ne sont pas toutes bien connues. L'une d'entre elles, la mélatonine, a fait l'objet de découvertes très intéressantes par Julius Axelrod[1] sur les cycles du sommeil et la qualité de celui-ci.

3. La thyroïde, composée de deux lobes, se situe sous le larynx, comme posée en avant de la trachée, au niveau du cou. Son rôle est essentiel pour l'organisme ; elle sécrète les T3 (tri-iodo-thyronine) et T4 (thyroxine) ainsi que la calcitonine.

Les T3 et les T4 permettent la régulation du métabolisme général de l'organisme par l'accélération de la respiration cellulaire. La libération de T3 et de T4 se fait sous le contrôle de l'hypophyse par le biais de la TSH (*Thyroid-Stimulating-Hormone*, « hormone de stimulation

1. Julius Axelrod, biochimiste américain (1912-2004), prix Nobel de médecine pour ses travaux sur les neurotransmetteurs. Ses recherches sur le rôle joué par la mélatonine ont permis de mieux comprendre les cycles du sommeil.

de la thyroïde ») et grâce à l'iode stocké dans les tissus de la thyroïde. Sans cet iode, aucune formation de T3 et de T4 n'est possible.

Un hyperfonctionnement de cette glande (hyperthyroïdie) entraîne des troubles comme de la tachycardie, de l'agitation, des tremblements parfois, des troubles du sommeil et tout un cortège de symptômes, tant sur le plan digestif que musculaire, voire hormonal. La maladie de Basedow est la cause la plus fréquente de l'hyperthyroïdie.

Un hypofonctionnement de la thyroïde (hypothyroïdie) engendre un ralentissement du métabolisme général, avec fatigue chronique, difficulté de concentration, frilosité, prise de poids, ralentissement du transit et parfois une augmentation du volume de la thyroïde (goitre, que l'on retrouve aussi fréquemment dans la maladie de Basedow).

La thyroïde est extrêmement sensible aux radiations et capte très facilement certains isotopes radioactifs qui la saturent. C'est pour cela que, dans quelques pays comme la Suisse, les habitants ont tous chez eux des comprimés d'iode afin de saturer la glande thyroïde, en cas d'incident nucléaire, pour que les éléments radioactifs ne se fixent pas sur celle-ci. En France, ce n'est que très récemment que les habitants riverains des centrales nucléaires et des installations à risque ont la possibilité de se fournir en comprimés. Mais l'on sait bien, depuis Tchernobyl, que les nuages radioactifs voyagent et ne s'arrêtent pas aux frontières des grandes villes ou des pays. Il serait intéressant que toute la population ait accès à ces comprimés d'iode. Ceci étant, les risques en matière de radioactivité ne sont pas éliminés pour autant, car d'autres isotopes peuvent être fixés par l'organisme et engendrer des troubles graves.

Quant à la calcitonine (CT), elle a pour rôle principal de réguler le niveau de calcium dans le sang en accélérant l'absorption du calcium par l'os, principale réserve de ce sel minéral essentiel.

4. Les parathyroïdes sont de petites glandes, au nombre de quatre, qui se situent à l'arrière de la thyroïde. Leur rôle principal est de sécréter l'hormone parathyroïdienne (PTH) qui participe à la régulation du taux de calcium dans le sang. Elle agit en élevant la vitesse de réabsorption du calcium et du magnésium par le rein, le

but étant de récupérer le calcium circulant dans le sang au moment de son passage par le rein dont l'une des fonctions est de réabsorber les sels minéraux.

5. Le thymus est une glande qui se situe à l'arrière du sternum et dont le volume est important, de la naissance à la puberté. Il participe à la production et à la maturation des lymphocytes T (cellules jouant un rôle prépondérant dans l'immunité) et les « entraîne » à reconnaître les cellules de l'organisme. À partir de la puberté, cette glande diminue de volume et semble cesser de jouer son rôle dans la fonction immunitaire.

6. Le pancréas est situé entre le duodénum et la rate, derrière l'estomac ; il possède deux fonctions bien distinctes. L'une, dite exocrine, qui ne concerne pas la production d'hormones et qui consiste à sécréter des enzymes déversées dans le tube digestif (*cf.* « le système digestif »). L'autre, dite endocrine, qui concerne la régulation de la glycémie, c'est-à-dire le taux de sucre dans le sang. Ce sont les îlots de Langerhans, cellules du pancréas, qui sécrètent les deux hormones impliquées dans cette fonction : l'insuline et le glucagon.

L'insuline permet d'abaisser le taux de sucre dans le sang en transformant celui-ci en glycogène qui est la réserve de sucre stockée dans les muscles et le foie.

Le glucagon produit l'effet inverse : il élève la glycémie en stimulant la transformation des réserves de glycogène en sucre immédiatement disponible dans le sang.

D'autres hormones moins importantes sont également sécrétées, comme la somatostatine, antagoniste de l'hormone de croissance.

7. Les surrénales sont comme posées au-dessus des reins d'où leur nom de « surrénales ». Les principales hormones sécrétées par ces glandes sont l'aldostérone dont la fonction principale est de retenir le sodium (sel) qui a pour effet de conserver l'eau dans l'organisme. L'adrénaline et la noradrénaline sont sécrétées dans les situations d'urgence ; elles permettent une réaction rapide de l'organisme en cas de danger imminent ou sous l'effet d'un stress. De nombreuses fonctions sont alors activées, comme l'augmentation du rythme et du débit cardiaque, ainsi que la mobilisation des réserves

de sucre stockées dans les tissus et dans le foie afin de les utiliser comme source d'énergie immédiate. Les réserves en graisses sont également sollicitées afin de lutter contre le froid.

8. Les gonades désignent les glandes spécifiquement féminines et masculines : ovaires et testicules.

Chez la femme, les ovaires ont pour rôle de sécréter les œstrogènes, la progestérone et les androgènes. Les œstrogènes permettent le développement de la muqueuse de l'utérus et des glandes mammaires ; elles jouent un rôle important dans la fixation du calcium au niveau des os. La progestérone influe sur la transformation de la muqueuse utérine au cours du cycle afin de modifier la dentelle utérine pour permettre l'éventuelle nidation d'un ovule qui serait fécondé. Pendant la grossesse, elle empêche l'expulsion de l'embryon en réduisant les contractions de l'utérus. Les androgènes sont sécrétés en toute petite quantité et n'ont qu'un rôle minime au niveau de la pilosité. L'ovaire est contrôlé par l'hypophyse qui sécrète des hormones (FSH et LH) en fonction du niveau d'hormones ovariennes circulant dans le sang.

Chez l'homme, c'est principalement la testostérone qui est sécrétée par les testicules. Cette hormone agit sur les organes génitaux masculins et la prostate, le système pileux, la peau en l'épaississant, le larynx (voix plus grave), le métabolisme des graisses et des protéines (muscle). Cela faisait partie de l'arsenal d'hormones qui était administré à une époque à certaines sportives, nageuses notamment, afin de développer (anabolisme) leur musculature et donc leurs performances.

Enfin, la testostérone influence le comportement, en augmentant l'agressivité et en développant la libido (du latin *libido* = désir) ou l'énergie des pulsions sexuelles.

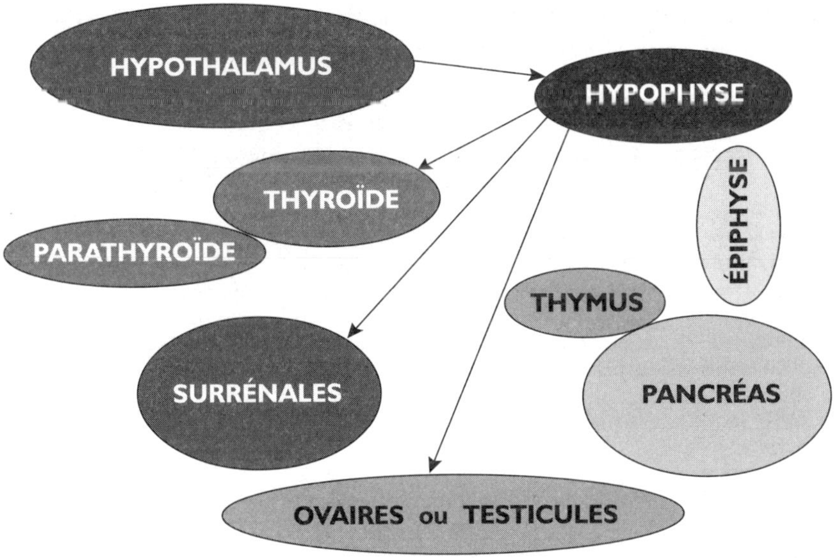

Le système endocrinien

Vous trouverez ci-dessous un tableau récapitulatif du rôle des différentes glandes et des hormones qu'elles sécrètent.

HYPOTHALAMUS

Hormones de stimulation | **Hormones d'inhibition**

HYPOPHYSE

Adénohypophyse :
- **GH** hormone de croissance (somatotropine) : os, croissance, lipides, glucides
- **PRL** (prolactine) : lactogène (augmente la sécrétion du lait au cours de l'allaitement)
- **TSH (***Thyroid-Stimulating-Hormone***)** : stimulation de la thyroïde
- **FSH** (folliculine) : action de stimulation dans la première partie du cycle féminin
- **LH (lutéine)** : action de stimulation dans la seconde partie du cycle féminin
- **ACTH** (adrénocorticotrophine) : action sur les surrénales

Lobe intermédiaire :
- **MSH** (hormone vestige) : mélanostimuline (pigmentation de la peau)

Neurohypophyse :
- **Ocytocine** : contractions utérines et expulsion du lait
- **ADH** (vasopressine) **:** action antidiurétique (rein)

ÉPIPHYSE

- **Mélatonine** : action sur le système neuroendocrinien et sur les cycles et la qualité du sommeil

THYROÏDE

- **T3-T4** : métabolisme général
- **Calcitonine** : hypocalcémiante (moins de calcium dans le sang).

PARATHYROÏDES

- Parathormone : hypercalcémiante (plus de calcium dans le sang)

THYMUS

- **Thymosine et thymopoïétine** : stimulation des tissus à vocation immunitaire

PANCRÉAS (dans sa fonction endocrine)

- **Insuline** : hypoglycémiante (moins de sucre dans le sang)
- **Glucagon** : hyperglycémiante (plus de sucre dans le sang)
- **Somatostatine** : antagoniste de l'hormone de croissance

SURRÉNALES

- **Aldostérone** : rétention du sodium
- **Noradrénaline** : situations d'urgence
- **Adrénaline** : situations d'urgences (stress), hyperglycémiante
- **Cortisol** : gluconéogenèse.
- **Hormones sexuelles** : accentuation du caractère masculin

TESTICULES

- **Testostérone** : caractères masculins
- **Œstrogène** : caractères féminins très faible

OVAIRES

- **Œstrogène** : caractères féminins. Cycles menstruels
- **Progestérone** : cycles menstruels et grossesse
- **H. Androgène** : pilosité

Le système neuroendocrinien doit fonctionner correctement sans trop subir d'à coups afin que les autres systèmes puissent assurer pleinement leur fonction. Toutes les informations, qu'elles soient de type électrique ou chimique, transitent par ce système extrêmement complexe qui peut être comparé à un réseau informationnel sans lequel l'économie du corps humain ne pourrait être assurée.

Le système circulatoire

Nous venons de voir comment circule l'information ; nous allons aborder maintenant les processus qui permettent aux nutriments et à tous les éléments nécessaires au bon fonctionnement de l'organisme de circuler. Le système circulatoire se divise en deux parties. La plus connue est la circulation sanguine que l'on scinde en grande et petite circulation, la moins connue est la circulation lymphatique, qui est tout aussi importante.

I ▪ La circulation sanguine

Le sang est un tissu liquide, c'est-à-dire un assemblage de cellules ayant des fonctions spécifiques.

Les plus connues sont les globules rouges dont la durée de vie est d'environ 120 jours ; leur rôle principal est de transporter l'oxygène vers la cellule et d'évacuer les déchets comme le gaz carbonique vers l'extérieur, *via* le poumon. Les globules rouges sont fabriqués à partir de la moelle osseuse.

Le sang est aussi constitué de plaquettes qui jouent un rôle essentiel dans l'hémostase, dont la coagulation est l'une des phases, et de globules blancs qui font partie intégrante du système immunitaire.

Le plasma est le liquide dans lequel baignent toutes ces cellules. À ce sujet, un chercheur du début du XXᵉ siècle, le Dʳ René Quinton, mena des travaux remarquables sur la similitude qu'il y a entre l'eau de mer et le plasma sanguin, ce qui lui permit de mettre en œuvre une thérapeutique très intéressante destinée aux personnes épuisées ou dénutries, par l'absorption ou l'injection (maintenant interdite) du « plasma marin » également appelé plasma de Quinton®, et encore en usage de nos jours.

Le rôle du sang est de véhiculer dans tout l'organisme les éléments nécessaires à son bon fonctionnement. Ce sont notamment les nutriments, mais également les déchets du métabolisme, les hormones, et certains éléments gazeux. Le sang ne se limite pas seulement au système vasculaire (veines et artères), il échange en permanence avec les liquides où baignent nos cellules grâce à un microscopique réseau de capillaires, un peu comme s'il s'agissait d'une canalisation poreuse traversant un plan d'eau. Le liquide contenu dans la canalisation aurait la capacité de passer vers le plan d'eau pour y déverser une eau pure et récupérer les impuretés afin de les évacuer par la canalisation.

Pour effectuer son travail, le sang emprunte des voies qui pourraient se comparer à des routes de différentes tailles. Les artères et les veines, qui n'ont pas tout à fait la même structure, seraient les autoroutes, les artères transportant le sang oxygéné (rouge vif) vers les différentes parties de l'organisme, alors que les veines ramènent le sang chargé de déchets et appauvri (rouge-bleu foncé) vers les filtres comme le foie, le rein, le poumon, pour être nettoyé et réutilisé.

Entre les artères et les veines se trouvent les veinules et les artérioles, comparables aux routes nationales, et enfin les capillaires dont les parois extrêmement fines et poreuses permettent les échanges du sang avec le liquide extracellulaire. Ces capillaires sont les départementales et les chemins vicinaux, essentiels à tous nos tissus afin qu'ils soient nourris et nettoyés en permanence.

Pour que tout le système fonctionne parfaitement, le cœur est un organe indispensable. Son travail consiste à pomper le sang et à le projeter dans tout le circuit de la petite et de la grande circulation. Si le sang est trop chargé en déchets, gaz, acides, cholestérol, graisses, minéraux inassimilables contenus dans l'eau de boisson (cf. « l'eau »), cela fragilise les artères et les veines, et le cœur est fortement sollicité. Les risques d'accident cardiovasculaires sont alors plus élevés. Mais c'est aussi tout notre organisme qui souffre : si un système ou un organe est déjà affaibli, le défaut d'oxygénation et de nutrition ne feront qu'aggraver la situation. Le cœur est un muscle, il doit être entretenu, et l'exercice, le grand air – exempt de pollution – sont les premiers amis du cœur.

À partir du cœur, le sang suit deux circuits différents :

- la petite circulation où le sang vicié est transporté par l'artère pulmonaire jusqu'aux capillaires pulmonaires pour atteindre les alvéoles des poumons. Là, le gaz carbonique (dioxyde de carbone), déchet issu du métabolisme, est échangé contre de l'oxygène. Ensuite, le sang est acheminé de nouveau vers le cœur par les veinules et la veine pulmonaire afin d'être projeté vers l'aorte ;
- la grande circulation fait suite à la petite circulation. À partir de cette très importante artère qu'est l'aorte, le sang oxygéné est distribué dans tout l'organisme, comme nous l'avons vu plus haut. Il revient ensuite au cœur par les veines caves pour à nouveau repartir vers la petite circulation.

C'est au cours de la grande circulation que le sang se charge en nutriments (molécules microscopiques issues de la dégradation des aliments au cours de la digestion) en passant à proximité de notre tube digestif, l'intestin grêle et le gros intestin étant très vascularisés (riches en vaisseaux sanguins).

Au cours de la grande circulation, le sang est filtré par le foie et par le rein afin d'être débarrassé de toutes les molécules issues du métabolisme, déchets de toutes natures que nous définirons dans le chapitre consacré à la toxémie.

En résumé, le système circulatoire permet :

- le transport des nutriments, des déchets et de l'oxygène ;
- la régulation du métabolisme par les hormones qu'il véhicule ;
- la protection par la réaction immunitaire.

2 ▪ La circulation lymphatique

Le système lymphatique, bien moins connu, joue un rôle essentiel dans la nutrition, l'élimination et l'immunité.

La lymphe est un liquide blanc transparent qui circule très lentement dans un réseau de vaisseaux qui ont pour rôle de collecter cette lymphe qui baigne nos tissus. Elle contient des globules blancs (lymphocytes et macrophages) et intervient dans le processus immunitaire. La lymphe est filtrée au travers des ganglions lymphatiques, puis elle circule lentement par des vaisseaux pour être déversée dans le sang où elle se mélange au plasma. Elle draine l'organisme en emportant les déchets du métabolisme général, trop importants pour passer par le sang. La lymphe transporte également les grosses molécules d'acides gras, afin d'éviter une surcharge de la circulation sanguine. Enfin, elle permet l'acheminement des lipides (graisses) de l'intestin vers le sang, au cours de la digestion.

En naturopathie, le rôle de la lymphe est essentiel, et toute perturbation de ses fonctions engendre de lourdes conséquences pour l'ensemble de l'organisme. D'une part, l'immunité ne peut plus être correctement assurée, d'autre part, le nettoyage et l'élimination des toxines accumulées dans les tissus ne se faisant plus, il en résulte un déséquilibre humoral profond, préjudiciable à la santé. Le drainage lymphatique manuel est une technique intéressante pour relancer l'activité de la lymphe, mais il ne peut être envisagé qu'avec une réforme alimentaire et une hygiène de vie adéquate (cf. « la cure de détoxification »).

En résumé, la lymphe permet :
- d'assurer une partie de l'immunité ;
- de drainer l'organisme ;
- de transporter les corps gras.

Le système respiratoire

Il comprend principalement les poumons, protégés par les cotes de la cage thoracique, ainsi que la trachée et les voies aériennes supérieures (qui laissent passer l'air), c'est-à-dire le larynx, le pharynx, les sinus, les fosses nasales et les narines.

Le rôle principal du système respiratoire est de permettre l'échange gazeux entre oxygène et gaz carbonique.

Les acides volatils (très légers) issus du métabolisme général, déchets transportés par le sang, se transforment en gaz (ex : dioxyde de carbone) ; ils sont véhiculés par le sang veineux vers les poumons par la petite circulation. C'est au niveau des bronchioles et des alvéoles pulmonaires que s'effectuent les échanges par un jeu de pression entre oxygène et gaz à évacuer. On comprend aisément pourquoi, dans nos villes polluées, les défaillances du système respiratoire sont de plus en plus graves chez les personnes fragiles (enfants et personnes âgées) dès lors que les pics de pollution augmentent. Nous devrions apporter un air pur, chargé en oxygène afin de dépolluer notre organisme ; au contraire, nous échangeons notre « pollution interne » contre une pollution externe, quelquefois chargée en éléments encore plus dangereux : dioxyde de soufre, d'azote, ozone...

Le système respiratoire joue un rôle dans le maintien de l'équilibre acido-basique de tout l'organisme (cf. « l'équilibre acido-basique »). En permanence, un système dit « tampon » permet à nos tissus et à tous nos systèmes de fonctionner correctement dans un milieu plus ou moins acide. L'estomac est un milieu très acide ; la bouche, à l'opposé, est un milieu très alcalin (ou basique), tandis que les urines sont plus ou moins acides et que le sang doit rester dans des paramètres stricts proches de la neutralité (ni acide ni alcalin soit 7,24).

Si cet équilibre est rompu, notamment par une mauvaise oxygénation ou un déséquilibre entre les échanges gazeux – par exemple trop d'acides à éliminer et pas assez d'oxygène –, il s'ensuit un débordement du système tampon.

La fonction respiratoire est souvent fragilisée par un mauvais état de l'organisme, ce qui a des répercussions importantes sur notre santé. Par ailleurs, le système respiratoire subit fortement l'influence des agressions extérieures : pollutions urbaines et de l'habitat, tabagisme, allergènes, bactéries (virus et microbes). Tout ceci explique la recrudescence des pathologies respiratoires depuis quelques décennies. De très nombreuses études confirment les liens entre ces pathologies et la qualité de l'air respiré. Aujourd'hui, 30 % de la population présente une allergie respiratoire avec, pour certaines personnes, une sensibilité bronchique accrue.

Au moins 4 millions de personnes souffrent d'asthme en France, dont 7 % d'enfants et, selon une étude INPES[1] 2006, l'asthme serait responsable de 600000 journées d'hospitalisation par an ! Par ailleurs, 50000 à 70000 personnes sont atteintes d'une insuffisance respiratoire grave et les enfants sont très vulnérables puisque leur appareil respiratoire continue de se développer jusqu'à l'âge de huit ans[2].

Dans une épidémie de grippe, ce sont les individus les plus affaiblis par le stress, la fatigue ou la malnutrition qui sont atteints les premiers, et qui ont bien souvent du mal à se relever d'une telle affection.

En résumé, le système respiratoire permet :

- l'oxygénation des cellules et l'expulsion des déchets sous forme de gaz ;
- le maintien de l'équilibre entre les acides et les bases.

Le système urinaire

Il est composé principalement des reins et de la vessie reliés entre eux par les uretères. L'urine élaborée au niveau des reins est ensuite stockée dans la vessie qui l'évacue périodiquement vers l'extérieur par l'urètre (ou urèthre).

Chez l'homme, l'urètre traverse la prostate et passe ensuite par le corps spongieux de la verge. Chez la femme, l'urètre est plus court et arrive directement en avant du vagin pour se terminer sur la partie avant de la vulve.

- Le rein assure plusieurs fonctions importantes, comme la régulation de la tension artérielle en provoquant son élévation par sécrétion de la rénine, puissant hypertenseur, la stimulation de la fabrication des globules rouges par l'élaboration de l'érythropoïétine, et deux fonctions essentielles à la vie :

---

1. Institut national de prévention et d'éducation pour la santé.
2. L'Observatoire Régional de Santé d'Ile de France (ORS) – DRASS-DASS.

- l'élimination des déchets acides lourds et solubles dans l'eau (acide urique, urée…), mais également des éléments toxiques contenus dans l'organisme : métaux lourds, poisons, résidus médicamenteux, pollutions alimentaires diverses (additifs, pesticides...) ;

le maintien des constantes de notre milieu intérieur en participant à l'homéostasie. Ce terme, élaboré par Claude Bernard, désigne la capacité qu'a un système, ouvert ou fermé, à conserver son équilibre biologique, quelles que soient les contraintes subies. Pour cela, le rein veille à ce que :

- l'eau soit présente en quantité suffisante et équilibrée dans l'organisme. Ni trop, ni pas assez, la soif indiquant un besoin en eau, l'évacuation des urines exprimant une nécessité d'élimination ;
- l'équilibre entre les acides et les bases soit idéal (cf. « l'équilibre acido-basique ») en éliminant les acides excédentaires et en conservant les réserves basiques (bicarbonates, minéraux basiques comme le calcium, le magnésium, le potassium…) ;
- les minéraux indispensables restent en proportion constante dans le sang, soit en les réabsorbant, soit en les éliminant ;
- les constituants du sang comme les protéines ou les lipides ne soient pas éliminés.

En résumé, le système urinaire permet :

- le maintien de l'équilibre de notre milieu intérieur (homéostasie) ;
- l'élimination de certains acides et toxiques.

Le système reproducteur

Chez la femme, il est constitué des ovaires qui permettent l'élaboration des cellules sexuelles ou gamètes, des trompes de Fallope (ou trompes utérines) qui permettent l'acheminement de l'ovule vers l'utérus où se passera la gestation en cas de fécondation. Le vagin et la vulve complètent cet appareil afin de permettre l'accouplement. Les seins ou glandes mammaires sont rattachés au système reproducteur, puisqu'ils sont sous la dépendance étroite des mêmes hormones.

Plusieurs étapes de la vie de la femme sont parfois perturbées au niveau du système reproducteur : à la puberté lors de l'apparition des premières règles, pendant la grossesse et à la ménopause lorsque les cycles s'arrêtent.

De la puberté à la ménopause, les cycles hormonaux, qui durent de 25 à plus de 30 jours, ont pour fonction de préparer la femme à la fécondation et ensuite à la gestation. Ainsi, au cours de la première partie du cycle, appelée phase folliculaire et qui s'étend généralement du premier jour des règles au 14e jour du cycle, l'hypophyse sécrète les hormones LH et FSH, et l'ovaire produit des œstrogènes et de la progestérone. La FSH facilite la maturation des follicules qui sont des cellules nourricières de l'ovocyte. Cet ovocyte, cellule sexuelle contenue dans l'ovaire, parvenu à maturité, donne un ovule qui est libéré autour du 14e jour (ovulation) et qui peut être fécondé s'il rencontre un spermatozoïde. L'ovaire contient au début de la vie plus de 200 000 cellules sexuelles (ovocytes) dont environ 200 à 300 seulement parviendront à maturité au cours de la vie. S'il n'y a pas eu de fécondation au cours du cycle, à partir du 14e jour jusqu'au premier jour des règles suivantes, phase dite lutéinique, on observe une diminution progressive de la sécrétion des hormones LH et FSH sous l'influence des œstrogènes et de la progestérone sécrétés par le corps jaune. Vers la fin du cycle, il se produit un effondrement de la production de ces deux dernières hormones et s'en suit un processus de desquamation de la paroi de l'utérus, qui s'était préparée à recevoir un ovule fécondé. C'est une élimination de plusieurs jours à travers un phénomène hémorragique plus ou moins important, les règles. Le premier jour des règles correspond au début du cycle suivant qui durera de trois à quatre semaines. Les contraceptifs oraux, cutanés ou transcutanés (implants) qui suppriment totalement l'apparition des règles peuvent avoir, sur le long terme, des effets délétères puisque l'on supprime durablement toute possibilité d'élimination par cette voie naturelle.

Autour du 14e jour, s'il y a fécondation, le système reproducteur se modifie considérablement sous l'influence d'hormones sécrétées par le corps jaune, produit par l'ovaire en cas de grossesse. Dans les premières semaines le corps jaune produit les œstrogènes et la progestérone ; c'est ensuite le placenta qui prendra le relais. L'anatomie se modifiera notablement, surtout au niveau de l'utérus, afin de donner une place « confortable » au fœtus tout au long des neuf mois de son développement. C'est la nidation au sein de la muqueuse utérine. Pendant cette période, le cycle hormonal habituel n'est plus opérant.

Chez l'homme, le système reproducteur est constitué des testicules qui permettent l'élaboration des cellules sexuelles, appelées spermatozoïdes porteurs des 23 chromosomes du père. C'est l'équivalent du rôle joué par les ovaires chez la femme pour la production d'ovocytes. Plusieurs canaux véhiculent ensuite les spermatozoïdes jusqu'au pénis : ce sont l'épididyme, le canal déférent, le canal éjaculateur et enfin l'urètre qui a une double fonction chez l'homme, puisque c'est aussi par ce canal que transite l'urine (cf. « le système urinaire »).

Au cours de leur migration, les spermatozoïdes passent à proximité de deux réservoirs situés au-dessus de la prostate, appelés vésicules séminales, d'où ils reçoivent un liquide qui les stimulera pour le reste de leur trajet. Puis ils passent par la prostate, une glande qui libère un liquide de dilution très alcalin (basique) afin de protéger les spermatozoïdes lors de leur passage par le vagin qui est un milieu très acide dans lequel ils ne survivraient pas.

La fonction du système reproducteur, tant chez la femme que chez l'homme, est la maturation et la formation de cellules caractéristiques puisque, lors de la division cellulaire (méiose pour la cellule sexuelle), il n'y a pas 46 chromosomes qui se retrouvent dans la nouvelle cellule, comme c'est habituellement le cas dans la division des autres cellules (mitose), mais seulement 23. Ceci permet, au moment de la fécondation – rencontre entre un ovule et un spermatozoïde –, que l'apport en chromosomes soit également réparti entre la mère et le père, chacun apportant 23 de ses chromosomes (46 au total), afin de donner un capital génétique nouveau et varié à l'enfant à naître. À base d'ADN et de protéines, les chromosomes sont les supports de l'information génétique qui permet de contrôler les caractéristiques de chaque cellule et ses fonctions. La 23e paire contient les chromosomes sexuels qui détermineront le sexe de l'enfant.

Ce brassage et, en même temps, cet équilibre dans la répartition permettent une diversité dans les caractères de chaque individu, ce qui le rend unique. La connaissance de ce capital génétique, au travers des recherches actuelles, est évidemment très intéressante, tant qu'elle ne nous entraîne pas vers les dérives de la manipulation génétique.

Pour le naturopathe, connaître les antécédents familiaux, savoir d'où vient chaque individu, son histoire, sa lignée, c'est apprécier son hérédité avec ses forces et ses faiblesses, au-delà du seul capital génétique ; c'est individualiser chaque être humain, pour apprécier son évolution.

Conserver cette diversité est essentiel, car la diversité, c'est la vie.

En résumé, le système reproducteur permet :

– la maturation des cellules sexuelles (ovules et spermatozoïdes) ;
– la gestation et la continuité de l'espèce !

Le système ostéo-articulaire

Les os sont des tissus durs de nature plutôt minérale, composés d'une grande proportion de sels de calcium (98 %), qui soutiennent tous les tissus mous et les viscères. C'est la structure ou la charpente du corps, que l'on appelle squelette. Celui-ci est composé de 200 os qui assurent le maintien et la cohésion de toutes les parties de l'organisme, ainsi que la mise en mouvement de celles-ci. Les importantes réserves calciques participent de manière active à la régulation du système tampon (cf. « l'équilibre acido-basique ») et donc à l'équilibre de notre milieu humoral.

Les os sont reliés entre eux par les articulations qui sont un système de liaison et de glissement permettant à deux os de se mouvoir l'un par rapport à l'autre. Les articulations se composent d'une capsule articulaire et de ligaments de nature fibreuse, disposés en réseau, permettant la liaison entre deux os. Une petite membrane fine contenant un liquide visqueux, la synovie, facilite la lubrification du système qui supporte de fortes contraintes mécaniques.

L'articulation joue un rôle primordial dans le mouvement; elle permet notamment la flexion, l'extension, la rotation, l'adduction… Certaines articulations sont moins mobiles que d'autres.

Par ailleurs, les jeunes cellules de la moelle osseuse sécrètent une hormone protéique, l'ostéocalcine, qui favorise la fixation du calcium et qui aurait également un rôle de stimulation de la prolifération des cellules « béta » des îlots de Langherans (pancréas), directement impliquées dans la sécrétion de l'insuline et donc dans la régulation de la glycémie.

Les muscles sont des tissus qui permettent le mouvement à partir d'une stimulation reçue du système nerveux. Tous les muscles sont innervés par des neurones moteurs qui déversent un médiateur chimique (acétylcholine) afin de faire réagir les fibres musculaires.

En résumé, le système ostéo-articulaire permet :

- le maintien de tous les tissus de l'organisme ;
- la cohésion du squelette et le mouvement ;
- le maintien de réserves calciques importantes (rôle dans l'équilibre acido-basique) ;
- la sécrétion d'une hormone qui influence la sécrétion d'insuline.

Les organes des sens

Composés des yeux pour la vue, des oreilles pour l'audition, de la langue pour le goût, du nez pour l'odorat et de la peau pour le toucher, les organes des sens nous renseignent en permanence sur notre environnement immédiat et sur sa nature. Ces informations, qui agissent comme des stimuli, transitent par le système nerveux (cf. « le système nerveux somatique ») et sont analysées par le cerveau qui apporte une réponse appropriée.

Voici dans le détail ces cinq fonctions.

- La vue

Les yeux perçoivent des fréquences lumineuses qui sont enregistrées au niveau de la rétine, pour être transformées en un message transmis au cerveau par les fibres du nerf optique. Le message est alors décodé ; il en résulte une image correctement positionnée, puisqu'elle est reçue à l'envers au niveau de la rétine. Dans certaines anomalies de la vision, l'image se forme en avant de la rétine ; c'est le cas pour la myopie, ou en arrière de la rétine pour l'hypermétropie.

Une partie de l'œil intéresse particulièrement le naturopathe : il s'agit de sa partie colorée, l'iris, dont l'anatomie classique fait peu de cas. C'est un muscle lisse, contrôlé par deux sphincters qui commandent l'ouverture ou la fermeture de la pupille afin de laisser pénétrer plus ou moins la lumière. L'iridologie[1], dont nous reparlerons à la fin de cet ouvrage, consiste à observer cette partie colorée afin d'évaluer la nature du terrain à partir des signes et des colorations observés dans l'iris.

• L'audition

L'oreille est un conduit qui se divise en trois parties : l'oreille externe qui capte les sons et les dirige vers l'intérieur, l'oreille moyenne qui, après vibration du tympan sous l'effet d'un son, transmet celui-ci par une chaîne d'osselets vers l'oreille interne. Cette dernière permet la perception des sons qui sont transmis sous forme d'influx nerveux vers les deux hémisphères du cerveau.

L'oreille ne se contente pas de transmettre des sons, elle assure également le sens de l'équilibre grâce aux informations reçues lors des mouvements du corps. Les liquides de l'oreille interne suivent un mouvement particulier, au moment d'une accélération ou d'une décélération par exemple, ce qui a pour conséquence d'informer immédiatement le cerveau et le cervelet qui assurent alors le maintien automatique de l'équilibre.

• Le goût

La langue, mais surtout une partie de celle-ci, la muqueuse linguale, nous informe sur la nature des différentes saveurs : l'acide, le salé, le sucré, l'amer, grâce aux papilles spécialisées placées à cer-

1. Du même auteur, *L'iris, miroir intérieur*, Éditions Médicis, 2010.

tains endroits de la langue. Le reste de sa surface nous renseigne sur la consistance de l'aliment : dur, mou, liquide, etc. Ces informations sont également transmises au cerveau par différents nerfs.

- L'olfaction

Le nez, mais plus particulièrement les fosses nasales recouvertes d'une muqueuse olfactive, perçoivent une large étendue d'odeurs qui sont transmises, *via* le nerf olfactif, vers une partie spécifique du cerveau, en passant par le bulbe olfactif. La perception des odeurs provoque différentes sortes de stimulations et notamment la sécrétion d'enzymes digestives : saliver en sentant une bonne odeur par exemple ou, au contraire, déclencher une réaction nauséeuse (vomissement) à la perception d'une odeur désagréable.

- Le toucher

Enfin, le toucher et les sensations nombreuses qui en découlent par le contact de la peau avec un élément extérieur, nous renseignent de façon très précise sur notre environnement immédiat.

Grâce à des capteurs spécialisés, parfois situés à des endroits très précis (par exemple le dos de la main, sensible à la température), le cerveau est renseigné en 1/10e de seconde sur la forme, le volume, la résistance, le poids, la douleur, le froid, le chaud...

En résumé, les organes des sens permettent :

– de nous renseigner sur le monde extérieur ;
– de prendre les mesures appropriées pour nous adapter à chaque situation.

Le système digestif

Nous nous arrêterons plus longuement sur ce système qui nous intéresse particulièrement en naturopathie puisqu'il permet de transformer les aliments que nous consommons en nutriments assimilables par l'organisme. La compréhension des mécanismes de la digestion permet de mieux cerner les difficultés que nous rencontrons aux différents stades de celle-ci. La tradition hygiéniste et hippocratique considère qu'environ 80 % des désordres et des maladies proviennent d'un dysfonctionnement de ce système. Autant veiller, dans une démarche préventive, à son bon équilibre.

Le système digestif se compose d'un nombre important d'organes que nous citerons dans l'ordre du cheminement du bol alimentaire (les aliments ingérés) jusqu'à l'évacuation des matières inassimilables.

Il s'agit de la bouche avec la langue et les dents, des glandes salivaires, du pharynx, de l'œsophage, de l'estomac suivi immédiatement par l'intestin grêle qui comprend lui-même, dans sa partie haute, le duodénum, puis le jéjunum et l'iléon. La dernière partie du tube digestif est composée du gros intestin qui comprend lui-même le cæcum, le côlon ascendant qui remonte sur la droite de l'abdomen, le côlon transverse qui traverse de droite à gauche en redescendant assez bas vers l'ombilic (nombril), puis le côlon descendant à gauche et le sigmoïde qui se termine avec le rectum et l'anus. C'est la partie du tube digestif par laquelle transitent les aliments qui se transforment en nutriments sous l'effet de nombreuses influences mécaniques (broyage) et chimiques (enzymes). En anatomie, l'intérieur du tube digestif est considéré comme extérieur à l'organisme ; ses muqueuses sont, au même titre que la peau, une barrière entre notre milieu et notre environnement. Cet espace est d'ailleurs appelé « lumière intestinale ».

D'autres organes viennent compléter le système en déversant, tout au long du tube digestif, des substances enzymatiques afin de participer chimiquement à la digestion.

Ce sont le foie, la vésicule biliaire, et le pancréas dans sa fonction exocrine.

Enfin, le péritoine est une sorte d'enveloppe qui entoure les organes du système digestif au niveau de l'abdomen pour assurer leur maintien et leur glissement.

Il est essentiel de bien comprendre les processus digestifs afin de saisir l'importance des associations alimentaires au moment de choisir les aliments que nous consommons. Nous le verrons plus loin, selon que l'aliment consommé est un glucide (sucre, céréales, fruits, légumes…) ou une protéine (viande, poisson, œuf, soja…), les modalités chimiques de la digestion ne seront pas les mêmes.

Il faut distinguer deux processus dans la digestion : la fonction mécanique et la fonction chimique.

La fonction mécanique se résume à la mastication des aliments dans la bouche par les dents, puis au brassage puissant des aliments dans l'estomac. Au fur et à mesure de la progression du bol alimentaire, d'autres mouvements se mettent en place afin de mélanger les sucs digestifs (fonction chimique) aux aliments et de les fragmenter. Ils deviennent de plus en plus petits et donc plus sensibles aux processus chimiques, d'où l'intérêt d'une bonne mastication.

La fonction chimique est un peu plus complexe. Elle implique, dans ses mécanismes, plusieurs sucs digestifs appelés enzymes, qui jouent chacun un rôle bien précis. En suivant la progression des aliments ingérés, nous observons qu'avec la salive débute le processus de digestion des sucres, sous l'effet d'une première enzyme, l'amylase salivaire. En arrivant dans l'estomac, qui est un milieu très acide, débute la digestion des protéines grâce au suc gastrique qui contient une enzyme appelée pepsinogène et à l'acide chlorhydrique sécrété à partir de glandes situées sur la muqueuse gastrique. Sous l'action conjuguée de ces deux sécrétions commence la dégradation des protéines et notamment la coagulation du lait. Le suc gastrique contient également un élément indispensable à l'absorption de la vitamine B12 (cf. « les vitamines ») appelé facteur intrinsèque. Par ailleurs, l'acide chlorhydrique et une autre hormone, la cholécystokinine (CCK), stimulent la sécrétion des enzymes pancréatiques qui entreront en action juste après le passage du bol alimentaire par l'estomac. C'est un peu comme si l'estomac prévenait le pancréas de l'arrivée des aliments dans le tube digestif.

C'est alors que le pancréas, dans sa fonction exocrine, déverse au niveau du duodénum un suc pancréatique contenant des enzymes capables de dégrader les trois types d'aliments et de poursuivre le travail déjà effectué en amont dans la bouche (glucides) et dans l'estomac (protides). Le duodénum reçoit alors l'amylase pancréatique pour les sucres, les enzymes protéolytiques pour les protéines et la lipase pancréatique pour les lipides (corps gras).

Simultanément, la bile est déversée dans le duodénum. La bile est une substance alcaline sécrétée par le foie et stockée par la vésicule biliaire qui la concentre. En dehors du fait que la bile permet d'entraîner hors du foie les déchets issus de la filtration du sang, son rôle principal consiste à émulsifier les graisses dans le tube digestif afin qu'elles puissent être dégradées par les enzymes du pancréas. La bile joue un peu le rôle d'un savon que l'on utiliserait pour dissoudre la graisse. Elle neutralise l'acidité qui est excessive à la sortie de l'estomac. Le duodénum sécrète une hormone, la cholécystokinine, qui stimule la vésicule biliaire afin qu'elle effectue la vidange de la bile dans le tube digestif. L'ablation de la vésicule biliaire entraîne un écoulement quasi permanent de la bile, de moindre qualité puisqu'elle n'aura pas subi de concentration, ce qui perturbe, entre autres, la dégradation et l'assimilation des graisses.

Enfin, lorsque le bol alimentaire arrive au niveau de l'intestin grêle, d'autres enzymes comme la saccharase, la maltase, la lactase pour les glucides, la peptidase pour les protéines et la lipase intestinale pour les lipides entrent en action pour terminer la transformation des aliments en vue de leur absorption.

Ce processus chimique de la digestion est essentiel puisqu'il permet de passer de l'aliment au nutriment. Nous nous alimentons pour nous nourrir en transformant :

– les sucres ou glucides en sucres simples ;
– les protéines ou protides en acides aminés ;
– les corps gras ou lipides en acides gras.

Vient ensuite le processus d'absorption, c'est-à-dire le passage des nutriments, du tube digestif vers l'intérieur de l'organisme à travers la paroi intestinale.

Ce sont ces trois nutriments qui seront alors absorbés à différents stades du tube digestif.

Au niveau du duodénum, partie haute de l'intestin grêle, 25 % des acides gras et environ 50 % des sucres simples, ainsi que le calcium et le fer, sont déjà absorbés.

À partir du jéjunum et de l'iléon (la deuxième partie de l'intestin grêle), la quasi-totalité des nutriments est absorbée ainsi qu'une grande partie des vitamines, des minéraux, des oligoéléments et de l'eau.

Enfin, c'est au niveau du gros intestin que se produit la synthèse de certaines vitamines comme celles du groupe B, de la vitamine K (cf. « les vitamines ») et de certains acides gras à chaîne courte (cf. « les lipides »).

L'absorption est le moment où un aliment, transformé en nutriment, passe la frontière que représente la paroi intestinale pour être transporté par le sang et la lymphe, et utilisé par nos cellules. L'aliment transformé en nutriment devient « moi » dès que la cellule l'absorbe et l'utilise. Il y a parfois phénomène de rejet ou d'intolérance : c'est l'allergie, qui est une réponse immunitaire exagérée de l'organisme au moment où il reconnaît une molécule ou une substance (nutriment, bactérie, virus…) qu'il considère comme « ennemie ».

Au moment du passage de l'intestin vers l'organisme, les acides aminés et les sucres sont absorbés par la circulation sanguine et transportés vers le foie par la veine porte ; le foie sert ensuite de « gare de triage » ou de stockage. Les nutriments sont stockés, parfois transformés de nouveau et répartis en fonction des besoins. Les molécules, plus importantes, d'acides gras sont, quant à elles, absorbées par la circulation lymphatique qui les déverse dans la circulation sanguine un peu plus tard.

D'une manière plus générale, le tube digestif, en dehors de son rôle de transformation et d'assimilation, a une influence sur le métabolisme général et sur nos défenses immunitaires. Si son état est déficient (ralentissement du transit, fermentations, putréfactions, mauvaise qualité de la flore intestinale…), les répercussions sur l'ensemble de notre organisme peuvent être redoutables à long terme : fatigue chronique, baisse immunitaire, carences (fer, calcium, B12), dysfonctionnements endocriniens…

Les principales causes de perturbation de la fonction digestive proviennent d'une alimentation trop sucrée (sucres raffinés), trop riche en protéines, trop grasse et trop pauvre en fibres. Cela finit par perturber notablement la flore intestinale composée de milliards de bactéries indispensables au bon équilibre du tube digestif. Par ailleurs, les sollicitations émotionnelles ont un impact direct sur le fonctionnement du tube digestif qui est richement innervé et qui subit de plein fouet toute émotion vive. Que l'état émotionnel soit passager et violent ou qu'il s'inscrive dans la durée, notre tube digestif, qui agit comme un cerveau « émotionnel » tente aussi de digérer la situation. Les expressions populaires nous le rappellent : « Je n'ai pas encore digéré cet événement ! », « Ça ne passe pas », « je me fais de la bile »... Enfin, l'ingestion de toxiques (dans l'alimentation ou dans des traitements) aggrave progressivement l'état de la flore intestinale.

Pourquoi certains aliments perturbent-ils le tube digestif ?

Parce que le sucre, et surtout le sucre raffiné (blanc) à index glycémique élevé (cf. « les glucides ») provoque des fermentations importantes dans le tube digestif, ce qui favorise la prolifération de bactéries pathogènes (du grec *pathos* = maladie). Ces bactéries sollicitent en permanence notre système immunitaire qui met tout en œuvre pour nous défendre des agressions extérieures. Si le système immunitaire est « débordé » par cette guérilla incessante, il cède et l'on observe une fragilisation des systèmes de reconnaissance immunitaire, ce qui a pour conséquence une plus grande sensibilité aux agents infectieux.

La fermentation se reconnaît à la production importante de gaz dans l'intestin, avec des ballonnements et quelquefois des douleurs plutôt localisées du côté droit au niveau du côlon ascendant.

Toutefois l'état de fermentation au niveau de l'intestin est naturel et nécessaire à partir du moment où il est régulé et qu'il s'effectue lentement sur la base d'aliments non raffinés riches en fibre. Cette fermentation légèrement acide participe de la bonne dégradation des aliments, soutient notre flore intestinale et équilibre les excès de putréfaction intestinale. L'absence d'aliments adéquats favorables à cette fermentation au profit d'aliments générant de la putréfaction rompt l'équilibre complexe du milieu intestinal.

Une quantité importante de protéines au même repas (œuf + viande + fromage + dessert lacté !) ou des associations incompatibles produisent de la putréfaction.

Un excès de corps gras (graisses animales, beurre, huile, végétaux gras, fromage) ralentit la digestion des protéines qui se trouvent « engluées » dans une gangue de graisse impénétrable. Les protéines n'étant pas digérées, elles restent alors en attente dans le tube digestif et se dégradent très mal, par putréfaction. Ce processus ressemble de près à ce qui se passe lorsqu'on laisse un morceau de viande ou de poisson à l'air libre : au bout d'un moment, on constate un phénomène de pourrissement, avec les conséquences visibles et olfactives peu ragoûtantes que cela engendre ! Si notre consommation de graisses est excessive et, qui plus est, de mauvaise qualité (corps gras saturés, huiles raffinées – cf. « les lipides ») cela aggrave encore la situation.

La putréfaction est le résultat de la dégradation très complexe des corps morts qui génère des éléments toxiques comme l'ammoniaque, des phénols, des indoles ou encore de l'hydrogène sulfuré (odeur forte des gros mangeurs de viande). Ces toxiques sont agressifs pour le milieu intestinal en détruisant notamment la flore de fermentation. Celle-ci ne peut plus jouer son rôle de première barrière immunitaire à l'égard des bactéries qui colonisent facilement l'intestin. La conséquence d'une telle situation est un état inflammatoire qui peut devenir chronique, provoquant une altération de la muqueuse intestinale. Les cellules constituant cette muqueuse se relâchent, provoquant une diminution de l'étanchéité du grêle. Les molécules insuffisamment dégradées (macromolécules) et des éléments toxiques présents dans l'intestin (indoles...) passent alors la barrière intestinale et se retrouvent dans la circulation sanguine pour aboutir au foie et pénétrer l'organisme. Des auteurs comme la doctoresse Kousmine ou encore le Dr Jean Seignalet affirment que c'est à partir de ce processus – connu maintenant sous le nom d'hyperperméabilité du grêle – qu'apparaissent certaines maladies graves et notamment les maladies auto-immunes. Comme l'avait écrit le Dr Jean Seignalet : « Le danger vient toujours de l'intestin grêle[1] » !

1. *L'alimentation ou la troisième médecine*, Dr Jean Seignalet, Éditions Écologie humaine, 1996.

Par ailleurs, un excès de protéines stimule la production d'enzymes digestives par le pancréas, ce qui engendre un surmenage de cet organe, dont on croit souvent à tort qu'il n'est en lien qu'avec le sucre, tant au niveau digestif qu'endocrinien.

Parce que nous négligeons les aliments riches en fibres, comme les légumes, les crudités, les céréales et les légumineuses, nous privons notre tube digestif de bases essentielles à son bon fonctionnement. Les fibres favorisent le transit en évitant que les aliments n'y séjournent trop longtemps (« transiter » et non « séjourner »). Elles obligent à mastiquer (un aliment trop mou est vite avalé et donc mal digéré), elles permettent une assimilation lente et régulière des nutriments comme les graisses et les sucres et évitent ainsi les pics de glycémie importants (cf. « les glucides »). Elles jouent un rôle de protection des muqueuses intestinales et participent au « nettoyage » de celles-ci. Les fibres sont également des piégeurs de substances toxiques et notamment des éléments cancérigènes que contiendrait notre alimentation, dus aux modes de cuisson ou de transformation (réaction de Maillard – cuisson au barbecue – cf. « les modes de cuisson »). Comment laisser de côté les légumes, les céréales et ne pas consommer du pain de bonne qualité (avec de la farine non raffinée) dès lors que nous connaissons l'importance de ces fibres ?

Enfin, il faut noter que l'absorption d'une trop grande quantité de liquide au cours du repas perturbe la digestion puisqu'il y a dilution des enzymes sécrétées au cours de la phase « chimique ». C'est un peu comme si l'on diluait un savon : plus il est dilué, moins il est efficace. Boire est important, comme nous le verrons dans le chapitre sur l'eau, mais en dehors des repas.

Dans l'approche naturopathique, la dissociation des grandes classes d'aliments revêt une importance majeure et nous aborderons ce sujet dans le chapitre consacré à la diététique. Rappelons ici que simplifier les apports alimentaires au cours du repas est un gage de bonne digestion. Nous avons vu en effet que les aliments ne se digèrent pas dans la même portion du tube digestif et dans des milieux très différents. Les sucres sont digérés en milieu alcalin, comme la bouche et le duodénum, alors que les protéines le sont en milieu très acide, comme l'estomac. Le simple bon sens voudrait que l'on évite de trop mélanger ces aliments au cours d'un même repas. Ces observations, issues des recherches sur la biochimie digestive, sont à la base des travaux de Shelton[1] sur les associations alimentaires.

Si nous ne sommes pas vigilants quant à la qualité des aliments que nous choisissons et à la façon de les consommer, nous perturbons durablement et profondément les mécanismes subtils qui concourent au maintien de notre santé.

Nous pouvons déjà constater l'importance du système digestif et de son bon fonctionnement. Nous compléterons plus tard nos connaissances sur le sujet à travers les chapitres consacrés aux aliments, à la diététique, à l'équilibre acido-basique et à la détoxification.

En résumé, le système digestif permet :

- la transformation des aliments en nutriments ;
- l'assimilation des nutriments pour leur utilisation par l'organisme ;
- le maintien d'un bon équilibre immunitaire ;
- l'équilibre de notre milieu intérieur par l'apport qualitatif et quantitatif des autres nutriments comme les vitamines, les oligoéléments, les minéraux, l'eau et les fibres ;
- l'élimination des matières non digérées ou toxiques, ainsi que des bactéries dangereuses.

Ce chapitre était important afin d'appréhender avec un minimum de connaissances les grands mécanismes du corps humain. Toutefois, comme nous le verrons dans le chapitre suivant, s'arrêter seulement à la biologie et à l'une de ses branches, la physiologie humaine, ne suffit pas pour connaître l'être humain et l'aborder dans sa globalité. Sa nature énergétique, psychique, émotionnelle, associée à

1. *Les combinaisons alimentaires et votre santé*, Dr Herbert M. Shelton, Éditions de La Nouvelle Hygiène « Le Courrier du Livre » et *Food Combining Made Easy*, Dr Herbert M. Shelton, édité à compte d'auteur, 1960.

son anatomie, sa physionomie, son comportement et son hérédité sont autant d'éléments qui le définissent en tant qu'individu unique. C'est la notion de terrain qui vient compléter la vision moderne de l'homme basée sur la seule biologie, peut-être trop mécaniste et réductrice.

Le terrain

Le microbe n'est rien, le terrain est tout.

Pr Claude BERNARD (1813-1878, père de la médecine moderne)

Approches et définitions

Définir ce qu'est le « terrain » n'est pas chose aisée car, en fonction de chaque approche, cette notion diffère.

Pour l'homéopathie, le terrain est « la somme des particularités, héréditaires ou acquises, qui assurent l'identité d'un individu à un moment donné et dépend étroitement de la diathèse, de la constitution, du tempérament et également de l'environnement » (définition du Grand Larousse en 5 volumes).

Pour la médecine, c'est « l'ensemble des facteurs génétiques, physiologiques, tissulaires, endocriniens qui favorisent l'apparition de certaines affections ou aggravent leur pronostic... » (Définition du Grand Larousse en 5 volumes).

Pour la naturopathie, le terrain se définit par la convergence de trois facteurs principaux :

- la constitution, qui est héréditairement transmise ;
- le tempérament, qui se façonne et s'acquiert tout au long de la vie, sur les bases de ce qui a été transmis dans l'hérédité ;
- le milieu humoral et tissulaire influencé tout autant par l'hérédité et les prédispositions (l'inné) que par le mode de vie (l'acquis).

L'hérédité dépasse la seule notion de génétique ; elle inclut une imprégnation, d'ordre culturel, familial, émotionnel ainsi que la « mémoire » de bactéries ou de virus (improprement appelés miasmes par les Anciens) avec lesquels nos ancêtres ont été en contact. Les homéopathes désignent cette « mémoire » sous le nom de « terrain morbide » : ce sont les diathèses homéopathiques plus connues sous le nom de psore, tuberculinisme, luèse ou sycose.

Le terrain est finalement notre capacité à nous adapter aux différentes situations de la vie, à l'environnement, aux agressions (traumatismes psychiques ou physiques) en fonction de ce qui nous constitue et de ce que nous avons acquis tout au long de notre parcours.

D'un individu à l'autre, le terrain est différent et unique, car les facteurs qui influencent celui-ci sont très nombreux et ils fluctuent dans le temps. C'est pour cette raison que la naturopathie, comme d'autres disciplines proches (homéopathie, ostéopathie, psychothérapie), attache une grande importance aux manifestations du moment comme à l'histoire et aux antécédents familiaux, afin d'évaluer correctement le terrain à un instant T. Cela permet d'envisager l'évolution possible de ce terrain ou d'une pathologie et de proposer des conseils adaptés et individualisés. Il devrait être inconcevable, pour un naturopathe, de donner un conseil en ne s'appuyant que sur une manifestation physique, passagère. Ce serait alors pratiquer la naturopathie de façon très mécaniste et symptomatique.

Lorsque le « terrain » est identifié, il est important d'évaluer la capacité d'adaptation, notion dynamique qui vient mettre en mouvement le terrain. L'adaptation est l'expression de notre capacité à nous adapter à notre milieu en puisant dans nos ressources physiques et psychiques, qui dépendent étroitement de la nature de notre terrain. C'est un jeu de forces permanentes qui s'opposent et s'équilibrent, afin de nous maintenir entre la santé parfaite (idéale) et la maladie. C'est à Jacques Ménétrier que l'on doit d'avoir étudié ces phénomènes et d'y avoir apporté un outil correctif grâce à l'oligothérapie.

Deux courants de pensée se sont souvent opposés sur le sujet. Certains pensent qu'il vaut mieux combattre directement l'agent extérieur, cause, à leurs yeux, de tous nos maux : virus ou bactérie, voire aujourd'hui le gène, alors que d'autres préfèrent travailler à l'amélioration du terrain, afin de renforcer la capacité de résistance et de défense de l'organisme.

Pour illustrer ce propos, il suffit de regarder ce qui se passe au cours de certaines épidémies. Alors qu'un nombre important d'individus sont en contact entre eux, certains développeront la maladie, d'autres non. Pourtant, chacun est très souvent porteur de l'agent extérieur (virus, bactérie) ; ce n'est pas pour autant qu'il développera la maladie.

Cette notion de terrain permet une approche différente de la santé et de la maladie. L'être humain n'est pas seulement un assemblage de cellules où tout s'expliquerait uniquement par la biologie. L'homme est un ensemble complexe qui s'appuie, dans sa construction et pour son fonctionnement, sur un héritage et un acquis dont dépendra sa santé tout au long de sa vie.

Nos cellules mémorisent nombre d'informations, ce que la génétique, avec le décodage du génome, démontre actuellement sur le plan de la biologie. Mais, au dire même des chercheurs, tout est loin d'être découvert; la notion d'inné, invariable au niveau de l'ADN il y a encore quelques années, est remise en question. Les découvertes récentes tendent à prouver que l'ADN peut être modifié au cours de la vie sous l'effet d'événements traumatiques. Tout ne peut donc plus s'expliquer par la génétique au sens où nous l'entendions avant, comme si un déterminisme biologique absolu régissait tout. Les idées de Lamarck et de Darwin, un temps écartées, refont surface ces dernières années, à la lumière des nouvelles découvertes en génétique. Ainsi les caractères acquis au cours d'une vie pourraient êtres transmis à la génération suivante et donc la pousser à se modifier pour évoluer. Ce qui implique donc que l'ADN se modifie au cours de la vie sous l'influence de certains acquis.

Plus ambitieux encore: dans le domaine psychologique, certains chercheurs commencent à tracer les premiers contours d'un décodage de la « mémoire cellulaire ». L'information d'un événement, vécu difficilement sur le plan psychique ou émotionnel, s'enregistrerait au cœur de nos cellules, risquant de perturber le programme cellulaire et, à terme, certaines fonctions physiologiques. Comme l'écrit

Christian Fleche[1] : « ce qui ne s'exprime pas s'imprime ». En effet, tout choc ou conflit non résolu, vécu dans l'isolement sans pouvoir être exprimé, peut laisser son empreinte au cœur de nos cellules jusqu'à modifier leur programme et donc, à terme, leur fonction.

Ces perspectives nouvelles ne peuvent qu'aller dans le sens de la théorie homéopathique selon laquelle nous sommes porteurs d'une information héréditaire (à travers la génétique ?) qui serait une mémoire des infections subies par nos aïeux. Cette imprégnation engendre des sensibilités particulières tant sur le plan biologique que comportemental. Pouvoir les identifier permet de prévoir et de soutenir l'évolution du terrain.

Dans notre pratique, nous tenons également compte de cette dernière composante du terrain, ce qui nous permet d'affiner notre évaluation.

Le praticien naturopathe effectue un véritable travail en profondeur, en individualisant son approche du terrain afin d'aider au maintien de la santé ou d'accompagner un malade au cours d'un traitement classique.

La diététique, l'hygiène de vie, la gestion des émotions ne peuvent pas être appliquées de manière identique et systématique à tous les individus. Selon la nature du terrain, les conseils et les méthodes proposés seront différents. Sur des sols calcaires, argileux ou granitiques, une plante ne pousse pas de la même façon : il en est de même pour l'homme. Bien sûr, la « graine » est biologiquement la même avec ses 23 chromosomes pour le père et 23 pour la mère mais, en fonction du terrain de chaque parent, transmis à travers l'hérédité, l'évolution de chaque individu sera toujours différente. Les acquis, tout au long de sa vie, le modifieront et le façonneront, le rendant unique et complexe.

Les dimensions psychologique et énergétique sont tout aussi importantes. Si l'on s'en tient aux seuls paramètres du terrain, et encore plus à la génétique, alors les enfants d'une même fratrie

---

1. *Mon corps pour me guérir,* Éd. Le Souffle d'Or, 2000.

devraient évoluer de façon identique. Or, ce qui fait que chacun est unique, c'est également le contexte dans lequel il est conçu (fécondation), attendu (grossesse), arrivé (naissance), accueilli et élevé, puis a vécu et s'est adapté aux événements qui ont balisé sa vie.

Une théorie récente qui relie généalogie et psychologie propose un paramètre supplémentaire au cours de l'évaluation du terrain : l'arbre généalogique et le projet familial dont nous serions porteurs. Ce sont les travaux d'Anne Ancelin Schützenberger[1] repris ensuite par Élisabeth Horowitz, dans son livre *Se libérer du destin familial*[2], qui ont permis de comprendre combien nous subissons, bien souvent à notre insu, les événements familiaux qui nous ont précédés d'une ou de plusieurs générations. Ils influencent consciemment ou non nos choix de vie avec parfois de lourdes conséquences, tant sur le plan affectif, psychologique que physique. Cette approche mérite qu'on s'y intéresse afin de mieux comprendre la genèse de certains déséquilibres qui affectent profondément notre santé, faisant ainsi le lit de la maladie.

En naturopathie le terrain s'apprécie à travers plusieurs grilles de lecture, que ce soit pour la constitution, le tempérament ou la diathèse. Certaines caractéristiques physiques, psychologiques, comportementales ainsi que des prédispositions particulières permettent d'identifier ces différentes composantes d'un individu. Toutefois, l'être humain reste complexe et il ne peut être réduit à un type, aussi larges soient les éléments qui le composent. L'évaluation du terrain s'effectue, en premier lieu, à travers ces différents prismes, mais

---

1. Psychologue, psychothérapeute et professeur émérite à l'université de Nice Sophia Antipolis, où elle dirigea pendant vingt ans le laboratoire de psychologie sociale et clinique. Elle étudia l'anthropologie, la communication non verbale, le psychodrame et travailla entre autre avec Carl Rogers. Elle fit connaitre ses travaux au grand public par son ouvrage paru en 1998 : *Aïe, mes aïeux ! Liens transgénérationnels, secrets de famille, syndrome d'anniversaire, transmission des traumatismes et pratique du génosociogramme* (1998), Paris, Ed.Desclée de Brouwer (17e édition élargie, 2004).
2. Ed. Dervy, 2000.

c'est avant tout d'une rencontre humaine qu'il s'agit, ce qui implique une part d'appréciation intuitive qui ne peut pas être modélisée.

Les constitutions ou typologies de Vannier

C'est un célèbre médecin homéopathe, Léon Vannier, qui publia en 1928 un ouvrage[1] où il évoqua pour la première fois des constitutions « minérales » dont on doit certainement la paternité à un grand homéopathe suisse, le Dr Antoine Nebel, qui n'avait pas publié grand-chose de son vivant, mais qui était un clinicien et observateur hors pair, respecté de ses confrères homéopathes dans toute l'Europe.

Ces typologies, que Vannier considérait comme immuables dans leur caractère, reposent sur l'observation de la structure osseuse fondamentale dans laquelle un sel minéral sera prépondérant sur un autre. Cette prépondérance engendre des caractères particuliers sur le plan morphologique, statique et physiologique décrits notamment par le Dr Roland Zissu[2] : « La constitution représente une disposition réactionnelle et une résultante morpho-physio-pathologique dues à des facteurs héréditaires. Elle présente, avec une origine héréditaire, des caractères fixes et une évolution qui permet de faire une véritable anticipation sur les groupes d'affections auxquelles elle prédispose. »

Ces constitutions sous-tendent des prédispositions spécifiques qui s'exprimeront tout au long de la vie, à travers les mécanismes d'adaptation et les manifestations pathologiques propres à chacune d'entre elles. Certains naturopathes, dont nous faisons partie, s'appuient sur cette grille de lecture afin de renforcer leur évaluation du terrain, ces typologies étant le véritable reflet des fondations de l'organisme.

---

1. *La typologie et ses applications thérapeutiques*, Dr Léon Vannier, 1928 – 1965-1999, Éditions M. Pietteur.
2. *Matière médicale homéopathique constitutionnelle* en 4 volumes, Dr R. Zissu, 1978, Éditions Librairie le François.

Ces trois types fondamentaux sont déterminés par la présence, en proportion plus importante, de carbone, de phosphore et de fluor dans la constitution de la structure osseuse, ce qui donne : le carbonique, le phosphorique et le fluorique.

I ▪ Le carbonique

De morphologie assez ramassée, bréviligne, il a les membres courts, les doigts épais, le visage rond ou carré. Avec le temps, l'abdomen peut dominer dans la silhouette. Il n'est pas très souple, il lui est difficile d'étendre l'avant-bras en alignement avec le bras. Sa démarche est plutôt lourde, ses gestes sont précis et « utiles ». Les dents sont rarement cariées ou le sont tardivement. Le carbonique possède en général de bonnes défenses immunitaires. Il assimile facilement tout ce qu'il absorbe et prend du poids aisément, même en l'absence de grandes quantités d'aliments. Il peut être sujet à l'obésité et rencontrer des difficultés, notamment chez la femme ménopausée, à perdre du poids. Lorsque la force vitale est suffisante, on constate, dans un premier temps, une élimination importante de déchets assez violemment évacués par l'organisme, notamment au cours de réactions allergiques (intestin, bronches, peau). Dans un deuxième temps, par un phénomène centripète, de l'extérieur vers l'intérieur, alors que la force vitale diminue, on assiste à une sclérose des tissus (induration d'un organe) et à l'apparition d'un terrain arthrosique. Le type carbonique est plutôt rationnel, réfléchi, il est persévérant et organisé, il fonctionne à l'économie et peut, s'il ne dispose plus d'assez d'énergie, être partisan du moindre effort. Chez l'enfant, cette constitution sous-tend plutôt le tempérament lymphatique et, plus tard, à l'âge adulte, les tempéraments lymphatiques sanguins, voire bilieux. En fonction des tempéraments exprimés dans cette constitution, il faut éviter, chez le sanguin, la viande en excès et, chez le lymphatique, l'eau en excès. Le carbonique est souvent porteur d'une imprégnation héréditaire en lien avec la psore ou la sycose (cf. « les diathèses » en homéopathie).

2 ▪ Le phosphorique

Plutôt longiligne, relativement souple, d'allure élégante, il est expressif et ses gestes sont vifs et expansifs. Il est parfois maigre et voûté, le thorax étant souvent allongé, les doigts et les mains sont longs et fins, les membres inférieurs et supérieurs sont également longs et minces ainsi que les attaches articulaires. Le type phosphorique rencontre souvent des problèmes de régulation thermique ; sensible aux écarts de température importants (trop chaud, trop froid), il reste néanmoins plus sensible au froid. Il ressent souvent des malaises ou des douleurs, tant sur le plan structurel que viscéral. Peu résistant, il est très vite fatigué et connaît des variations importantes de son énergie, ce qui a des conséquences sur son humeur. Il peut passer de l'épuisement à l'hyperexcitabilité et envisager de grands projets comme se décourager et baisser les bras au moindre obstacle. Il ne peut se réaliser que dans la phase d'exaltation, ce qui engendre chez lui une certaine impatience – le Dr Zissu parle d'un véritable « feu de paille ». Il rencontre de ce fait quelques difficultés de communication avec ses proches qui ont parfois du mal à le suivre. Très vif intellectuellement, il peut développer un imaginaire fort et ressentir de l'anxiété ou de l'inquiétude pour l'avenir. Il est également sensible à son image physique et aux modifications corporelles qu'il constate, ce qui entraîne des états de déprime passagers.

Il ne possède pas de bonnes défenses immunitaires et puise sur ses réserves minérales pour « tenir », ce qui engendre souvent une déminéralisation chez ce sujet. Il mange, mais ne grossit pas ; il peut même maigrir. Il a une tendance à l'*oxygénoïdisme* (qui brûle les protéines), ce qui l'empêche de stocker des réserves. Très sensible aux aliments qu'il ingère, il peut facilement rencontrer des problèmes hépatiques ou intestinaux, mais sa sensibilité première reste le système nerveux et ensuite le foie.

La constitution phosphorique sous-tend le tempérament bilieux, mais également le nerveux. L'imprégnation tuberculinique est plus présente dans cette typologie (cf. « les diathèses » en homéopathie).

3 ■ Le fluorique

Souvent longiligne mais pas forcément grand, il est excessivement souple par hyperlaxité des ligaments au niveau articulaire. Ce qui frappe dans cette typologie, c'est l'asymétrie de certaines parties du corps ainsi qu'au niveau du visage, comme si un certain désordre physique régnait. Les gestes sont désordonnés, inutiles, et la démarche irrégulière, voire disgracieuse. Le fluorique donne parfois l'impression d'être plus vieux que son âge, la peau est sèche, ridée. Les dents sont souvent mal implantées, avec des chevauchements, une couleur plutôt grise et de nombreuses caries.

Dans son comportement on observe un côté désordonné, indécis, imprévisible, voire paradoxal, avec un besoin de bouger et de changer (travail, partenaire, lieu de vie…). Très intuitif, il peut créer rapidement, traduisant son inspiration dans un acte posé immédiatement. Il a ce que le Dr Zissu appelle des « traits de génie » qui l'amènent à agir sans toujours réfléchir. S'il ne réussit pas tout de suite, il peut s'effondrer et sombrer dans le désintérêt, être désabusé, acerbe et glisser vers des comportements déviants.

Le fluorique rencontre principalement des problèmes de sclérose des tissus, particulièrement au niveau des ligaments, des os et du système cardiovasculaire. Il risque des maladies inflammatoires et des ptoses organiques : descente d'organes au niveau abdominal. Enfin, sa grande sensibilité nerveuse et son côté paradoxal peuvent entraîner des troubles du comportement qui handicapent sa vie quotidienne. Cette typologie sous-tend les tempéraments nerveux ou bilieux.

La luèse imprègne principalement cette constitution (cf. « les diathèses » en homéopathie).

Les constitutions ne peuvent pas être considérées isolément : elles s'imbriquent parfois pour donner des typologies mixtes ou la dominante d'un type sur l'autre est plus nette. L'étude plus approfondie de cette grille de lecture permet une évaluation précise de la structure fondamentale du terrain.

Selon les homéopathes, il existerait une constitution idéale, le type sulfurique, tout en harmonie et en équilibre tant au niveau comportemental que physique ! Il s'agit plus d'un type de référence, difficile à rencontrer dans la réalité.

Ces trois constitutions nous donnent une idée de la base anatomo-physiologique sur laquelle nous nous appuyons dans l'appréciation du terrain. Les tempéraments hippocratiques que nous allons aborder nous permettent une plus grande précision dans cette analyse, notamment à partir de l'étude dynamique de ces tempéraments.

Les tempéraments hippocratiques

Depuis les temps les plus reculés, l'homme observe son environnement et prend conscience des éléments qui l'entourent. L'eau, élément du début de la vie (intra-utérine) essentiel à son équilibre, la terre, solide, nourricière sous ses pieds, le feu qui le réchauffe et l'air qu'il respire. Au-delà de la forme, c'est le principe qui est perçu ; il est alors étendu à bien d'autres manifestations. Ainsi, le principe Eau, sous-tend l'humide, le liquide, le mobile, l'adaptabilité ; le principe Terre sous-tend le solide, la matière, le minéral ; le principe Air, le volatil, le mouvement, l'action et, enfin, le principe Feu sous-tend le chaud, la violence, la force. Ces principes émergent au cours de l'Antiquité grecque afin d'expliquer la création du monde et son organisation.

Empédocle d'Agrigente (-485 à -425), disciple de Pythagore, traite du quaternaire dans l'ordonnancement du cosmos en faisant allusion à quatre principes qu'il nomme « racines de toutes choses ». C'est Platon (-427 à -347) qui parlera plus tard des quatre « éléments » dans *Timée* lorsqu'il évoque la création du monde : « Le Dieu a disposé ces éléments les uns à l'égard des autres, autant qu'il était possible dans le même rapport, de telle sorte que ce que le feu est à l'air, l'air le fut à l'eau, et que ce que l'air est à l'eau, l'eau le fut à la terre. De la sorte, il a uni et façonné un Ciel à la fois visible et tangible[1]. »

1. Platon, *Timée*, Traduction Émile Chambry, Éditions Garnier, coll. des classiques Garnier, 1939.

C'est ensuite Aristote (-384 à -322) qui, reprenant les théories d'Empedocle, introduira l'idée que les éléments peuvent transmuer, en leur attribuant des qualités communes. Ainsi l'air et le feu sont « chaleur », l'eau et la terre sont « froid », l'eau et l'air sont « humidité », le feu et la terre sont « sécheresse ». Les éléments ne sont plus séparés, mais unis entre eux par des qualités qui permettent le passage d'un état à un autre.

Partant du principe que l'homme est à l'image de l'univers – le microcosme est le reflet du macrocosme –, Hippocrate de Cos (-460 à -470) s'appuya sur la théorie des quatre éléments pour expliquer que l'origine des maladies n'avait rien de surnaturel comme on le pensait à son époque. Il développa sa théorie des humeurs (cf. « l'humorisme »), établissant un lien entre chaque liquide organique et un élément. Hippocrate estimait qu'il était essentiel de bien connaître, avant toute prescription, de quelque nature qu'elle soit, la nature dominante du patient : « Je maintiens que pour bien écrire sur le régime, il faut préalablement être bien instruit de la nature de l'homme dans sa totalité, connaître ce que l'homme est dans son origine et distinguer vraiment quelles parties constituantes prédominent en lui, car celui qui ignorerait la constitution première de l'homme et ce qui dirige son corps ne pourrait en aucune façon faire des prescriptions utiles[1]. »

À partir d'une stricte observation des signes clinique reliés aux éléments, Hippocrate définit quatre tempéraments : le lymphatique, le sanguin, le bilieux et le nerveux. Pour lui, chaque individu est plus ou moins « dominé » par une de ces humeurs, ce qui s'exprime au travers du tempérament. Ce sont les humeurs circulant dans l'organisme, sous-tendu par un élément, qui imprègnent chaque individu de caractères particuliers. Ils s'expriment alors par des comportements et des manifestations physiques, tant chez le sujet bien portant que chez le malade. Si certaines humeurs sont perturbées, surchargées ou en excès, elles influencent le comportement, mais également

1. In *Œuvres d'Hippocrate*, Gardeil 1855-23 ; II.

la physiologie. Bien repérer ces tempéraments permet de mieux se connaître et de mettre en place un mode de vie adéquat.

Un tempérament n'est pas définitif comme certains le pensent. Nous sommes constitués de tous ces éléments et de toutes ces humeurs. Chacun d'entre eux représente une énergie particulière dans laquelle nous allons puiser tout au long de notre vie afin de nous adapter et d'évoluer. Ce que nous acquérons au fur et à mesure de notre parcours façonnera notre tempérament. Il s'agit plus d'une dynamique tempéramentale qui s'exprime différemment en fonction de l'énergie que nous utilisons et des besoins du moment. Nous avons en nous le potentiel de ces quatre éléments et donc de ces tempéraments, mais parfois nous ne développons que l'un d'entre eux, au détriment des autres. C'est la pression de notre environnement, quel qu'il soit, qui nous amène à choisir, inconsciemment, de nous appuyer sur une énergie ou une autre. Ainsi, dans mon enfance, si je me laisse porter par un entourage bienveillant et sécurisant, je peux « vivre » pleinement dans l'énergie du lymphatique. À l'inverse, si je suis élevé dans un contexte difficile et en insécurité, je peux très tôt puiser dans l'énergie du bilieux afin de façonner le monde tel que je le souhaiterais et maîtriser ainsi ma sécurité. Je quitte très tôt le foyer familial et je cherche à gagner mon indépendance. Nous sommes certainement conditionnés en partie par l'héritage « tempéramental » de nos parents, ce qui explique pourquoi nous sommes enclins à choisir telle ou telle énergie au cours des différentes étapes de notre évolution. Mais nous pouvons aussi développer les autres potentialités qui sont en nous, notamment en étant plus sélectifs. Ainsi, la réflexion et l'introspection font appel à l'énergie du nerveux, alors que la sociabilité, le contact et la communication à la dynamique du sanguin.

Chaque tempérament est relié à un liquide organique (humeurs) : le sang, la lymphe, la bile pour trois d'entre eux. Quant à l'humeur dominante chez le nerveux, les Anciens parlaient d'atrabile (bile noire) dont la nature serait froide et sèche. Ce liquide organique, dont on ne peut objectiver aujourd'hui l'existence, aurait pour conséquence de déclencher, voire d'entretenir la mélancolie. On peut penser qu'Hippocrate et ses disciples connaissaient ou pressentaient l'existence des hormones, étroitement liées à nos fonctions vitales et qui influencent considérablement nos comportements. C'est peut-être de cette façon qu'ils désignèrent ces importants vecteurs de l'information que sont les sécrétions hormonales.

Quelques expressions populaires nous rappellent le lien étroit qui existe entre l'humeur, liquide organique et état d'être : « Être de bonne ou de mauvaise humeur » ou plus précisément : « Se faire du mauvais sang », « Se faire de la bile », « Être lymphatique », « Être nerveux », « Avoir un coup de sang ».

La détermination du tempérament ne peut reposer que sur l'aspect morphologique, comme cela a trop souvent été proposé. L'aspect physique relève plus de la constitution, même si les tempéraments hippocratiques prennent en compte cette dimension. En effet, lorsque l'énergie d'un tempérament domine de façon durable, on peut observer certains signes physiques plus caractéristiques. On peut d'ailleurs se demander si l'énergie d'un élément, davantage marquée, ne prédispose pas au développement d'un certain morphotype ou si c'est l'inverse. Est-ce que la constitution, sous-jacente au tempérament, ne prédispose pas à l'émergence du tempérament ? Pour ma part je considère que l'énergie précède la matière et que ce sont les éléments qui impriment une certaine énergie, à travers le milieu humoral, qui viendra ensuite modeler la matière, les deux étant intimement liés, car la matière n'est elle pas finalement qu'une manifestation de l'énergie densifiée et stabilisée ? Platon et Pythagore n'ont-ils pas démontré à travers la découverte des polyèdres[1] ce lien intime entre l'élément subtil et la matière organisée ?

Chacun de ces tempéraments correspond aussi à des périodes de la vie, telles qu'elles sont censées se dérouler naturellement, par analogie à l'énergie qui s'en dégage. La petite enfance avec le lymphatique

1. Les polyèdres sont connus pour leurs propriétés géométriques remarquables : le tétraèdre (associé au feu), l'icosaèdre (associé à l'eau), l'hexaèdre (associé à la terre), l'octaèdre (associé à l'eau) et le dodécaèdre (associé au cosmos), qui sont dits *réguliers* car toutes leurs faces sont des polygones réguliers identiques.

qui se « laisse vivre », l'adolescence avec le sanguin dans la recherche du lien, de l'appartenance au groupe, l'âge adulte avec le bilieux qui veut construire et enfin la vieillesse avec le nerveux, au moment de l'introspection, de la réflexion... de la sagesse.

Avant de passer à la description des tempéraments, nous pouvons relever quelques points physiques communs. Le lymphatique et le sanguin sont souvent des bréviligne, présentant des morphologies plutôt courtes, de petite taille, aux membres courts, trapus, au visage rond, alors que le bilieux et le nerveux sont plutôt longilignes, grands ou donnant l'impression de l'être, aux membres longs, aux doigts longs, au visage allongé ou anguleux.

I ▪ Le lymphatique

L'élément eau domine, avec une nature froide et humide ; paradoxalement sa relation à l'eau est difficile. En énergétique chinoise, il est plutôt Yin ; le méridien qui lui correspond est Rein/Vessie.

Le lymphatique est un bréviligne, plutôt rond ; les chairs ne sont pas très toniques, la peau est plutôt fraîche (circulation sanguine ralentie), claire, blanche, voire diaphane, la poignée de main est molle, froide et humide. C'est un frileux qui recherche la chaleur. Il présente un manque de dynamisme évident qui peut le faire passer pour un paresseux, mais en fait il est tranquille et avance dans la vie à son rythme. Les gestes sont lents, il semble fonctionner à l'économie. Le sommeil est profond et long ; parfois il n'est même pas récupérateur. C'est le système sympathique qui domine chez lui et l'anabolisme (construction de matière).

Plutôt suiveur que leader il est persévérant et sait garder le cap. Il est fidèle, dévoué ; parmi les quatre tempéraments, c'est certainement celui qui fait le plus ce qu'il dit et qui va au bout de son engagement. Il est très adaptable et, pour se faire accepter et aimer, il est prêt à beaucoup de concessions, quitte à nier longtemps ses vrais besoins. De nature très sensible, il n'exprime pas beaucoup ses émotions, qu'il préfère garder et retenir, de peur de blesser ou de prendre trop de place.

Chez lui, les réactions tant comportementales que physiques sont lentes, l'effort sur une courte durée lui coûte, la fatigue est parfois chronique. Le lymphatique est également appelé « digestif » car l'atonie[1] qui le caractérise affecte la fonction digestive dès son plus jeune âge. Le ralentissement de cette fonction affecte profondément l'économie générale de l'organisme aussi bien au niveau de l'assimilation que de l'élimination. Par ailleurs, il a tendance à retenir l'eau (*hydrogénoïde*[2]), les échanges entre la cellule et son milieu se ralentissent et le niveau de la toxémie augmente. L'organisme s'acidifie, provoquant une lente déminéralisation par pillage des minéraux alcalins stockés dans les os et les tissus. La perte de minéraux importants (magnésium, phosphore, calcium…) affecte l'équilibre acido-basique et diminue la capacité de récupération du système nerveux. Ce processus explique en partie la fatigue chronique qui peut s'installer chez le lymphatique.

Les maladies s'expriment plus en milieu et fin de vie, et plutôt durant l'hiver (période aggravante pour le lymphatique : humidité et froid) ou le printemps. Elles sont de type inflammatoire et affectent plus souvent la lymphe et le système digestif ; œdème, cellulite, digestion lente avec ballonnement, colite… sont le lot de ce tempérament.

L'alimentation du lymphatique – qui est développée plus loin au chapitre de la diététique – doit être stimulante et échauffante afin de relancer les mécanismes de la digestion. Il lui faut éviter de consommer trop d'aliments crus, notamment gorgés d'eau, et acidifiants.

Il a besoin d'exercice et de soleil ; paradoxalement l'air de la mer et surtout l'océan lui sont favorables.

Le lymphatique s'appuie sur une énergie très adaptable et mobile. L'eau est le seul élément capable de se manifester sous trois états

1. Du grec *atonos* = « relâché ».
2. En physique, un hydrogénoïde est un ion monoatomique ne possédant qu'un seul électron tournant autour du noyau, ce qui lui donne une structure semblable à celle de l'atome d'hydrogène. En homéopathie et en naturopathie ce terme est utilisé, improprement, pour désigner une typologie qui génère ou retient l'eau au niveau de ses tissus. L'eau étant composée d'un atome d'oxygène entre deux atomes d'hydrogène.

différents : liquide, gazeux, solide. Dans la vie, cette ressource lui permet d'avancer et de passer tous les obstacles, tel un fleuve qui part de sa source pour se jeter dans l'océan en contournant toutes les difficultés sur sa trajectoire. En revanche l'eau peut aussi stagner et c'est là le risque. Ce tempérament devra toujours rechercher les stimuli qui lui permettront d'augmenter son dynamisme.

2 ■ Le sanguin

Ici, l'élément dominant est l'Air, avec une nature chaude et humide. Plutôt Yang dans l'approche taoïste, c'est le méridien Cœur/Intestin grêle qui lui correspond le mieux.

Morphologiquement, c'est un bréviligne qui a tendance à prendre du poids et évolue vers la congestion, la surcharge ou l'obésité. Il est dynamique, sa peau est souvent rouge ou rosée ; sa poignée de main, plutôt tonique, humide et chaude, est agréable. Les doigts sont trapus et courts, parfois le cou est large et dans le prolongement de la tête, sans une nette démarcation. C'est un « réchauffé » : il a souvent besoin d'air (pour respirer !). Il est aussi appelé « respiratoire », ouvre les fenêtres même en plein hiver, se découvre au lit, transpire abondamment. Il est assez excessif aussi bien au niveau physique que comportemental : paroles exagérées, dépassant souvent sa pensée, émotions exacerbées et exprimées à l'excès, réactions vives, sur le plan physique (décharges d'adrénalines), sueurs abondantes, abcès, fièvres élevées...

Il a une activité métabolique importante : construction de muscles, de tissus adipeux et a besoin d'oxygène afin d'activer toutes les grandes fonctions d'assimilation comme d'élimination.

Le sanguin est tourné vers l'extérieur, son moteur est le plaisir. Il peut être impulsif et actif mais assez fatigable. Il n'est pas enclin à l'effort dans la durée. Il s'adapte de façon plus sélective que le lymphatique, en fonction de ce qui est plaisir ou déplaisir. Il est très sociable et recherche la compagnie ; il compte de nombreux « amis », même si la relation est superficielle. Ce qui est essentiel pour lui, c'est d'être entouré et d'entourer les autres. Il peut être envahissant, mais il est en général apprécié pour son côté chaleureux et convivial, sa disponibilité, et sa propension à vouloir « faire la fête ». On ne peut pas toujours compter sur lui car il n'est pas persévérant et parfois infidèle, tant au niveau affectif que professionnel. Il est instable et mobile, imprévisible comme le vent (Air). Il affectionne particulièrement les métiers du contact, de la communication, du commerce, avec beaucoup de nouveautés et de changements. Il s'épanouit aussi bien dans le cadre professionnel que personnel à partir du moment où il en retire du plaisir. Ce tempérament correspond à l'énergie de l'adolescence. Bien souvent les adultes très sanguins peuvent paraître plus jeunes et parfois un peu immatures.

Les systèmes cardiovasculaire et respiratoire sont les plus fragiles et les maladies de surcharges l'affectent plus que les autres tempéraments. C'est souvent un insuffisant hépatique (par excès des plaisirs de la table) qui peut rencontrer des problèmes cardiovasculaires et digestifs, avec une fréquence plus élevée d'hypercholestérolémie, de triglycérides ou l'apparition d'un diabète tardif. Le sanguin est plutôt malade dans l'enfance et en milieu de vie, le printemps ne lui est pas favorable ni l'automne lorsqu'il est sensible au niveau respiratoire (saison Poumon/Gros intestin en médecine traditionnelle chinoise [MTC]).

Le mode alimentaire le mieux adapté pour le sanguin (cf. « la diététique ») exclut tout ce par quoi il est fréquemment attiré et qui a tendance à l'exciter et à l'échauffer comme les viandes rouges, la charcuterie, l'alcool, le café ou le thé.

C'est le sanguin qui illustre le mieux cette fâcheuse tendance que nous avons à aller vers ce qui ne nous fait pas forcément que du bien !

Afin de se réguler, ce tempérament doit rechercher l'exercice physique régulier et ludique tout en changeant souvent d'activité.

3 ■ Le bilieux

De nature chaude et sèche, plutôt Yang, en lien avec le méridien Foie/Vésicule biliaire, l'élément Feu domine ici.

C'est un longiligne, au visage « carré », « taillé à la serpe » ; la mâchoire est souvent forte et anguleuse, le teint jaune olivâtre, la poignée de main chaude et sèche est puissante (elle broie quelquefois !). Le corps est musclé, tonique et dense ; ce tempérament est également appelé musculaire. L'oxygène respiré n'est pas suffisant pour l'activité déployée et c'est un sujet qui va puiser régulièrement dans ses réserves d'oxygène (relativement faibles) stockées dans les tissus afin d'alimenter le catabolisme.

Actif, dynamique, autoritaire, voire coléreux, c'est un meneur, tenace et efficace. Il s'adapte mal et cherche plutôt à adapter le monde à ses besoins. Construire un monde idéal, en recherchant la sécurité, matérielle et affective, en maîtrisant le plus de paramètres possibles, correspond à son mode de fonctionnement le plus fréquent. L'anxiété, souvent présente, est le moteur de son besoin de tout contrôler. S'il ne parvient pas à ses fins, il peut s'effondrer, tout laisser tomber et recommencer ailleurs autrement. Lorsqu'il est en difficulté il peut devenir intolérant et réagir assez violement, aussi bien par la parole que par les actes. Il est parfois imprévisible et ses relations, limitées « à celles qui sont nécessaires », peuvent avoir du mal à le comprendre. À l'inverse du sanguin, il est très sélectif dans ses relations, qu'elles soient amicales, affectives ou professionnelles. Il tente de ne pas se laisser dominer par ses émotions et ne les exprime que très peu.

Le bilieux correspond, dans son énergie, à la période de l'âge adulte mûr. Aucune saison ne lui est défavorable, mais c'est surtout le passage vers la chaleur (été) qui lui est difficile ; en revanche le temps humide (apaiser le feu) lui convient mieux.

Il est toujours amélioré par l'exercice, même intense, et pratique souvent un sport qui le sollicite fortement au niveau physique. Après l'effort il se sent mieux, défatigué, avec une énergie nouvelle, « prêt à repartir ». Ce n'est pas un contemplatif et la lenteur ou l'inactivité l'énervent assez vite : « j'ai besoin de bouger ».

Disposant d'une force vitale élevée, il est plutôt en bonne santé. Toutefois, si son activité physique baisse, il a du mal à éliminer les déchets du métabolisme, notamment à cause de son insuffisance hépatobiliaire marquée. Le foie et la vésicule biliaire sont alors très vite surchargés, ce qui affecte le milieu humoral dans un premier temps, puis les tissus plus profonds. Dépôts de déchets acides au niveau articulaire et sclérose des tissus engendrent rapidement des états inflammatoires.

La fonction hépatique étant perturbée, on peut craindre des hépatites, observer un dérèglement de la fonction digestive, et voir apparaître des déséquilibres métaboliques avec perturbation des rapports du cholestérol, apparition de triglycérides et d'urée (urémie).

Sur le plan alimentaire, il lui faut éviter les aliments trop riches en acides gras saturés, les fritures, les viandes et les œufs en grande quantité, à cause de sa faiblesse hépatique. Des aliments frais et crus (humidité) lui sont plus bénéfiques, ainsi qu'une consommation d'eau plus importante que pour les autres tempéraments.

L'exercice intense et prolongé, comme la marche ou la course de fond, lui est favorable ; les activités aquatiques ont tendance à le réguler.

4 ■ Le nerveux

Les Anciens l'appelait *atrabiliaire,* en référence à un liquide noir et âcre (bile-noire), sensé être produit par les surrénales et qui devait entretenir la mélancolie ; il n'est plus en usage aujourd'hui. Comme nous l'expliquons plus haut, il est possible que les médecins de l'Antiquité aient pressenti l'existence des hormones qu'ils désignèrent de cette façon. Nous savons aujourd'hui combien elles influencent notre état psychoémotionnel ; ce lien avait certainement été fait à l'époque.

Chez le nerveux, l'élément qui domine est la Terre, dans une énergie plutôt froide et sèche. De nature Yin, le méridien Poumon/ Gros intestin est en lien avec ce tempérament.

C'est un sujet longiligne, plutôt grand, quelquefois maigre, au visage rétracté et sec. Le teint est parfois gris, voire cireux ; il est frileux et recherche la chaleur. Les doigts sont longs, la peau desséchée, ce qui rend la poignée de main froide et sèche, assez désagréable. Les émonctoires, voies d'élimination de l'organisme, sont fermés et le système nerveux est très sollicité afin de lutter contre les processus de sclérose et de vieillissement. Le jeune adulte où domine ce tempérament paraît souvent « plus vieux que son âge ».

Plutôt introverti, le nerveux est dans la réflexion et peu dans l'action par manque d'énergie. Également appelé cérébral, il concentre sa force vitale dans le système nerveux et au niveau psychique. Il n'est pas hyperactif ou agité, mais plutôt réfléchi ; ce n'est pas un « nerveux » (excité) dans le sens commun du terme. Il exprime peu ses émotions ; il peut paraître distant et a beaucoup de mal à communiquer. Difficilement adaptable, il se replie sur son monde intérieur où la pensée, la spiritualité, le savoir dominent. Il sait prendre du recul ; son énergie, qui correspond à la vieillesse, lui permet de se poser et d'être plus « sage ». S'il est fortement imprégné par ce tempérament et qu'il connaît quelques déconvenues, sentimentales, affectives ou professionnelles, il peut sombrer dans la dépression et l'enfermement. L'émotion qui domine alors est la tristesse, la mélancolie des Anciens. À la suite de chocs émotionnels violents ou de stress répétés, le basculement d'un autre tempérament vers le nerveux peut s'opérer de façon brutale. C'est ce que l'on appelle parfois « un coup de vieux ».

Le tempérament nerveux correspond à la dernière étape de l'évolution dans la vie ; il permet d'aller à l'essentiel, en se débarrassant de tout ce qui peut être superflu, tant pour le corps (poids) que pour l'esprit (projets, idéaux...). C'est une énergie qui facilite la rencontre avec soi. Elle nous permet de franchir certaines étapes de notre vie, à travers l'introspection et le calme. L'élément Terre doit être perçu comme l'espace où nous nous retirons. C'est la matrice originelle, la grotte où la visite de « nos terres intérieures » nous permet de trouver le chemin qui mène à la connaissance de nous-mêmes.

En général, l'enfance se passe bien sur le plan physique. La maladie apparaît plutôt vers la quarantaine, souvent corrélée par des troubles ou des chocs psychoémotionnels mal gérés.

L'acidose, puis la sclérose ainsi que les problèmes rénaux sont des évolutions fréquentes chez le nerveux, que l'on retrouve d'ailleurs chez la personne âgée, en mauvaise santé. C'est le ralentissement des fonctions d'élimination, sous l'effet du stress subi par le système nerveux central (hyper sympathicotonie), qui sont les causes premières des dérèglements physiques.

Le mode alimentaire le plus approprié est basé sur un apport en glucides de bonne qualité, importants pour ce cérébral qui a un grand besoin d'énergie. Les laitages et l'excès de protéines sont à éviter, notamment à cause des difficultés d'élimination qu'il rencontre. Pour soulager son système digestif très souvent perturbé (stress et mauvaise qualité des enzymes), il est préférable qu'il mange en petites quantités et fréquemment.

Le nerveux devrait faire de l'exercice, ce qui n'est pas toujours évident pour lui (il ne bouge pas beaucoup), à petites doses, afin de mobiliser les tissus et de libérer les toxines. Il doit s'accorder des plages de repos plus longues que les autres tempéraments.

Nous ne manifestons pas un tempérament ou un autre à 100 %, chacun d'entre nous est imprégné de ces quatre tempéraments dans des proportions plus ou moins importantes. Bien souvent deux tempéraments ressortent et l'un d'entre eux domine à certains moments de la vie ou perdure dans le temps. C'est ce qui fait notre spécificité et nous individualise.

Le praticien doit prendre en compte ces particularités liées au tempérament au moment du conseil qu'il donnera.

En conclusion, nous possédons tous en nous le potentiel de ces tempéraments et nous devons tirer avantage des ressources qui nous sont proposées. Connaître les inconvénients et les avantages de chaque tempérament peut nous éviter des erreurs de parcours et faciliter la mise en place d'une hygiène de vie adaptée tout au long de la vie.

Dynamique des tempéraments

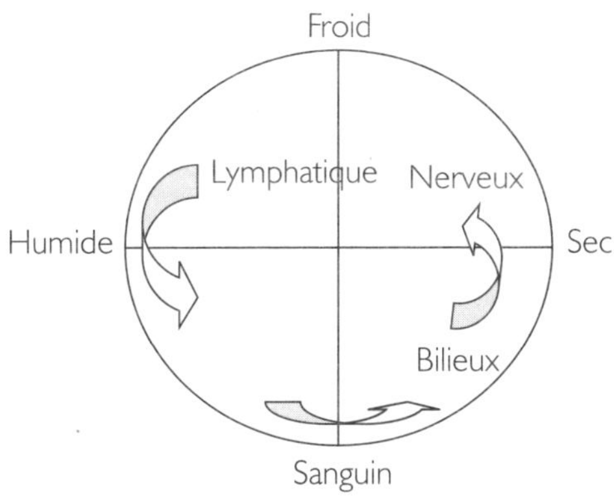

LYMPHATIQUE	SANGUIN	BILIEUX	NERVEUX
Eau	Air	Feu	Terre
Carbonique	Carbonique+	Phosphorique	Fluorique
Bréviligne+	Bréviligne	Longiligne	Longiligne +
Teint clair	Teint rouge	Teint jaune	Teint gris
Adynamique	Dynamique	Dynamique+	Adynamique
Passif +	Actif	Actif +	Passif
Digestif	Respiratoire	Musculaire	Cérébral
Froid	Chaud	Chaud +	Froid +
Humide+	Humide	Sec	Sec +
Frileux +	Réchauffé +	Réchauffé	Frileux
Digestif-Lymphe	Cardiovasculaire	Foie-Vés./B.	Émonctoires – S.Nerveux
Enfance	Adolescence	Adulte	Vieillesse
Adaptation++	Adaptation+	Adaptation -	Adaptation --
Jouisseur	Enthousiaste	Autoritaire	Réfléchi
Servir	Animer	Construire	Analyser
Suiveur ++	Moteur	Moteur +	Suiveur
Yin +	Yang	Yang+	Yin
Rein/Vessie	Cœur/IG	Foie/VB	Poumon/G.I.
Diathèse 2	*Diathèse 1*	*Diathèse 1 +*	*Diathèse 2*

Silhouettes

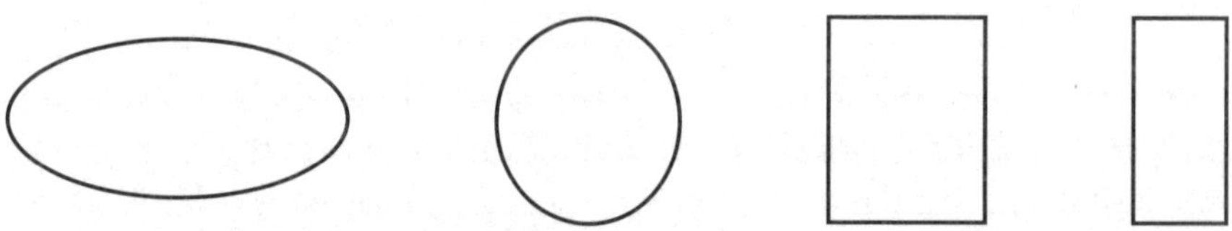

Les diathèses

Le mot «diathèse» vient du grec et du latin *diathesis*: «action de disposer» et à longtemps été utilisé en médecine pour désigner soit un ensemble de symptômes siégeant dans la même zone organique, soit une prédisposition à exprimer toujours le même type de maladie. Le courant homéopathique utilise ce terme pour désigner un terrain qui favorise la réaction de l'organisme d'une façon bien spécifique, à partir de l'hérédité. Ainsi la diathèse tuberculinique prédispose, comme nous le verrons plus loin, à une certaine sensibilité immunitaire. Le docteur Jacques Ménétrier[1], père de l'oligothérapie moderne, reprend ce terme afin d'introduire les notions de réceptivité et de prédisposition au cours des processus d'adaptation que nous mettons en place tout au long de la vie. Alors que l'homéopathie présente la diathèse comme une imprégnation héréditaire, Ménétrier propose, pour sa part, une approche dynamique et évolutive. Les deux approches ne s'opposent pas, bien au contraire: elles se complètent en éclairant notre vision du terrain, au-delà des seules notions de tempérament et de constitution. Même si la naturopathie n'intègre pas systématiquement ces deux notions, dans notre pratique nous ne dissocions jamais les diathèses de notre évaluation du terrain.

Déterminer une diathèse permet de prévoir les évolutions fonctionnelles mais également lésionnelles. Ainsi, prendre en compte un individu dans sa globalité permet, avec l'appui des diathèses, d'améliorer les conseils et le soutien qui lui seront prodigués. Lorsqu'il est en bonne santé, en évitant une évolution morbide, lorsqu'il est malade, en soutenant les points faibles de son terrain.

1. 1908-1986, médecin ancien Interne des Hôpitaux de Paris, chercheur à l'origine de l'application médicale des biocatalyseurs également connu sous le terme d'oligothérapie.

I ▪ Les diathèses en homéopathie

L'homéopathie distingue quatre diathèses, que nous exprimons tous plus ou moins, selon notre degré d'imprégnation, à partir de ce qui nous a été transmis héréditairement. Les différentes agressions bactériennes qu'ont subies nos ancêtres laissent des traces, comme une sorte de mémoire qui se transmet de génération en génération et qui développe une sensibilité particulière au niveau de notre terrain. La biologie comme le psychisme sont sensibles à cette imprégnation et nos modes d'adaptation en sont influencés. Chaque diathèse a sa sensibilité physiologique qui s'exprime par des faiblesses fonctionnelles bien spécifiques, puis par certains types de maladies. De la même façon, chaque diathèse engendre des comportements particuliers, tant sur le plan psychologique qu'émotionnel.

Pour le naturopathe, la diathèse homéopathique permet d'aborder la toxémie au-delà de la seule notion de surcharges acquises au cours de la vie. Elle introduit une dose d'inné dans l'approche toxémique, au sens naturopathique du terme. Même si certains trouvent discutable l'idée que les prédispositions morbides, en lien avec ces diathèses, ne peuvent relever d'une imprégnation toxinique (tuberculose, syphilis…), il n'en est pas moins vrai qu'il se dégage de grandes lignes directrices quant à la réceptivité et à la sensibilité à certaines maladies pour chacune de ces diathèses.

Il en va ainsi du tuberculinisme, dont la sensibilité se manifeste souvent par des problèmes immunitaires qui se portent sur la sphère ORL, mais également sur les systèmes digestif et circulatoire. Un tuberculinique n'est pas un tuberculeux : il présente des prédispositions héréditaires en lien avec une imprégnation lointaine, par la tuberculose, dans son héritage génétique.

Pour l'homéopathe, les diathèses sont reliées entre elles par un tronc commun : la psore, qui est le reflet d'une auto-intoxication profonde et aggravée de génération en génération, dont l'homme tente de se débarrasser à travers des symptômes centrifuges (de l'intérieur vers l'extérieur). Elle s'aggrave ou s'améliore en fonction de l'hygiène de vie de chacun. Certains courants de pensée évoquent même l'idée du péché originel dont les séquelles s'exprimeraient à travers la psore ! De ce tronc commun, plusieurs évolutions émergent, prenant des formes différentes sous l'influence d'imprégnations diverses. Le tuberculinisme à partir du *bacille de Koch* responsable de la tuberculose, la sycose par imprégnation du *gonocoque* responsable de la blennorragie et la luèse par imprégnation du *Treponema palidum* responsable de la syphilis, et par l'éthylisme (alcoolisme).

Ces quatre diathèses s'expriment tout au long de notre vie, comme un signal de fond, qui sous-tend toutes les manifestations pathologiques, mais également certaines tendances comportementales.

Ceci éclaire notre compréhension des différentes évolutions morbides, sans pour autant empiéter sur le territoire des homéopathes qui, bien évidemment, à partir de leur analyse, prescriront les remèdes de fond appropriés. Leur intervention est précieuse puisqu'ils peuvent ainsi corriger le terrain dans sa spécificité diathésique. Le naturopathe, qui sait identifier une diathèse homéopathique, cible encore plus ses conseils en complément d'une thérapeutique homéopathique bien menée.

Chaque diathèse a ses manifestations propres que nous allons développer maintenant.

La psore

Ce mot dérivé du grec *Psorik* (de la gale) désigne le tronc principal des diathèses homéopathiques. Caractérisée par une auto-intoxication profonde de l'organisme, elle s'exprime par une tentative quasi permanente d'élimination centrifuge, sous l'effet d'une bonne force vitale, dans un premier temps. Dans un deuxième temps, on observe souvent un ralentissement des éliminations par un épuisement des ressources vitales. La peau et les muqueuses prennent alors le relais, par un phénomène de dérivation bien identifié en naturopathie. On observe alors une inflammation des muqueuses (intestinales notamment), des manifestations cutanées quelles qu'en soient la nature, ainsi que de l'eczéma, de l'urticaire ou du psoriasis. Par le passé, la psore s'exprimait principalement par la lèpre ou la gale.

Les démangeaisons, le fait de se gratter régulièrement, sans raison apparente, est un signe de psore : c'est une tentative inconsciente d'éliminer par la peau quelque chose de profondément fixé en nous. En naturopathie, les manifestations de la psore sont à rapprocher de la toxémie colloïdale et cristalloïdale telle que nous l'évoquerons plus loin.

Le psorique voit ses symptômes s'aggraver ou se transférer vers une autre partie de l'organisme lorsqu'on empêche leurs manifestations. Il s'agit d'un transfert morbide, processus que l'organisme met en place pour pallier un déficit d'évacuation suite à la fermeture d'un émonctoire et donc à la suppression d'une élimination. On constate fréquemment des alternances de symptômes tout au long de la vie, comme de l'eczéma alternant avec de l'asthme, ou des troubles digestifs alternant avec des rhumatismes. Si une porte de sortie se ferme, une autre s'ouvre pour prendre le relais sous l'effet centrifuge de la force vitale. Mais si l'on empêche ce processus en supprimant régulièrement et radicalement les symptômes, alors l'énergie vitale décroît, elle devient centripète, de l'extérieur vers l'intérieur, et se retourne contre l'organisme. On voit apparaître progressivement, par exemple, un terrain rhumatisant, arthrosique, conséquence d'une auto-intoxication par les déchets acides non éliminés.

Le terrain s'affaiblit et les symptômes apparaissent de façon périodique avec des rechutes de plus en plus longues, s'installant dans la chronicité.

Le sujet psorique est frileux et connaît des troubles de la thermorégulation, avec des difficultés à s'adapter aux écarts de température : intolérance à la chaleur et aux grands froids. Il est souvent sujet aux troubles digestifs et manifeste une tendance à la parasitose (vers intestinaux). En règle générale, les grands émonctoires sont ralentis : intestin, poumon, rein et peau fonctionnent lentement et réduisent les chances de se désintoxiquer pour ce sujet qui en aurait bien besoin. Les maladies de surcharge apparaissent, avec des troubles de la glycémie, du diabète, un ralentissement de la circulation veineuse (hémorroïdes avec surcharge du foie), de l'acide urique (goutte) et parfois des calculs biliaires. L'organisme est en souffrance, la digestion est perturbée avec apparition de troubles gastriques (acidité, spasmes...) et parfois de la constipation. La psore risque alors d'évoluer vers la sycose.

Au niveau psychoémotionnel, lorsque la force vitale est encore suffisante, cette diathèse s'exprime par de l'impulsivité, de la colère, de l'hyperactivité, mais aussi par de l'anxiété. Lorsque l'énergie devient insuffisante, le terrain évolue vers l'abattement et la dépression avec un pessimisme de plus en plus marqué.

Un travail de drainage approprié et une ouverture des émonctoires bien ciblée en fonction de la force vitale disponible, ainsi qu'une alimentation hypotoxique, sont les axes principaux que le naturopathe travaillera en présence de cette diathèse.

Le tuberculinisme

Dans l'hérédité de ce sujet, on trouve une imprégnation par le *bacille de Koch* qui a affecté un parent ou aïeul par une forme ou une autre de la tuberculose.

Cette diathèse est caractérisée sur le plan psychoémotionnel par sa grande sensibilité avec des alternances très marquées d'exaltation et d'abattement. Le tuberculinique passe assez facilement du rire aux larmes et s'épuise très vite à la suite d'émotions fortes. Il est fatigable et peut ressentir des états d'épuisement extrême, puis se relever, porté par une excitation qui ne sera que de courte durée. Inquiet et enthousiaste à la fois, à l'instar de ces adolescents qui vivent ces moments très contrastés, sous l'influence exclusive de leurs émotions, le tuberculinique est marqué par la cyclothymie[1]. La mélancolie et la tristesse comme l'anxiété sont des émotions très présentes. Le Docteur Sananès[2] insiste sur le côté contradictoire de l'enfant ou de l'adolescent tuberculinique lorsqu'il exprime un état

1. La cyclothymie est caractérisée par un état mental où alternent des périodes d'euphorie avec des périodes de dépression. Cet état se rapproche des troubles bipolaires (anciennement maniaco-dépression) mais ne présente pas la même intensité dans les périodes extrêmes.
2. *La consultation homéopathique* Dr R.Sananes. Éditions Similia, 1989.

émotionnel ; ainsi, la fatigue ou l'épuisement peuvent se manifester par de la colère. Chez l'adulte marqué par cette diathèse on observe également ce type de comportement.

Sur le plan physique, on observe une hyperactivité inflammatoire, notamment au niveau des muqueuses – ORL ou digestives – avec des défenses immunitaires amoindries. Ce sujet présente une extrême sensibilité au froid. Les affections ORL ou digestives apparaissent souvent à la suite d'un contact brutal au froid, courant d'air froid, climatisation, eau glacée, etc. Ce sont des affections dites *a frigore*. Une sensibilité hépatique est perceptible, avec des intolérances marquées à certains types d'aliments. Le transit intestinal n'est jamais très régulier avec des alternances pouvant aller de la constipation (selles très sèches) à la diarrhée. Le système circulatoire est également sensible, des troubles du retour veineux, des jambes lourdes, des veines et capillaires apparents sont fréquents, surtout chez la femme. Même si le tuberculinique élimine correctement, son état général ne s'en trouve pas forcément amélioré.

Un travail de soutien du système immunitaire, notamment au niveau de la flore intestinale, et l'apprentissage d'une meilleure gestion émotionnelle sont essentiels dans cette diathèse.

La sycose

Le mot sycose vient du grec *sukosis*[1] (« fait de la figue » de *sukon* : la figue) par analogie avec les différentes manifestations auxquelles cette diathèse prédispose. En effet, le terrain sycotique s'exprime par des néoformations de tissus tels que les kystes, les polypes, les fibromes… dont la forme rappelle un peu une figue.

Cette diathèse est en lien avec l'imprégnation héréditaire par le *gonocoque* (responsable de la blennorragie) et par une lente intoxication acquise au cours de la vie, à la suite d'agressions bactériennes,

1. *Dictionnaire étymologique de la langue française ou les mots classés par famille ; contenant les mots du dictionnaire de l'Académie Françoise* J.B. Bonaventure de Roquefort, 1829.

virales ou chimiques. L'organisme élimine difficilement, il a tendance à retenir l'eau – *hydrogénoïdisme* – et stocke cette toxémie dont il n'arrive pas à se débarrasser. Afin de la circonscrire et à cause d'une force vitale moyenne, l'organisme fabrique de petites « poubelles » appelées néoformations (nouveaux tissus) ou tumeurs bénignes, telles que les verrues, les polypes, les naevi, les kystes, les nodules froids, les fibromes ou les adénomes. Une prise de poids, non justifiée par le mode alimentaire, est souvent un signe de sycose.

Sur le plan psychoémotionnel, le sycotique est envahi par des névroses, il est inquiet pour sa santé et pour ses proches, il craint souvent le pire pour lui-même et développe parfois des pensées obsessionnelles. Il a tendance à amplifier les choses, et connaît des peurs par anticipation ce qui, parfois, le paralyse dans ses actions. Chez ce sujet, on rencontre souvent un fond dépressif, avec une anxiété injustifiée et une difficulté à faire face aux événements de la vie par un défaut de la force vitale.

Le sycotique a une relation difficile à l'eau, il est sensible à l'humidité, souvent aggravé par celle-ci (pluie, proximité de plan d'eau, région humide), notamment au cours d'états inflammatoires ostéo-articulaires. C'est un baromètre au changement de temps vers l'humidité. Il présente parfois une mauvaise répartition corporelle avec des infiltrations cellulitiques et une prise de poids régulière. Sa tendance à la rétention engendre chez lui des perturbations intestinales qui sont des somatisations de son état d'anxiété avec des douleurs colitiques accompagnées de spasmes ou de ballonnements. Les grosses articulations sont infiltrées et enveloppées, engendrant de l'ankylose et des douleurs chroniques. Les infections sont concentrées sur les sinus ou les organes génitaux avec des écoulements gras, aggravés par le temps humide. Ces caractéristiques ne sont pas sans rappeler le gonocoque (imprégnation de cette diathèse) présent dans les écoulements de l'urètre et dont le milieu d'élection est l'humidité et une température ambiante inférieure à 41 °C !

Les homéopathes considèrent, à juste titre, que les traitements répressifs, particulièrement les corticoïdes ou certains vaccins (notamment celui qui fut longtemps pratiqué contre la variole) ont tendance à aggraver ce terrain. En toute logique, nous pouvons les suivre dans ce constat : la sycose exprime une situation où la toxémie a du mal à être évacuée, toute augmentation de celle-ci par des éléments chimiques ne pouvant qu'être encore plus aggravante ici.

Chez le sycotique, il faut combattre sa tendance à la rétention d'eau en régulant les mécanismes de contrôle hydrique et en proposant un mode alimentaire approprié. Il est important de réduire la quantité d'eau consommée (elle est retenue), de veiller à sa faible minéralisation (cf. « l'eau ») et de réduire l'apport en aliments trop chargés en eau (fruits, crudités, cuisson à l'eau...).

L'usage de diurétiques n'est en aucun cas une réponse appropriée : cela activera momentanément l'élimination rénale avec le risque d'une perte minérale importante et un épuisement du rein.

La sycose est considérée comme une forme de décompensation de la psore, c'est-à-dire qu'elle est une évolution logique, pour certains individus, du terrain psorique, lorsque la force vitale est faible.

La luèse

Le mot luèse vient du latin *lues* (peste). L'imprégnation héréditaire de cette diathèse est principalement marquée par la syphilis et bien souvent par l'alcool (éthylisme) dans les antécédents familiaux. Le psychisme est plus présent dans cette diathèse où l'on trouve de l'instabilité et des tendances destructrices, aussi bien envers soi (comportements suicidaires ou autodestructeurs, abus de drogues, d'alcool, de tabac) qu'envers les autres. Des troubles mentaux sont parfois présents, paranoïa, profonde dépression, avec souvent des comportements paradoxaux ou excessifs comme la jalousie, la haine, la perversion ou le mépris.

Le luétique est agressif envers les autres et envers lui-même. On peut établir un parallèle avec le physique où l'on observe de l'ulcération et de l'inflammation qui touchent le système ostéo-articulaire allant jusqu'à la sclérose. Des anomalies au cours de la croissance engendrent parfois une certaine dissymétrie du corps. Pour le Dr Max Tétau, la luèse prédisposerait aux grandes maladies cardiovasculaires. Enfin, sur le plan digestif, l'ulcération (estomac, duodénum, muqueuse intestinale) est caractéristique de la luèse ; elle s'aggrave avec les émotions exacerbées et violentes.

Qu'ils soient physiques ou psychiques, les symptômes du luétique s'aggravent souvent la nuit et à la tombée du jour.

Un travail, axé sur le psychisme et la gestion des émotions ainsi qu'un bon équilibre minéral, affecté par l'acidose et l'oxydation importante chez ce sujet, est essentiel. Le rôle de régulation des éléments minéraux comme le magnésium, le phosphore ou le calcium et des acides gras polyinsaturés (oméga-3 : oméga 3) est primordial dans la correction de cette diathèse.

Le cancérinisme, une évolution diathésique

Enfin, l'objectivation du terrain cancérinique, plus récente, ne s'appuie pas sur les mêmes notions de prédisposition et d'imprégnation transmise dans l'hérédité. C'est plutôt un ensemble de symptômes fonctionnels, objectivement observés, qui permettent d'établir qu'un individu est en train de glisser vers le terrain cancérinique, ce qui ne veut pas dire qu'il développe un cancer (cf. « la maladie »).

Le foie est particulièrement observé ainsi que les systèmes digestif et urinaire sans oublier les muqueuses et la peau. Sur le plan nerveux, certaines douleurs inexplicables et la sensation de fatigue ou de lassitude face à ses obligations peuvent être des éléments supplémentaires à prendre en compte. Enfin, de nombreux paramètres biologiques comme les perturbations de l'urée, du cholestérol et de la glycémie sont des pistes à surveiller. La bioélectronique de Vincent ainsi que les profils protéiques de Vernes permettent de compléter l'analyse de la situation afin de se faire une idée plus précise de l'évolution de ce terrain. Nous ne décrirons pas volontairement ici les symptômes précis qui relèvent de la pratique clinique : ils risqueraient d'engendrer des craintes inutiles par une mauvaise observation et une interprétation erronée de ceux-ci.

Dans le cadre préventif de la naturopathie, il est très important d'évaluer ce terrain, de plus en plus présent dans notre société moderne, et qui est l'antichambre du cancer.

2 ■ Les diathèses de Ménétrier

Jacques Ménétrier, père de l'oligothérapie, identifia des modalités d'adaptation propres à chaque individu et proposa quatre grandes diathèses évolutives s'inscrivant dans une perspective dynamique et ne reposant pas sur une imprégnation héréditaire comme en homéopathie. Il ajouta une cinquième diathèse dite de désadaptation, évolution des précédentes, apparaissant lorsque la capacité d'adaptation d'un individu est dépassée.

Hans Selye[1], médecin, endocrinologue et chercheur fut le premier à introduire en médecine la notion de stress (du latin *stringere* : serrer, resserrer), mot qu'il utilisa pour désigner son modèle : « la théorie du syndrome général d'adaptation ». Ce modèle propose trois phases réactionnelles qui apparaissent, quelle que soit la nature de la situation nécessitant un effort d'adaptation (intensité ou/et durée de l'effort) et vécue comme une agression. Ce peut être aussi bien une agression bactérienne, émotionnelle, qu'environnementale au sens large. Ainsi, l'organisme, s'appuyant sur les glandes endocrines et particulièrement sur les surrénales, passe par trois phases, mobilisant aussi bien l'énergie physique que psychique et donc la force vitale :

- la phase d'alarme, se situant en dessous du niveau de résistance normal au stress, prépare l'organisme afin de mobiliser toutes ses ressources ;
- la phase de résistance où l'utilisation des ressources est à son maximum : on passe alors au-dessus du niveau de résistance ;
- la phase d'épuisement où apparaissent certains dysfonctionnements physiques. C'est la période décroissante de l'énergie mobilisée, pour un retour à l'état normal.

1. Hans Selye (Selye János), né le 26 janvier 1907 en Slovaquie (Empire austro-hongrois) et mort à Montréal le 16 octobre 1982, fut le fondateur et le directeur de l'Institut de médecine et chirurgie expérimentale de l'Université de Montréal. Auteur de nombreux ouvrages et publications, il décrivit pour la première fois le stress dans le livre *The stress of life* (édition française : Galimard, 1962, *Le stress de la vie*.)

La diathèse selon Ménétrier est un ensemble de prédispositions qui nous permettent de mobiliser certaines ressources face à une ou plusieurs situation(s) de stress. Le stress est un état normal et nécessaire qui favorise l'adaptation. Ce qui est délétère, c'est l'intensité, le vécu et la répétition du stress dans le temps, sans phase de repos et de récupération.

Comprendre ce mécanisme et connaître le mode privilégié d'adaptation d'un individu permet de mettre en place les outils indispensables pour le soutenir ou rééquilibrer sa diathèse afin d'éviter un glissement, puis un effondrement, la désadaptation, aux conséquences plus lourdes dans le temps. Une situation de désadaptation ou une diathèse qui aurait tendance à s'exprimer trop fortement dans la durée risque, dans un premier temps, d'évoluer vers une autre diathèse, puis vers la maladie. Une diathèse est une prédisposition qui signe notre capacité d'adaptation, dès lors que cette ressource est trop sollicitée ; des symptômes fonctionnels apparaissent qui laissent ensuite place à des symptômes lésionnels et donc à la maladie. La définition de la diathèse par Ménétrier est on ne peut plus explicite : « Une diathèse s'inscrit, dans l'évolution habituelle, entre la santé et la maladie, au sens habituel du mot. Elle traduit un état de déséquilibre qui succède à l'équilibre naturel et qui précède la lésion[1]. » L'évolution du terrain se produit par le passage d'une diathèse à une autre ; il est encore temps, avant de passer à la maladie, de tenter une action « régulatrice, équilibrante, adaptative » par l'apport d'oligoéléments appropriés et spécifiques (minéral en quantité infinitésimale – cf. « vitamines et oligoéléments ») et en naturopathie par une hygiène de vie et une alimentation adaptée.

Les travaux de recherche de Jacques Ménétrier ont été validés par une longue expérience clinique de plusieurs décennies auprès de médecins généralistes dans toute la France. L'administration régulière d'oligoéléments lui a permis de conforter sa théorie, en obser-

1. J. Ménétrier, *La Médecine des Fonctions*, Éditions Similia.

vant les modifications de terrain chez les sujets qui étaient suivis par son réseau de praticiens.

Je me souviens d'ailleurs, étant adolescent, avoir consulté à Marseille dans les années 1970, un de ces médecins, le Dr Antonini, élève de Ménétrier, qui m'avait alors prescrit des ampoules de soufre et de cuivre (le souvenir du goût métallique est encore présent !) pour des douleurs de croissance, avec des résultats surprenants. J'ai ensuite régulièrement fait appel à cette méthode pour ma famille et moi-même depuis 40 ans avec toujours autant de bonheur.

Le schéma suivant, simplifié, résume les états successifs entre santé et maladie, sachant que les deux premières diathèses devraient se superposer à l'état de « bonne santé » tant qu'elles ne s'expriment pas par des symptômes excessifs. En fonction de chaque situation, trois types d'actions sont menées : préventive, corrective ou curative (cette dernière relevant du médecin).

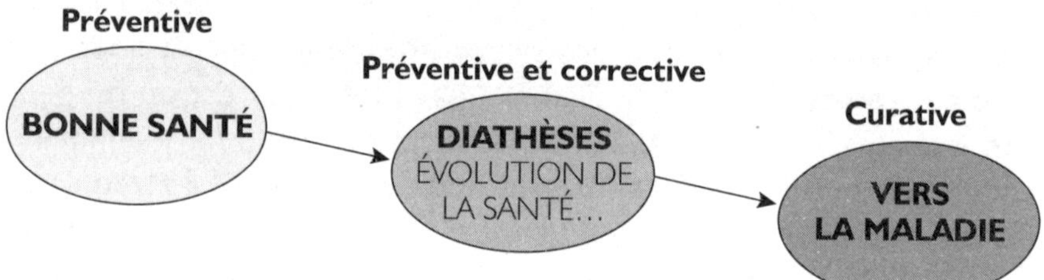

Les quatre diathèses décrites plus loin ne définissent pas un état idéal de parfaite santé qui serait la diathèse 0 (zéro) : elle n'existe pas, car nous sommes, dès notre naissance, impliqués dans un processus d'évolution et d'adaptation qui nous positionne d'emblée dans une diathèse originelle. Cela ne veut pas dire que nous nous dirigeons irrémédiablement vers la maladie. Nous devons tenter de rester le plus longtemps possible dans un état proche de la parfaite santé, tout en tenant compte de cette évolution. L'idéal étant de mourir, le plus tard possible, en bonne santé !

Les deux premières diathèses (DI et DII) sont dites « jeunes » : elles s'expriment en début de vie, avant la cinquantaine. Les deux autres (DIII et DIV) sont dites « âgées » ou « d'évolution » : elles apparaissent plutôt vers la cinquantaine mais, de plus en plus souvent, nous l'observons chez des sujets nettement plus jeunes. Enfin, la diathèse dite de désadaptation (DV) est superposable aux autres : elle est en général liée à une situation ponctuelle de la vie et peut apparaître à tout moment. Pendant un temps plus ou moins long, nous pouvons rencontrer une difficulté d'adaptation et voir notre niveau de résistance au stress être dépassé, le système nerveux ne peut plus assurer son rôle de soutien et c'est le système endocrinien qui prend le relais : c'est le syndrome de désadaptation, la diathèse V.

Les diathèses sont conventionnellement numérotées en chiffres romains.

La diathèse I

LA DIATHÈSE I (DI) : énergie →
Elle est dite aussi : ***Allergique - Hypersthénique***

C'est une diathèse jeune qui s'estompe avec l'âge, pour évoluer vers les diathèses III, puis IV. Elle peut se prolonger tardivement en présence d'une bonne force vitale grâce à une vitalité persistante. Le sujet en diathèse I est soutenu par l'énergie importante de l'orthosympathique qui stimule l'activité diurne.

Cette dominante du sympathique engendre un hyperfonctionnement général, les réactions sont violentes et aiguës, avec des allergies, de l'inflammation, et très souvent une hyperactivité endocrinienne.

Sur le plan psychique, l'individu qui évolue dans cette diathèse est un actif, un optimiste né, qui voit d'abord l'avantage de la situation avant d'en percevoir l'inconvénient. Il est impatient, pressé, souvent agité, s'intéresse à tout, a besoin d'entreprendre, de tout voir et d'expérimenter. C'est un leader qui a parfois du mal à finir ce qu'il a commencé. Souvent instable et peu persévérant, il réussit bien dans la vie, malgré tout. Il est de nature émotive, sensible, parfois susceptible, impulsif, voire agressif, ce qui n'est pas toujours facile à gérer pour lui. C'est un lève-tard, le réveil est souvent long et difficile ; en revanche il se couche tard : le soir, son énergie est au maximum de son potentiel. Il est attiré par la bonne table et peut en abuser. Il a tendance à consommer des excitants, tabac, alcool, drogue, pour se maintenir artificiellement en hyperactivité.

Sur le plan physiologique, cette sensibilité « réactive » du caractère se manifeste de la même façon au niveau des muqueuses et de la peau. Les tissus présentent des réactions inflammatoires car ils sont acidifiés par la production excessive de déchets métaboliques que l'organisme n'élimine pas suffisamment en situation de stress. Les émonctoires ne fonctionnent bien qu'en parasympaticotonie.

Les réserves minérales sont souvent très bonnes et c'est en principe un individu qui démarre dans la vie avec un bon capital santé. L'inconvénient, c'est qu'il abuse de cet héritage et qu'il a tendance à « brûler la chandelle par les deux bouts ». Il ne sent pas la fatigue ; en faisant de l'exercice il se défatigue, ce qui ne l'incite pas à se reposer. Comme il récupère assez vite, il a tendance à dépasser ses limites, qu'il ne connaît d'ailleurs pas bien. Il ne « s'économise » pas et brutalement s'effondre en diathèse III ou IV.

Cette diathèse s'exprime par une tendance à l'acidose, ce qui entraîne une augmentation des déchets acides stockés dans les tissus. L'acidose diminue les réserves minérales (cf. « équilibre acido-basique ») et provoque souvent un déficit dans certains oligoéléments comme le manganèse et le magnésium. S'il y a une légère carence dans les vitamines du groupe B (B1 notamment), ce qui est fréquent dans l'alimentation moderne, les déchets se sédimentent et se fixent dans les tissus. On observe des réactions inflammatoires violentes et soudaines, de type allergique, des crises d'éliminations importantes, notamment par la peau et les muqueuses. L'allergisation domine alors que le côté infectieux est moins marqué que dans la diathèse II.

On constate une certaine sensibilité hépatique (foie et vésicule biliaire) qui est la conséquence des excès alimentaires et des stimulants souvent absorbés chez le sujet en diathèse I.

Le risque, pour la personne qui se trouve en diathèse I et qui ne sait pas gérer son énergie débordante, est l'effondrement avec une décompensation physique importante. Ce sont des personnes dont on dit, lorsqu'elles tombent brutalement malades : « elle n'a jamais rien eu ! ».

D'après Ménétrier, le Manganèse (Mn) est l'oligoélément fondamental de cette diathèse qui permet de la réguler et de la stabiliser.

La diathèse II

LA DIATHÈSE II (DII) : énergie ⟶
Dite également : ***Infectieuse - Hyposténique***

Nous rencontrons ici l'inverse des caractères de la diathèse I : l'énergie est utilisée de façon plus régulière, sans à-coups. Le fonctionnement physique et psychique est plus lent, parfois ralenti.

Sur le plan psychique, c'est un sujet méditatif, plutôt pessimiste et fatigable. C'est quelqu'un qui voit d'abord l'inconvénient d'une situation avant d'en percevoir les avantages. Hésitant, il peut freiner la décision au point de ne pas la prendre du tout. C'est une personne qui réfléchit, puis agit. Elle a souvent du mal à se concentrer ; parfois distraite, elle est anxieuse et introvertie. Par nécessité, dans les situations de la vie où elle pense ne pas avoir d'autre choix que de s'adapter, notamment à un rythme qui n'est pas le sien, elle passe en diathèse I. Elle fait alors appel à des stimulants pour soutenir ce fonctionnement inhabituel. Très vite, ses réserves vitales, amoindries par cette sollicitation anormale et excessive, vont lui faire défaut et elle risque de passer progressivement en diathèse III.

Sur le plan physique, l'individu en diathèse II est fatigable ; il le sait et fonctionne à l'économie avec un rythme plutôt lent et calculé. Il est plutôt du matin ; au réveil, il émerge de son sommeil progressivement et démarre bien sa journée. Il se fatigue au fur et à mesure de la journée pour se sentir souvent épuisé et irritable le soir.

Il peut être attiré par le sucre ou les saveurs douces, ce qui déséquilibre sa flore intestinale déjà affaiblie par les fermentations dues à une digestion trop lente. Le milieu devient plus propice au développement des bactéries, le système immunitaire s'affaiblit, Ménétrier considère la diathèse II comme étant prédisposée aux pathologies infectieuses.

On note une certaine lenteur dans les échanges ; l'organisme n'élimine pas correctement, les défenses ne sont pas mobilisées rapidement ce qui favorise le développement d'un terrain infectieux.

Cette diathèse s'exprime souvent sur un terrain tuberculinique. Les réactions allergiques sont moins marquées que dans la diathèse précédente.

Le Manganèse-Cuivre (Mn-Cu) est l'oligoélément régulateur de cette diathèse.

La diathèse III

LA DIATHÈSE III (DIII) : énergie ↗↘
Dite également : ***Neuro-arthritique - Dystonique***

Les deux diathèses précédentes étaient des diathèses dites « jeunes » à travers lesquelles nous évoluons en début de vie ; idéalement, il serait bien d'y rester le plus tard possible.

La DIII est, avec la DIV, une diathèse d'évolution. On peut y glisser normalement vers 50-55 ans dans la période de la ménopause pour la femme ou de l'andropause pour l'homme. Toutefois il n'est plus rare de constater que de jeunes personnes (avant 40 ans) évoluent dans ces diathèses. Cela est certainement dû à leur hygiène de vie moderne et aux pressions psychologiques et émotionnelles qu'elles subissent de plus en plus tôt. Le stress grandissant de nos sociétés modernes, les sollicitations nerveuses et environnementales (pollutions chimiques, électromagnétiques…) n'y sont certainement pas étrangères.

Sur le plan psychique, l'individu qui passe en diathèse III est caractérisé par la dystonie neurovégétative (cf. « le système nerveux végétatif »). Elle se manifeste par des hauts et des bas aussi bien au niveau physique que psychique, de l'hyperémotivité, de l'anxiété, et quelquefois des vertiges. La dystonie peut être la conséquence d'un surmenage ou d'une situation émotionnelle intense qui perdure.

La personne en DIII est inquiète pour sa santé : elle passe d'un thérapeute à l'autre et manifeste un grand besoin d'être rassurée. Cette anxiété l'amène à somatiser (du grec *sôma* = corps), en exprimant par un symptôme physique ce qu'elle ressent émotionnellement.

Sur le plan physique, on constate une très nette baisse de vitalité avec de la fatigue malgré les moments de répit où l'énergie remonte, avec une nette impression de vieillissement décrite comme « un coup de vieux ». L'entrée dans cette diathèse s'exprime fréquemment par une surcharge importante de l'organisme. Les signes caractéristiques sont une prise de poids, des dérèglements hormonaux, un ralentissement des échanges avec des difficultés d'élimination, les émonctoires (intestin, rein, poumon, peau) n'assurant plus correctement leurs fonctions.

Les premières perturbations biologiques apparaissent, la qualité du sang est souvent altérée, il peut être surchargé en triglycérides, en cholestérol, qui se dépose sur les parois des artères et se sédimente pour former des plaques d'athérome. La circulation sanguine est ralentie avec toutes les conséquences que cela entraîne pour la vie cellulaire.

Cette diathèse est caractérisée par la sous-oxygénation, l'oxydation et l'asphyxie cellulaire due au ralentissement des échanges et à une mauvaise qualité des humeurs (sang, lymphe, liquides intra et extracellulaires) ainsi que par l'alternance très marquée des états physiologiques et psychiques.

Le biocatalyseur de cette diathèse est le Manganèse-Cobalt (Mn-Co). Le cobalt oligoélément, joue un rôle important dans la respiration cellulaire et la régulation du système neurovégétatif (ortho et parasympathique).

La diathèse IV

LA DIATHÈSE IV (DIV) : énergie ⟶
Dite également : ***Anergique - Psychasthénique - Dépressive***

C'est une diathèse qui fait logiquement suite à la DIII. On peut aussi évoluer plus brutalement vers cette diathèse à partir de la DI qui s'effondre après une épreuve physique ou psychique importante, ou par le cumul de situations difficiles à gérer dans la durée.

Sur le plan psychique, on constate une psychasthénie qui se traduit par un désintérêt et une indifférence face à la vie. L'anxiété et les états émotionnels sont accentués. Déprime, angoisses, abattement marquent cette diathèse. Certains états vont jusqu'à la démission, la dépression, un dégoût profond de la vie – « à quoi bon ! » – avec parfois des pensées suicidaires.

Sur le plan physique, on observe un manque d'énergie important avec de l'anergie, qui se traduit par une incapacité à réagir à une stimulation (inverse de l'allergie), une absence de réaction face aux agressions bactériennes ou par quelque agent pathogène que ce soit. Fatigue générale, épuisement, sensation de vide, sommeil non récupérateur, douleurs musculaires, courbatures sans effort physique sont quelques-unes des manifestations constatées au cours de cette diathèse. Tous les symptômes ou les désordres apparus en diathèse III sont aggravés ici.

La diathèse IV est le dernier stade de l'évolution diathésique : il faut à tout prix reprendre les choses en main afin de ne pas aggraver la situation et de glisser vers l'état lésionnel. Le repos et une hygiène de vie sans faille sont très importants afin de retrouver un certain équilibre et reconstruire ses réserves, faute de quoi le basculement vers la maladie est irrémédiable.

Dans cette diathèse, Ménétrier propose la synergie d'oligoéléments Cuivre-Or-Argent (Cu-Au-Ag) comme correcteur et régulateur de fond.

Le syndrome de désadaptation ou diathèse V (DV)

Ce n'est pas une diathèse, au sens premier du terme (prédisposition). Il s'agit d'un syndrome, ensemble de symptômes, qui perturbe certaines fonctions hormonales. Cette diathèse est superposable aux précédentes et ses manifestations peuvent être ponctuelles ou durables. Elle peut apparaître à n'importe quel moment de la vie et à plusieurs reprises, surtout au moment du passage d'une diathèse à l'autre.

Ce syndrome est la conséquence du dépassement de notre capacité d'adaptation, sous l'effet de stress répétés. La désadaptation s'installe, lorsque nous tentons de nous adapter à une ou plusieurs situations de la vie et que nous n'y parvenons plus, que ce soit sur le plan familial, professionnel, affectif, scolaire, mais également environnemental (climat, région, saison, alimentation, polluants chimiques, électromagnétiques, radioactifs...). C'est le syndrome de désadaptation tel que Seyle l'identifia au cours de ses travaux sur le stress.

Certaines personnes ne peuvent affronter qu'une seule situation à la fois, d'autres font face, jusqu'à un certain point, à plusieurs événements. D'autres encore ne peuvent absolument pas supporter de se retrouver en difficulté et tentent d'éviter la confrontation à des événements qu'ils savent déstabilisants. Le dépassement de cette capacité d'adaptation entraîne des réactions émotionnelles qui, si elles sont excessives et mal gérées, ont des conséquences directes sur notre organisme. Le système neuroendocrinien étant le plus réceptif aux stimuli psychoémotionnels, c'est lui qui en subit les premiers assauts.

Sur le plan physique, la désadaptation se manifeste plus particulièrement sur deux axes endocriniens :

- soit l'axe hypophyse-gonade-surrénales (gonades : ovaires ou testicules) avec tout un cortège de symptômes bien spécifiques. Chez la femme, on constate différentes manifestations comme un syndrome prémenstruel aggravé, une irrégularité des cycles, ou un arrêt des règles, et chez l'homme un syndrome prostatique, une indifférence ou une impuissance sexuelle (fonctionnelle). La sensation de perte d'énergie brutale peut se manifester de façon aléatoire dans la journée et bien souvent une perte de la libido est nettement objectivée.

– Parfois une attirance pour les mets salés est plus marquée. Peut être faut-il y voir le lien que fait la médecine traditionnelle chinoise entre le Rein (et les surrénales) et le sel (qui soutient énergétiquement cet axe Rein/Vessie). L'oligoélément indiqué est la synergie Zinc-Cuivre (Zn-Cu) ;
– soit l'axe hypophyse-pancréas, caractérisé par des passages à vide (« coup de pompe »), à heures précises : dans la matinée entre 10 h et 11 h et dans l'après-midi entre 16 h et 17 h, avec une forte attirance pour le sucre ou les saveurs douces. Des troubles de la digestion avec ballonnements et colite droite sont, entre autres, les signes que l'on observe le plus souvent. Ici le biocatalyseur le mieux indiqué est la synergie Zinc-Nickel-Cobalt (Zn-Ni-Co).

Dans ces deux cas, le zinc joue un rôle important dans la régulation de la fonction hypophysaire, chef d'orchestre du système endocrinien.

Les diathèses de Ménétrier sont un outil d'évaluation incontournable afin de suivre l'évolution du terrain en mesurant son degré de réceptivité à la maladie.

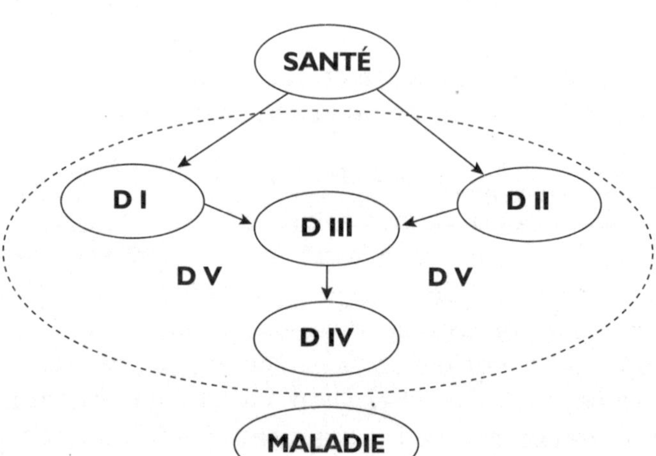

En conclusion de ce chapitre sur le terrain, soulignons combien il est nécessaire, avant toute réforme de l'hygiène de vie et toute application d'une technique naturopathique, de pouvoir apprécier la nature du terrain et d'évaluer les deux types de diathèse d'un individu. Décoder, approfondir, individualiser chaque cas est primordial pour prévenir la maladie et proposer un accompagnement adapté aux côtés du corps médical. C'est ce à quoi le naturopathe se consacre, patiemment, chaque jour, avec son patient.

Il dispose également d'outils d'évaluation complémentaires comme l'iridologie[1]. Par une observation attentive de l'iris, il est possible, à partir des couleurs et des signes relevés, d'améliorer l'appréciation du terrain et l'évaluation du niveau de la force vitale. La morphopsychologie, qui consiste à observer les formes et les traits du visage, permet d'affiner toute l'analyse de terrain. Enfin, lorsque cela s'avère nécessaire, la bioélectronique de Vincent (cf. « l'équilibre acido-basique ») donne un juste reflet de l'état du milieu humoral à partir de l'analyse de trois paramètres biologiques importants : l'équilibre entre les acides et les bases, l'oxydation ou la réduction et la résistivité, à partir de la salive, du sang et des urines.

Connaître le fonctionnement du corps humain, c'est posséder une carte géographique que nous savons tous théoriquement lire. Mais, une fois sur place, le terrain n'est pas aussi facile à reconnaître et c'est là que commence le travail de fond, par l'observation et la juste appréciation de la réalité à un moment donné. Alfred Korzybski[2], à qui l'on doit le célèbre aphorisme « La carte n'est pas le territoire ! », expliquait que la représentation du monde telle que nous la proposons – logique, ordonnée – ne pouvait être satisfaisante car elle

---

1. *L'iris, miroir intérieur : guide pratique d'iridologie*, Dr Léaud-Zachoval, Éd.Medicis, 2010.

2. Le comte Alfred Korzybski, né le 3 juillet 1879 à Varsovie et décédé le 1er mars 1950 aux États-Unis, était ingénieur, scientifique et expert des services de renseignement. Il fonda la « Sémantique générale » basée sur les travaux d'A. Einstein et de la physique quantique, remettant en cause les fondements de la logique aristotélicienne.

ne prenait pas en compte toutes les nuances et les variantes qu'induit constamment l'environnement. Nous pouvons transposer cette idée ici, en disant que le corps humain n'est pas l'être humain. De la connaissance de l'anatomie, de la physiologie, mais également de l'évaluation de la constitution, du tempérament, des diathèses, de la force vitale, de l'environnement, dépendent notre juste appréciation et notre compréhension de l'être humain. Son parcours de vie, ses antécédents familiaux, sa généalogie, sa place dans la société, ses aspirations et ses sentiments, sont autant de facteurs supplémentaires qu'il est indispensable d'intégrer dans notre analyse pour comprendre son évolution et imaginer la direction qu'il prendra dans le futur. C'est une véritable rencontre que le naturopathe initie lors de sa première consultation, afin de connaître le plus précisément et le plus justement la personne qu'il devra ensuite accompagner (cf. « la consultation naturopathique »).

Pour savoir où nous allons, il faut savoir d'où nous venons !

La toxémie

Le niveau de la toxémie qui existe chez chaque individu conditionne la qualité de sa santé ou son état pathologique.

Désiré Mérien[1]

Qu'est-ce que la toxémie ?

Le corps humain est une organisation complexe qui fait partie d'un ensemble : le terrain. Les humeurs sont les liquides qui assurent le lien, la cohésion et la vie entre toutes les cellules. Si l'un ou plusieurs de ces liquides est ou sont surchargé(s), un lent processus d'intoxication se met en place : c'est la toxémie. Le Dr John H. Tilden[2], s'inspirant de la doctrine hippocratique, fut le premier à utiliser ce vocable pour désigner la surcharge du milieu humoral et ses conséquences sur la santé. Toxémie vient du mot toxique (du grec *toxicon* : poison dont on recouvrait les flèches) qui exprime très bien le danger que court l'organisme lorsqu'il ne peut se débarrasser des déchets qu'il produit naturellement ainsi que de toutes les molécules chimiques qu'il absorbe.

Afin qu'il n'y ait pas de confusion, il est important de préciser ici que le terme toxémie, au sens ou nous l'entendons en naturopathie, ne revêt pas la même signification qu'en médecine. Pour cette

1. *L'hygiène vitale pour votre santé*, Éditions Nature et vie.
2. *Toxemia - The basic Cause of Disease*, Dr John H.Tilden (1851-1940).

dernière, la toxémie désigne généralement la prééclampsie (anciennement appelée *toxémie gravidique*) qui est une hypertension artérielle gravidique au cours de la grossesse. Ce mot désigne également une intoxication du sang ou une présence de bactéries ou de toxines importante dans le sang, pouvant mettre en danger un individu.

La naturopathie distingue deux types de toxémie. L'une, endogène, comprenant les déchets du métabolisme (acides, mucus, radicaux libres, substances toxiques sécrétées par les bactéries), l'autre exogène issue des toxiques présents dans l'alimentation, les pollutions de toutes sortes et tous les produits de synthèse en général.

La production de déchets toxiques par l'organisme est un phénomène naturel résultant des différentes fonctions métaboliques ; en situation normale, ces toxines sont éliminées par les émonctoires (intestin, rein, poumon, peau, foie).

Tout élément devient toxique et potentiellement dangereux en fonction de certains seuils comme la quantité, la répétition de l'exposition, ou la concentration.

En naturopathie, à partir du moment où le seuil de tolérance à la toxémie est dépassé, nous considérons que les surcharges mettent en péril le bon équilibre humoral et donc une grande partie de ce qui constitue le terrain. Le seuil de tolérance à la toxémie diffère d'un individu à l'autre, en fonction de la qualité de ses organes d'élimination et de l'énergie dont il dispose (force vitale) pour assurer ce processus d'épuration. Lorsque ce seuil est dépassé, il s'ensuit une surcharge que l'organisme tente d'éliminer par les voies naturelles, en produisant des dérivations d'un émonctoire vers un autre, dans la mesure où la force vitale est suffisante. Lorsque celle-ci diminue ou que l'un des organes d'élimination est trop affaibli, les toxiques et les toxines son stockés dans les tissus, de plus en plus profondément, entraînant une lente modification du milieu et perturbant le bon fonctionnement de la cellule. Des troubles fonctionnels apparaissent progressivement, précédant la maladie.

Pour Hippocrate et les hygiénistes, la surcharge du milieu humoral est l'origine principale de nombreux troubles fonctionnels et lésionnels. On nous objectera que la bactérie est par exemple à l'origine d'une maladie, mais pour nous, si le terrain, est sain, la bactérie ne peut avoir le même impact sur la santé. Nous avons tous constaté qu'en cas d'épidémie, ce sont les plus faibles qui sont les premiers touchés. Cette « faiblesse » est due principalement à un déficit fonctionnel des grands systèmes – digestif, neuroendocrinien et immunitaire –, conséquence d'un milieu humoral perturbé.

Dans de nombreuses traditions médicales, la qualité des humeurs est estimée à partir de l'observation des excrétions de l'organisme afin d'évaluer la nature et le niveau de la toxémie. Urines, selles, mucosités, sueur, salive, sang et bile, étaient observés avec attention afin d'apprécier le milieu humoral. Même si les analyses biologiques modernes permettent d'affiner et de préciser cette évaluation, elles ne sont toutefois pas suffisantes pour identifier et mesurer la toxémie telle que nous l'entendons.

Origines de la toxémie

La toxémie endogène est issue de la vie cellulaire ; la toxémie exogène provient de tout ce que nous introduisons à travers notre alimentation : la boisson, les stimulants, les drogues, les polluants chimiques de toute nature et les traitements que nous recevons.

1 ▪ La toxémie endogène

Lorsque l'aliment est transformé en nutriment et qu'il est absorbé au niveau intestinal par la voie sanguine (veine porte) ou lymphatique, il est ensuite transporté vers les cellules, afin d'être utilisé par celles-ci. Si la qualité du sang et de la lymphe est modifiée par des surcharges de toutes natures – acides, radicaux libres, cholestérol LDL (le mauvais !), triglycérides, etc. – l'acheminement des nutriments est perturbé et leur cible difficilement atteinte.

La sous-oxygénation par manque d'exercices physiques, la mauvaise qualité de l'eau consommée, le sous-fonctionnement des organes d'élimination sont autant de facteurs supplémentaires qui ralentissent les échanges entre la cellule et son milieu. Les carences ou la non-biodisponibilité en catalyseurs comme les vitamines et les oligoéléments perturbent également l'assimilation des nutriments au niveau cellulaire, provoquant une lente asphyxie. La cellule meurt prématurément, produisant des radicaux libres ou des déchets qui doivent être évacués. Si le processus d'élimination est déjà ralenti, ces déchets supplémentaires augmentent le niveau de la toxémie.

Au cours de sa vie, la cellule se nourrit : elle développe une certaine énergie afin d'assurer la fonction pour laquelle elle est programmée ; elle élimine les déchets qu'elle génère et elle meurt. C'est le processus naturel du métabolisme.

Tout déchet excrété par la cellule se retrouve dans le liquide extracellulaire, sorte d'océan dans lequel baignent nos cellules. Les éléments ainsi évacués sont normalement entraînés par le sang et la lymphe vers les portes de sortie de l'organisme. Si les organes d'élimination ne fonctionnent pas correctement ou si le sang et la lymphe sont déjà saturés, les déchets stagnent dans le liquide extracellulaire. On peut parler d'un « marécage » humoral qui, à terme, perturbe profondément la vie de la cellule. Les échanges se ralentissent, la nutrition et l'oxygénation deviennent difficiles et le liquide extracellulaire est saturé par les déchets. Les grands équilibres biochimiques sont perturbés et la vie cellulaire devient de plus en plus compromise.

2 ▪ La toxémie exogène

Comme nous le verrons dans les chapitres suivants, la nature des aliments, leur qualité, les associations alimentaires, la cuisson, la conservation ou la transformation, ont une incidence sur le devenir des aliments. La difficulté d'assimilation, la mobilisation excessive d'enzymes pour la digestion, la non-reconnaissance d'aliments modifiés ou de produits de synthèse inconnus, engendrent des déchets que l'on retrouve en suspension dans le milieu intérieur sous forme de mucus ou d'acides. Chaque organe d'élimination prend en charge un type de toxique bien spécifique et doit normalement en assurer l'évacuation régulière.

Une autre source de toxémie, moins évidente à contrôler, provient des bactéries au contact desquelles nous nous trouvons en permanence et que nous abritons par millions dans notre intestin. Tant qu'un certain équilibre règne et que le passage « aux frontières » de l'intestin et des bronches est maîtrisé, tout va bien. Dès lors que l'organisme est affaibli et que son énergie est anormalement mobilisée pour assurer d'autres fonctions comme la digestion, l'élimination, l'équilibre biochimique du milieu (acide-base), la régulation du système neuroendocrinien (soutien en cas de stress), les bactéries se multiplient et débordent très vite notre système immunitaire. Pour peu que l'intestin soit alimenté en sucres, ces bactéries se trouvent dans un milieu de prédilection où elles peuvent proliférer aisément. La destruction des bactéries par notre système immunitaire engendre des toxines et des radicaux libres qui augmentent le niveau de la toxémie. Toute sollicitation du système immunitaire provoque immanquablement une production de déchets qui sont normalement éliminés par les muqueuses, au niveau de l'intestin, des bronches, des sinus et de la peau.

Une autre source de toxiques exogène, et non des moindres, est la pollution environnementale. Depuis une décennie, la prise de conscience de ces pollutions a pris une certaine ampleur et nous savons aujourd'hui qu'elle touche largement l'eau, l'air et la terre. Ces éléments, indispensables à toute vie sur terre, sont profondément affectés et nous ne pouvons plus en ignorer les conséquences sur notre santé. Même si nous n'avons pas toujours les moyens d'agir directement sur les agents polluants diffusés dans notre environnement, nous devons essayer d'en réduire l'impact sur notre santé en traquant dans notre vie quotidienne les produits de synthèse (pesticides, conservateurs, traitements)[1] présents dans l'alimentation, les cosmétiques et les produits domestiques.

Une autre pollution, plus insidieuse, est celle que nous subissons par la multiplication des ondes électromagnétiques dans lesquelles

---

1. Voir annexe et *Additifs alimentaires, le guide indispensable pour ne plus vous empoisonner* de Corinne Gouget, Éditions Chariot d'Or, 2006.

nous baignons en permanence. Faut-il encore croire ceux qui nous disaient, hier, que la vache folle, le sang contaminé, la dioxine, Tchernobyl et aujourd'hui Fukushima, n'étaient que des accidents? Faut-il leur accorder du crédit lorsqu'ils nous assurent que portables, satellites, ondes hertziennes, micro-ondes, rayons et radioactivité n'ont aucune incidence sur notre santé? S'il nous est difficile d'échapper à ce type de pollutions, évitons, tant que nous le pouvons, d'y être trop exposés.

Prenons l'exemple du téléphone portable: comment une onde capable de se propager à l'autre bout de la planète n'aurait-elle aucune incidence sur notre organisme, alors que l'appareil qui émet cette onde se trouve à quelques centimètres de nous? Il suffit de faire l'essai avec un téléphone mobile collé à l'oreille pendant quelques minutes pour constater le niveau d'échauffement de cette partie du corps. De nombreuses études sont en cours sur le sujet et cet échauffement est considéré comme bénin, car il serait rapidement évacué par la thermorégulation de l'organisme. Mais certains chercheurs se sont penchés sur d'autres pistes, notamment en étudiant l'incidence de ces ondes sur certaines protéines. C'est ainsi que le Dr David Pomerai[1], en menant une expérimentation sur des vers (certes très éloignés de l'homme!), a constaté qu'une exposition à ce type d'ondes pouvait rompre certaines liaisons de faible énergie (les forces de Van der Waals) que l'on a tendance à négliger un peu trop en biochimie, mais qui sont essentielles, notamment au niveau de l'appariement des brins d'ADN, au cœur de la cellule! Certaines protéines (HSP: *Heat-Shock Protein*) synthétisées en réponse à un stress, thermique ou toxique et qui jouent un rôle de réparation pour d'autres protéines endommagées suite à ces chocs, ne pourraient alors plus remplir leur fonction de restauration. Ce n'est là qu'un exemple de ce que nous subissons dans ces domaines. L'homme, toujours plus pressé d'améliorer son quotidien, oublie

1. Dr David Pomerai (Université de Nottingham G.B., *School of Biological Science*) et coll.

trop souvent les règles de prudence et de bons sens, ce qui l'amène à utiliser des technologies dont il ne connaît même pas les effets sur la santé, sur le long terme.

La cellule n'est pas seulement un être vivant « biochimique » qui n'aurait besoin que de nutriments et d'oxygène. Elle est également animée d'une énergie qui sous-tend des phénomènes électriques et vibratoires. Le simple mécanisme de polarisation qui permet à la cellule d'échanger avec son milieu à travers les canaux ioniques est un phénomène électrique. Mais comme nous venons de le souligner, ces phénomènes peuvent être encore plus subtils, au cœur même de l'ADN. Toute influence électromagnétique extérieure, aussi faible soit-elle, a donc une incidence sur la fonction cellulaire.

Même si nous ne savons pas mesurer, pour le moment, les effets à long terme de ce type de pollution, peut-être serons-nous confrontés d'ici dix ou 20 ans aux mêmes scandales que ceux que nous avons connus pour l'amiante, l'hormone de croissance ou l'ESB (« vache folle »). Alors, sans faire de paranoïa, sachons rester lucides et vigilants et exigeons toujours plus de transparence des autorités politiques et sanitaires sur ces sujets.

Enfin, le stress que nous subissons de la part de notre environnement familial, professionnel, social, est un facteur aggravant qui participe à l'élévation du niveau de la toxémie. Le stress provoque une réaction d'adaptation et des comportements où s'expriment des émotions comme la peur, la colère, la tristesse, le ressentiment ou la frustration. Ces états provoquent des réactions physiologiques qui sont sensées permettre à notre organisme de s'adapter et de faire face à la situation. Le milieu intérieur peut connaître de brusques variations : modification du pH sanguin, élévation du rythme cardiaque, tension nerveuse, mobilisation de certains muscles... et déplacement de l'énergie indispensable à certaines fonctions importantes (élimination, par exemple). Lorsqu'un stress est ponctuel, ces réactions sont sans conséquence. Ce qui pose problème c'est la récurrence du stress, car l'organisme se place en situation permanente d'adaptation et délaisse les fonctions essentielles. Le stress produit aussi des radicaux libres et il est donc oxydatif. Un individu stressé augmente son niveau de toxémie beaucoup plus rapidement qu'une personne qui gère bien ses émotions. Attention, gérer ne veut pas dire contrôler !

Si le niveau de déchets métaboliques circulants est déjà élevé, la situation de stress peut avoir des répercutions importantes : hypertension artérielle, accident cardiovasculaire (thrombose par brusque modification des coordonnées bioélectroniques du sang) ou par exemple la « crise de goutte ». Dans ce cas précis, l'acide urique qui circule dans le sang, sous l'effet d'un stress violent, se lie à une base (calcium par exemple) et donne un sel neutre comme un urate de calcium (minéral). Ce sel neutre en forme de cristal, extrêmement acéré, est immédiatement stocké dans des tissus mous ou dans une articulation, ce qui provoque des douleurs violentes à l'endroit où il va se loger.

Endogène	**Exogène**
Excrétion des cellules : dioxyde de carbone, ammoniaque, acide urique, radicaux libres oxydants.	Aliments : excès de sucres raffinés ou de sel raffiné, de graisses saturées, de protéines animales, mauvaises associations alimentaires, laitages en excès.
Destruction de la cellule en fin de vie : déchets organiques et radicaux libres.	Boissons : alcool, café, thé fermenté, soda.
	Bactéries : flore intestinale perturbée provoquant des fermentations et des putréfactions.
	Pollutions : alimentaires, chimiques, environnementales, électromagnétiques.
	Stress : tensions, surmenage, émotions.

Il est normal de constater un certain niveau de toxémie dans l'organisme, résultat du métabolisme naturel. Cela permet de stimuler les processus permanents de régulation. Le système immunitaire construit ses défenses – un toxique, quelle que soit sa nature, est un « ennemi » – et les émonctoires, organes d'élimination, « s'entraînent » ainsi en permanence à faire face à des agressions ponctuelles (intoxication alimentaire, produits chimiques, infections).

Aujourd'hui, la difficulté pour l'homme moderne, c'est le cumul de tous les facteurs aggravant le niveau de la toxémie et l'incapacité pour son organisme à gérer son élimination, au-delà du seuil de tolérance qui semble s'abaisser de génération en génération.

En résumé, les origines de la toxémie sont principalement d'origine endogène et exogène.

La nature de la toxémie

La nature des déchets produits est différente selon l'origine de la toxémie ; chaque type de déchet emprunte une voie d'élimination spécifique à travers des émonctoires qui leur sont dédiés.

Les déchets qui restent en suspension dans le milieu humoral sont de nature colloïdale ; ce sont des mucus, des glaires, des écoulements gras que les hygiénistes appellent « colles ». Les déchets de nature acide circulant dans le milieu humoral, qui doivent être rapidement éliminés ou neutralisés sous forme de sels, sont appelés « cristaux ». Enfin, le métabolisme cellulaire produit des radicaux libres dont la quantité peut augmenter sous l'effet d'autres facteurs extérieurs (pollutions, produits de synthèse, traitements).

I ■ Les « colles »

Les sucres et les graisses produisent des déchets de nature colloïdale qui ne sont pas solubles dans les liquides humoraux. Les colles sont composées principalement d'eau, mais également de glycoprotéines à haute masse moléculaire, de protéines plasmatiques et de polysaccharides, ce qui ne leur permet pas de se diluer totalement. Très proches dans leur composition des mucus sécrétés par les différentes muqueuses (digestives, pulmonaires, vaginales...), elles sont naturellement éliminées par celles-ci. Il est normal pour l'organisme de sécréter des mucus afin de lubrifier et de protéger les muqueuses ; ce qui l'est moins c'est que cette production augmente fortement et s'installe dans la durée. Cela veut dire que les muqueuses prennent en charge l'excès de colles produit à la suite de la dégradation d'aliments trop riches en sucre et en graisse.

On observe alors des écoulements visqueux et chargés de matière dont la texture est semi-élastique et semi-liquide. Ce sont des mucosités évacuées par les bronches et la zone rhino-pharyngée, mais également par les selles, des écoulements, des pertes blanches en dehors de la période d'ovulation, des glaires, des furonculoses, des eczémas suintants, du sébum en excès (peau grasse, suintante). Si ces colles ne sont pas évacuées, l'organisme tentera de les circonscrire à des zones bien délimitées en enkystant cette toxémie, ce qui peut donner des kystes, des fibromes, des polypes (sycose – cf. « les diathèses » en homéopathie), des dépôts adipeux (graisse) du cholestérol en excès (LDL : mauvais cholestérol) : rien de bien engageant ! Mais ce sont des manifestations très révélatrices d'un état de surcharge de l'organisme. Si cette situation perdure et en l'absence de toute réforme de l'hygiène de vie et de l'alimentation, les maladies chroniques peuvent s'installer. Les colles se réduisent et se fixent avec les cristaux profondément dans les tissus, engendrant des processus dégénératifs en « *-ose* » : fibrose, cirrhose, arthrose, cancérinisme (terrain prédisposant au cancer).

2 ▪ Les « cristaux »

Les acides issus de la vie cellulaire et des processus de dégradation des aliments sont extrêmement présents dans notre organisme sous différentes formes. Ils sont solubles dans les liquides humoraux, ce qui les rend relativement dangereux tant qu'ils ne sont pas éliminés ou neutralisés. Un acide est une substance qui libère des ions hydrogène et qui donne un sel lorsqu'il se combine avec une base. Les différents acides, lactiques, uriques, pyruviques, phytiques sont normalement éliminés de l'organisme, mais un excès de produits acidifiants ou des carences dans certaines vitamines ou oligo-éléments, ainsi qu'une sous-oxygénation, ne permettent pas toujours leur complète dégradation et leur évacuation. L'organisme, grâce à son système tampon, équilibre en permanence les acides et les bases car une variation infime de certaines coordonnées biochimiques peut être fatale. Le sang, par exemple, se situe dans une fourchette acido-basique très courte, entre pH 7,35 et 7,42 : en deçà et au-delà, les risques pour la santé sont importants. Tout acide neutralisé donne un sel, dont la forme minérale est cristaloïdale : ce sont les cristaux. Le problème majeur d'un tel processus, c'est qu'il fait appel aux réserves basiques de l'organisme qui se réduisent, entraînant des carences dans certains minéraux ou oligoéléments (calcium, magnésium, potassium, fer, manganèse...) essentiels à d'autres fonctions ou indispensables à la bonne tenue des tissus (calcium pour les os). C'est une lente et profonde déminéralisation de l'organisme qui s'opère.

Les principales sources d'acides sont les protéines (animales principalement), les excitants contenant des alcaloïdes (café, thé, chocolat), les fruits et légumes acides. Les eaux de boisson, que nous aborderons au chapitre sur l'alimentation, jouent un rôle important dans ce processus d'acidification. Si elles contiennent trop de minéraux – souvent basiques – (+ 150 mg/l), elles favorisent la précipitation des acides en cristaux et ne permettent pas, de par leur forte concentration, la dissolution du milieu humoral et son drainage.

Les acides volatils (acide carbonique ou pyruvique) sont éliminés par le poumon ; les acides se transforment en gaz (carbonique), les acides lourds sont évacuées par les urines ou par la transpiration excessive, les pellicules sèches, les eczémas secs, les cals (excroissances de peau, aux pieds et aux mains, qui s'épaississent par frottement), les lithiases ou calculs rénaux. Si l'organisme ne peut correctement les éliminer, dans un premier temps on observe de nombreuses manifestations inflammatoires aiguës, en « *-ites* » : cystites, pyélonéphrites, arthrite, colite, qui s'installent plus tard dans la chronicité, comme nous l'avons décrit plus haut. Il s'ensuit un lent stockage des cristaux sous forme de calcifications et de dépôts au niveau des articulations et des tissus (terrain rhumatisant et arthritique) avec, à la clef, des processus inflammatoires, des douleurs, une réduction de la mobilité et une dégénérescence de l'appareil ostéoarticulaire ainsi que d'autres organes nobles.

Le système nerveux peut également souffrir de cette situation et l'exprimer par des troubles névrotiques, un terrain spasmodique (spasmophilie), des inflammations (névrites), des lumbagos ou des sciatiques.

En naturopathie, nous considérons que l'athérosclérose et l'artériosclérose, ainsi que la cellulite et les calculs biliaires, ont une double origine, colloïdale et cristaloïdale.

Principales origines des colles et des cristaux

COLLES	CRISTAUX
Glucides : Principalement sucres raffinés, boissons sucrées (sodas), pâtisseries, viennoiseries, sucreries, laitages (particulièrement le lait de vache), pains (y compris complet), farines, pâtes, beurre, huiles, graisses, miel, alcool. **Autres sources :** détérioration de la flore intestinale par la fermentation des sucres.	**Protéines animales** : Charcuterie, gibier, jus de viande, viandes rouges, viandes blanches, abats, volaille, crustacés, fromages, laitages (yaourt, kéfir), poisson. **Protéines végétales :** Soja (toutes ses formes), légumineuses (haricots, fèves, lentilles), fruits acides (abricot, pruneau, tomate) légumes acides (rhubarbe, oseille, poireau, oignon) miel (acidifiant), café, thé (fermenté), chocolat. **Autres sources :** aliments trop cuits, conserves, additifs industriels, colorants, conservateurs, antibiotiques, pesticides. Eaux trop minéralisées et trop alcalines (pH + de 7). Conditions de vie stressantes, surmenage physique et intellectuel. Charges émotionnelles fortes. Détérioration de la flore intestinale par les putréfactions.

Pour une bonne partie de ces aliments, il est impossible d'envisager leur suppression pure et simple. C'est seulement lorsque nous sommes confrontés à un niveau de toxémie trop important que nous devons en rechercher la cause et, momentanément ou définitivement, retirer le ou les aliments concerné(s).

3 ■ Les radicaux libres

Les radicaux libres sont des éléments chimiques simples (ions) très instables qui ne possèdent qu'un électron et qui cherchent à se stabiliser en s'associant à d'autres molécules. Comme certains radicaux libres possèdent des atomes d'oxygène, ils provoquent des processus d'oxydation importants au cours de leur tentative de stabilisation, endommageant la membrane cellulaire, des protéines ou l'ADN. Alors que le radical libre se stabilise, il génère au cours de cette opération une déstabilisation d'autres molécules qui, à leur tour, produisent des radicaux libres. C'est une réaction en chaîne qui ne peut être arrêtée que si l'organisme a suffisamment d'antioxydants à sa disposition.

Les cellules, au cours de leur vie et lors de mécanismes de défense, génèrent des radicaux libres, principaux responsables de l'oxydation et du vieillissement. Les radicaux libres sont produits en permanence et « bombardent » littéralement nos cellules pour tenter de se lier et de se stabiliser. L'organisme est bien préparé à cette situation et il produit des enzymes spécialisées qui neutralisent les radicaux libres afin de les évacuer. Ces enzymes remplissent un rôle antioxydant ou antiradicalaire ; elles sont appelées SOD (superoxyde dismutase) et GPX (glutation péroxydase).

Si le nombre de radicaux libres devient trop important, il est impossible, pour l'organisme, de faire face à une telle situation. C'est le stress oxydatif. Les conséquences immédiates sont une élévation du seuil de toxémie avec un emballement du phénomène, puisque de plus en plus de cellules meurent. C'est en cela que les radicaux libres sont les principaux responsables du vieillissement. Par ailleurs, les peroxydes, qui sont des molécules issues de la stabilisation des radicaux libres, joueraient un rôle dans les processus dégénératifs du système nerveux dans la maladie d'Alzheimer ou la maladie de Parkinson.

Dans cette situation où l'organisme est débordé, il faut le soutenir et lui apporter les éléments qui lui permettront, soit d'augmenter la production d'anti-radicaux libres, soit d'agir directement sur ces éléments oxydants, en les piégeant et en les évacuant. Ce sont principalement les vitamines A (β-carotène), C, E, et les oligoéléments comme le cuivre, le sélénium, le zinc qui agissent dans ce sens. D'autres antioxydants, découverts plus récemment, comme les polyphénols de raisin (extraits des pépins de raisin), les bioflavonoïdes (blanc des agrumes, brocoli, papaye, myrtille, tomate, sarrasin), la coenzyme Q10 (céréales complètes, noix, sardines) s'avèrent efficaces dans ce domaine.

Principales causes d'une surproduction de radicaux libres dans l'organisme

Produits raffinés, conservateurs, pesticides (aliments et eau), antibiotiques (alimentaires et médicaments), pollution atmosphérique, tabac (++ notamment à cause des nombreux composants chimiques toxiques que la cigarette contient), alcool, stress, surmenage physique et intellectuel, exposition excessive au soleil et aux lampes à ultraviolets (UV), allergies et réactions inflammatoires, processus infectieux, maladies dégénératives, radiations électromagnétiques et radioactives, suroxygénation (0).

L'oxygène est… oxydant sous sa forme O^2, alors que sous sa forme naissante 0^1 que l'on retrouve dans le « bol d'air Jacquier », il ne présente pas cet inconvénient.

Le métabolisme général produit normalement des radicaux libres. Dans la mesure où ils ne sont pas présents en quantité excessive, ils ne posent pas de problèmes à l'organisme qui est préparé à gérer un certain niveau de radicaux libres. Malheureusement, depuis un siècle, les changements importants de nos modes de vie n'ont fait qu'augmenter les facteurs aggravants qui sont à l'origine de la production importante de ces molécules oxydatives. Les conséquences d'une telle situation sur notre santé sont indéniables, puisque le milieu intérieur se modifie et que certaines cellules ne peuvent plus assurer leur mission.

Conséquences d'une toxémie élevée sur l'organisme

Les conséquences d'un niveau de toxémie trop important sur notre équilibre physiologique et donc notre santé s'observent à partir des modifications biochimiques du milieu humoral.

On peut parler de trois phases différentes, qui sont des états successifs précédant la maladie et la mort.

1 ▪ État colloïdal

Lorsque les liquides qui baignent nos cellules sont sains, sans surcharge, c'est le milieu idéal où les échanges ne sont pas entravés, c'est l'état colloïdal (différent de la toxémie colloïdale). Les particules (micelles) qui composent ce milieu sont en suspension dans un liquide qui joue le rôle d'agent de dispersion. Elles sont en quelque sorte individualisées et protégées par des molécules plus importantes, comme des protéines ou des dérivés de la cellulose. Cet état leur confère une autonomie et une grande capacité d'échanges. Les liquides colloïdaux sont relativement fluides, leur circulation est, en principe, peu entravée. Ils permettent de transporter les nutriments et l'oxygène vers la cellule et d'évacuer les déchets issus de la vie cellulaire. Cet état d'homéostasie, tel que le définit le physiologiste américain W. Bradford-Cannon (1871-1945)[1], est la situation la plus favorable à la santé.

---

1. « L'homéostasie est l'équilibre dynamique qui nous maintient en vie. »

2 ■ État floculé

Dès lors que le niveau de toxémie augmente et que les déchets encombrent le milieu, on constate un phénomène de floculation. Cela veut dire que les éléments en suspension s'agglomèrent entre eux et le liquide, ou les humeurs dans le cas de l'organisme, deviennent plus visqueux, les échanges entre la cellule et le liquide extracellulaire se ralentissent et l'on assiste à une asphyxie progressive des cellules. Les coordonnées bioélectroniques dévient et l'organisme quitte la zone d'équilibre de la santé pour glisser vers un terrain plus fragile où la maladie peut s'installer. On observe une modification du pH du sang, de la salive et des urines, plus acides ou plus basiques, une oxydation ou une réduction excessive et une baisse de la résistivité (cf. « la bioélectronique de Vincent »).

La floculation engendre la formation de flocons en suspension dans un liquide. Ce phénomène s'observe dans la nature, par exemple lors de la constitution de la vase dans un étang (floculation de l'argile par exemple). Lorsque ce même phénomène se produit dans notre organisme, nous pouvons imaginer ce qui peut se passer si cela perdure ! Comme la vase dans le lac, notre milieu humoral stagne et la vie devient difficile. De plus, la floculation devient elle-même un élément constitutif de la toxémie qui augmente. C'est un peu le serpent qui se mord la queue ! La vie est de moins en moins possible à cause de l'encrassement de tous nos tissus et des organes qui composent les grands systèmes.

Lorsque le phénomène de floculation est interne à la cellule, celle-ci peut parfois muter vers la cancérisation. Cette théorie est intéressante dans la cancérogenèse, même si d'autres facteurs sont évidemment à prendre en compte. Il est dommage que, dans ce domaine, les milieux scientifiques n'aient pas suffisamment exploité cette piste. Quelques rares chercheurs et médecins se sont penchés sur la question avec, semble-t-il, des conclusions intéressantes. Je cite ici Monsieur René Jacquier, que j'avais eu le plaisir de rencontrer à Marseille à l'occasion d'une conférence à laquelle je l'avais convié, et qui a très longuement étudié les mécanismes intimes de la vie, avec la rigueur scientifique et la curiosité qu'on lui connaît : « Les systèmes vivants sont des systèmes colloïdaux faits de cellules dispersées dans les humeurs protéiniques. De la stabilité et de la qualité de tels systèmes dépendent les échanges et la qualité de la vie qu'ils engendrent[1] ».

3 ■ État précipité

Lorsque rien n'est entrepris, alors même que l'état de floculation est une situation réversible, qui peut donc être rectifiée par une hygiène de vie rigoureuse et une alimentation saine, l'évolution finale est l'état précipité. Les éléments en suspension, ou floculés, se séparent complètement du solvant pour se déposer en éléments neutres et inertes, comme des sels par exemple, qui ne pourront plus revenir à leur état antérieur : c'est la mort de nos cellules, puis de nos tissus et enfin de tout l'organisme. Autrement dit, la mort est un état précipité.

En résumé, nous pouvons dire que :
- l'état colloïdal, c'est la vie ;
- l'état floculé, c'est, à terme, la maladie ;
- l'état précipité, c'est la mort.

Seuil de tolérance à la toxémie

Chaque individu a son propre niveau de tolérance physiologique qui lui permet de gérer les différentes formes que prend la toxémie. Selon l'état des émonctoires, le niveau de l'énergie vitale, le tempérament hippocratique, la diathèse et le niveau de stress que nous subissons, le seuil de tolérance est différent. Il importe donc de bien évaluer tous ces paramètres pour savoir s'il est opportun de proposer une réforme

1. René Jacquier - Ingénieur chimiste 1911-2010 – in *De l'Atome à la Vie* – chez l'auteur 1981 Lyon.

où la cure de détoxification sera immédiatement mise en place ou s'il convient de soutenir la force vitale dans un premier temps.

Lorsque le niveau de tolérance est franchi, si la force vitale est suffisante, les symptômes s'expriment vers l'extérieur ; si l'énergie vitale est insuffisante, les symptômes seront atténués et exprimés vers l'intérieur. En naturopathie, les symptômes fonctionnels revêtent une importance capitale car ils sont les premiers signes cliniques d'un déséquilibre du terrain. Ces symptômes fonctionnels ne sont pas toujours retenus par le médecin parce qu'ils ne sont pas suffisamment marqués ou que les examens biologiques sont « normaux ». Ce déséquilibre s'exprime plus nettement au moment du dépassement du seuil de tolérance à la toxémie. Il suffit d'observer comment, après le déclenchement d'une simple rhinite allergique, le fait de supprimer de façon drastique les sucres et les laitages permet un retour à la normale et une nette réduction des écoulements, en quelques heures parfois. La personne qui se trouve dans cette situation est simplement à la limite du seuil de tolérance. L'organisme est certainement surchargé = il suffit d'un déclencheur extérieur pour que le seuil soit franchi et que les « portes de sortie » s'ouvrent brusquement.

Après les manifestations fonctionnelles, des symptômes plus précis apparaissent et la maladie est diagnostiquée et traitée par le médecin dont c'est le ressort. Le naturopathe n'agit que sur les causes : il ne porte son attention que sur le terrain, sur la nature de la toxémie et sur son origine. Il met en œuvre les « cures naturopathiques », que nous aborderons plus loin, qui ont pour but essentiel de détoxifier, revitaliser et stabiliser l'organisme qui retrouve son équilibre.

L'équilibre acido-basique

Après avoir abordé les origines de la toxémie et le seuil de tolérance physiologique à celle-ci, nous allons approfondir l'équilibre acido-basique, mécanisme essentiel à la vie. La toxémie, quelle que soit sa nature, finit au bout d'un long processus par engendrer une acidose. Le milieu se modifie et les tissus s'acidifient.

L'évaluation d'un milieu acide ou basique s'effectue par la mesure de son potentiel hydrogène exprimée par le pH. Il indique l'activité de l'ion hydrogène libéré et sa concentration dans le milieu étudié. Ainsi, plus la concentration en ions hydrogène est grande, plus le milieu est acide, plus la concentration est faible, plus le milieu est alcalin ou basique. Le pH est mesuré sur une échelle de 0 à 14 :

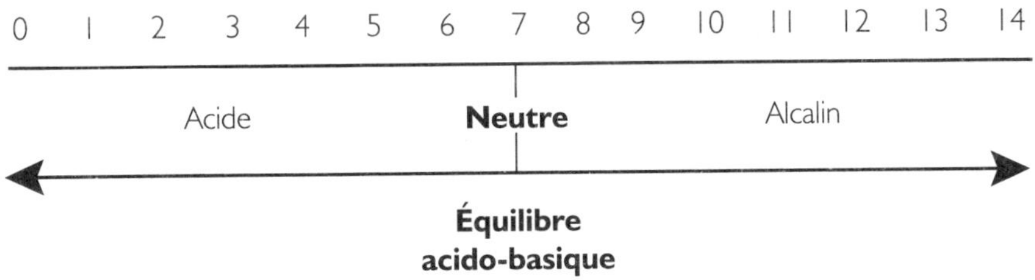

En partant du point neutre de pH 7 vers des valeurs de pH inférieures, le milieu est de plus en plus acide.

En partant de ce même point pH 7 vers des valeurs de pH supérieures, le milieu est de plus en plus alcalin ou basique.

Un terrain basique se présente ainsi :

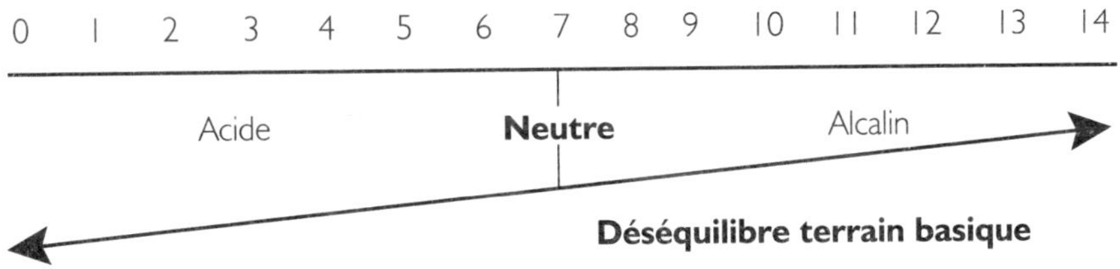

Un terrain acide se présente inversement :

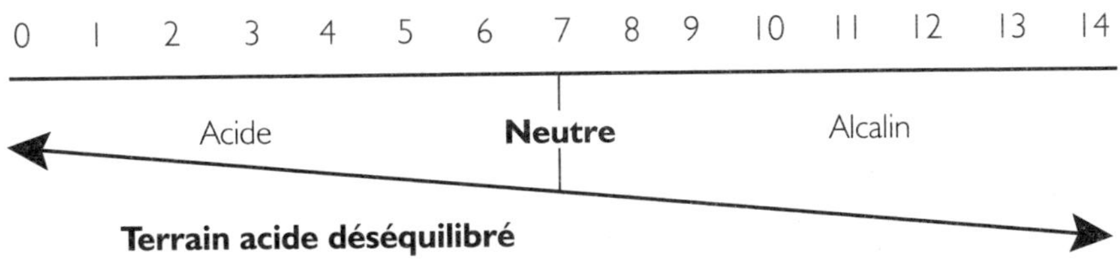

C'est un peu comme une balance qui chercherait en permanence le point d'équilibre (neutralité) afin qu'aucun des deux plateaux ne penche d'un côté plus que de l'autre. Toutefois, certains milieux sont très acides et ils doivent le rester ; d'autres sont alcalins et cela est également nécessaire. Nous verrons, d'ailleurs, que chez l'être humain, le sang n'est pas exactement au point de neutralité qui est de pH 7.

Lorsqu'on indique que le pH d'un milieu est de 5,5, il est acide ; à 2, il est extrêmement acide. Nous l'avons vu dans la digestion, certains organes possèdent un milieu plus alcalin (bouche-salive), afin de commencer la digestion des glucides, alors que dans l'estomac, le pH peut descendre à 2, étant donné la présence d'acide chlorhydrique, destiné à déstructurer les protéines. En dehors de ces situations particulières, tout organisme vivant ne peut subsister que dans un milieu où l'équilibre entre les acides et les bases est très précis. Sur cette échelle, qui va de 0 à 14, le terrain, chez l'homme, doit rester stable entre des valeurs qui vont pour le sang de 7,35 à 7,45. Au-dessous de 7 et au-dessus de 8 (7,8 exactement), c'est la mort.

On comprend mieux, dans ces conditions, que la recherche d'un équilibre permanent entre acides et bases est nécessaire et qu'il caractérise la vie.

I ▪ Acidose tissulaire

Cet équilibre est très fragile et l'organisme, pour éviter toute perturbation due à des changements brutaux, fonctionne avec un système tampon. Le principe du tampon est d'équilibrer un acide avec une base afin de produire un sel neutre, appelé « tampon », qui reste relativement stable. Ce sel ainsi neutralisé n'est plus dangereux ; il doit ensuite être éliminé de l'organisme par la voie rénale ou les poumons.

Ce qui pose problème, et qui est un facteur d'élévation de la toxémie, c'est que la consommation d'aliments acidifiants, mais pas forcément acides, a des conséquences fâcheuses sur l'état de notre milieu. Nos tissus s'acidifient de plus en plus, car les aliments que nous consommons ne contiennent plus les oligoéléments et les vitamines nécessaires en quantité suffisante. Lors de la transformation des aliments, l'absence de ces catalyseurs engendre une dégradation incomplète des nutriments qui génère des métabolites intermédiaires de type acide.

Ainsi, le sucre raffiné, qui ne contient aucun oligoélément ni vitamine, s'il est consommé régulièrement et en quantité importante, est dégradé au cours du cycle de Krebs, entre autres en acide pyruvique (CH_3-CO-COOH), qui est un acide agressif pour le système nerveux. Dans ce cas précis, la dégradation du glucose ne s'est pas effectuée correctement par carence en vitamine B1. Si la vitamine B1 est présente dans l'organisme en quantité suffisante, ce processus de dégradation peut aboutir grâce à la présence d'oxygène, qui permet une dégradation totale par combustion. Si ce n'est pas le cas, l'acide pyruvique reste stocké dans l'organisme, sous forme de métabolite toxique intermédiaire. On imagine aisément ce que peut provoquer un acide qui se fixe sur la gaine d'une cellule nerveuse. L'essai peut être tenté sur la gaine plastique d'un fil de courant électrique ! Attention : il faut tout de même veiller au résultat. Plus sérieusement, plusieurs études dans les années 1950-1960 avaient déjà démontré l'importance de ces métabolites intermédiaires (acide pyruvique, lactique...) dans la survenue de certaines pathologies[1].

Pour que la dégradation soit complète, il doit y avoir présence de catalyseurs (cf. « les oligoéléments et les vitamines ») et d'oxygène en quantité suffisante. Les subcarences que nous rencontrons dans ces nutriments, la qualité de l'air que nous respirons et l'absence d'exercices physiques sont des causes majeures de l'acidification de notre

---

1. « Dosage de certains métabolites intermédiaires toxiques par la méthode des tests enzymatiques » E.Daubresse et J-L. Daubresse, (Institut medical et chirurgical, Bruxelles).
"The possible role of some intermediary metabolites in general pathology » Dr N. Dobrovolskaïa-Zavadskaïa (Inst. M.Curie - Paris)

organisme. Nous avons plutôt tendance à aller vers l'acidose puis, plus tard, vers l'alcalinisation si l'organisme s'asphyxie.

Le stress, le tabagisme, l'alcool, le surmenage, la sédentarité sont des facteurs aggravants de l'acidose.

Pour tamponner ces acides, où aller chercher les bases nécessaires au maintien de cet équilibre? Dans nos réserves minérales, mais malheureusement ce ne sont pas des stocks spécifiques au système tampon; ce sont les minéraux et les oligoéléments qui servent à la construction de nos structures tissulaires (os, muscles, viscères...) et participent à des fonctions importantes. Ce sont principalement le calcium, le magnésium, le potassium, le cuivre, le fer, le manganèse. Curieusement, ce sont les minéraux qui sont le plus carencés chez l'homme moderne!

Les acides sont de redoutables pilleurs de bases; notre système tampon puise en permanence dans les réserves de l'organisme afin de maintenir ou de rétablir ce fragile équilibre acido-basique. Nous nous épuisons alors, car le stock de minéraux ne se renouvelle pas si facilement. Les difficultés d'absorption (intestin, foie), la mauvaise qualité des aliments ne facilitent pas une recharge minérale. À terme, nous risquons le pillage en règle de nos réserves fondamentales.

Déjà, en 1924, le Dr Paul Carton écrivait: «(...) des emprunts minéraux se font ainsi aux os, aux dents, aux cellules de tous les tissus, non pas par corrosion passive pure et simple, mais par dégradation défensive et active, opérée par l'organisme pour offrir des matériaux alcalins qui se combineront aux acides prêts à entrer en circulation, de façon à les neutraliser.» et: «En résumé, la déminéralisation est créée peu à peu par l'alimentation toxique et acidifiante plus que par l'insuffisance d'apport des sels minéraux alimentaires[1] ».

---

1. *Traité de Médecine d'Alimentation et d'Hygiène Naturistes*, chap. XIV, 2e édition, Ed.Maloine. Paris.

Symptômes de l'acidose

Les signes cliniques que nous observons doivent déjà nous interpeller sur un glissement vers l'acidose. Toutefois, il est important de ne pas conclure hâtivement, sans avoir au préalable consulté un médecin et validé que toutes les causes lésionnelles sont écartées et que les examens biologiques sont bons.

Quelques symptômes révélateurs de l'acidose :

- fatigue persistante* : difficulté à se réveiller le matin, fatigabilité, « coup de pompe », difficulté à récupérer ;
- troubles digestifs : transit accéléré, constipation ou alternance des deux, ballonnements ;
- douleurs chroniques (sans état lésionnel) : au niveau des muscles, des articulations, courbatures ;
- immunodépression : infections ORL à répétition, infections urinaires ;
- anxiété, états émotionnels incontrôlables ;
- spasmophilie : fourmillements, état tétanique ;
- fragilité ligamentaire : tendinites, crampes, entorses à répétition ;
- déminéralisation : retard de cicatrisation (peau, muscles, os [fractures]) ;
- rhumatismes inflammatoires chroniques, douleurs articulaires ;

surcharges hépatiques et rénales, lithiases (calculs).

*Attention : la fatigue chronique peut cacher une pathologie grave, il convient toujours, si les symptômes persistent, de consulter un médecin.

2 ■ Facteurs favorisant l'acidose

Nombreux sont les facteurs qui favorisent et entretiennent le terrain acide. Il convient de modifier au mieux nos comportements, afin de modifier et corriger durablement cette situation. C'est principalement dans l'alimentation que nous trouvons des facteurs aggravants mais notre hygiène de vie influence aussi ce terrain.

- Les protéines animales : plus que les protéines végétales, car riches en purines, soufre, phosphore, qui sont des minéraux acides. Alors que les végétaux sont riches en minéraux alcalins – calcium, magnésium, potassium – et tamponnent naturellement l'acidité des protéines qu'ils contiennent.

- Les sucres raffinés : appauvrissement des sucres en minéraux et vitamines du groupe B, nécessaires à leur utilisation par l'organisme pendant leur dégradation. S'ils sont consommés en excès, leur dégradation, rapide et partielle, génère des acides qui mobilisent massivement la réserve alcaline.
- Les céréales raffinées : pour les mêmes raisons.
- Les graisses raffinées/hydrogénées : saturées en hydrogène ! (concentration en ions hydrogène = acide).
- Les boissons alcoolisées : alcool = sucre.
- Les boissons contenant des alcaloïdes : café, thé fermenté, cacao.
- La boisson insuffisante et les eaux trop minéralisées : l'insuffisance d'apport en eau pure ne permet pas la dilution et l'élimination par le rein.
- Le surmenage physique : besoins accrus en glucose qui engendre la production d'acide lactique et pyruvique.
- Le surmenage mental (stress) : hyperexcitabilité, spasmophilie.
- Le tabagisme : génère un état immédiat d'acidose.
- La sédentarité : le manque d'exercice ne permet pas une bonne oxygénation, ce qui ralentit les échanges gazeux permettant l'élimination des acides volatils et réduit l'oxygénation du sang et des cellules.

L'alimentation est un grand pourvoyeur d'acides. Nous verrons au chapitre de la diététique que les aliments préconisés en naturopathie et surtout leur répartition (cf. « la règle des 60-20-20 ») ne sont pas ou peu acidifiants.

Nous avons tenu à préciser dans ce chapitre la liste des aliments défavorables et ceux qui sont le plus favorables à l'équilibre acido-basique. Il est bien entendu que ce sont des propositions générales que le naturopathe adapte à chacun de ses patients en fonction de son tempérament et de ses besoins nutritionnels du moment. Il ne s'agit pas de suivre à la lettre cette liste en opérant des exclusions complètes qui risqueraient, pour certains, de générer des carences.

Dans le tableau suivant, la colonne du milieu concerne les aliments acides qui peuvent générer un état d'acidose chez des personnes déjà déminéralisées ou affaiblies, dont les réserves basiques sont entamées. Ils sont donc à déconseiller en grande quantité, surtout si la personne présente une frilosité excessive, est fatigable et souffre de troubles imputables à l'acidose. Cristopher Vasey dit de ces aliments : « Ce groupe comprend des aliments dont l'effet alcalinisant ou acidifiant dépend des capacités métaboliques de l'organisme dans lequel ils pénètrent[1] ». Comme ce sont pour la plupart des aliments contenant des acides faibles, ils peuvent être transformés en éléments alcalins si l'organisme en est capable.

Aliments alcalinisants, acides et acidifiants

Aliments alcalinisants	Aliments acides pouvant avoir une action ou l'autre	Aliments acidifiants
Légumes verts : toutes les salades vertes, choux vert et blanc, brocoli, haricots verts, chicorée, courgettes, fenouil, céleri, bette, artichaut, épinard, petit pois.	Petit lait, yogourt (brebis), lait caillé, kéfir, fromage blanc, fromages frais. Viande blanche, volaille, poissons blancs (maigres), huitres œuf (bio).	Viande rouge, charcuterie, volaille, poissons ras (bleus), jus de viande, fruits de mer et crustacés, fromages (forts), œuf (élevage en batterie).
Légumes colorés : betterave, carotte, potiron, courge, radis noir, haricots azukis, choux rouge, maïs (sans OGM !), banane, pomme de terre (non frite), fruit-à-pain, igname, patate douce, châtaigne.	Fruits acides : cassis, groseille, framboise, fruit de la passion, les agrumes : citron[1], mandarine, orange, pamplemousse, abricot et fruits pas assez mûrs. Raisin, mirabelle, melon, pastèque, groseille, cerise, myrtille, fraise, kaki, mangue, grenade.	Huiles hydrogénées (margarines) et huile d'arachide, certaines huiles d'olives acides au goût. Cornichons, câpres, oignons blancs au vinaigre, moutarde, ketchup, mayonnaise industrielle. Champignons sauvages.

1. In *Gérer votre équilibre acido-basique*, C. Vasey, Éditions Jouvence, 1999.
2. Le citron présente la particularité, contrairement à ce que l'on pourrait penser, d'être plutôt alcalinisant par sa grande richesse en minéraux basiques, sauf chez les personnes déminéralisées ou épuisées.

Aliments alcalinisants	Aliments acides pouvant avoir une action ou l'autre	Aliments acidifiants
Plantes condimentaires aromatiques (persil, basilic, aneth). Lait de soja, d'amande, de riz, d'épeautre, yaourt de soja, germe de soja. Fruits secs : datte, raisin, figue, banane, abricot doux (bio, séché naturellement), purée d'amandes. Sucre de canne non raffiné, rapadura. Olive noire, avocat, huiles vierge de PPF, sucre complet non raffiné, amande. Sel gris non raffiné.	Dérivé de soja : tofu. Lentilles, haricots blancs, pois cassés (verts), champignons de Paris. Légumes : tomate (bien mûre en été), oseille, épinard, cresson, oseille, cresson, rhubarbe, endive, poivron, radis, navet, asperge, oignon, ail, échalote, cebette, ciboulette, chou fleur. Lacto-fermentés : choucroute, jus de légumes. Miel, sirop d'érable, sirop d'agave. Vinaigre. Vin rouge, bière. Céréales complètes en grains, en flocons ou en farine : blé, riz, épeautre, orge, seigle, sarrasin, quinoa. Pates complètes (blé, petit épeautre). Fruits secs : pruneaux, figue, mangue, ananas. Oléagineux : noix de coco, sésame, pignon, noix de cajou.	Tomate en hiver et pas mûre, aubergine. Ananas, kiwi, framboises, cassis, mure, prunelle, griotte. Céréales raffinées (++) : pain (blanc+), pâtes blanches, céréales petit déjeuner, riz blanc, millet, pizza, barres céréales, aliments dérivés des céréales, sucre blanc raffiné (+++), sucreries, viennoiseries, pâtisseries, chocolat, confiture. Vin rosé (+), vin blanc (++), alcools forts. Fruits confits, abricot sec industriel (couleur orangée [traitement au soufre]). Soja en grains, pois chiche. Oléagineux sauf l'amande : noix, noisette, pistache, cacahuète, tournesol, pépin de courge. Boissons industrielles sucrées, soda, sirops, thé fermenté (noir), café, cacao, alcool. Sel blanc raffiné (favorise la rétention des liquides dans les tissus et aggrave l'acidose).

3 ▪ Élimination des acides

Des processus de régulation et d'élimination des acides existent. Ils permettent à l'organisme, tout au long de la journée, et surtout la nuit, dans la mesure où on lui en laisse la possibilité (mise au repos et digestion légère), d'éliminer les deux catégories d'acides. Manger légèrement le soir et assez tôt favorise ce processus qui se met en place au cours de la nuit.

La répartition des éliminations s'effectue donc en deux temps, le jour et la nuit.

• Le jour

Pendant la phase d'assimilation, le métabolisme produit des déchets, des acides forts (lourds) et des acides faibles (volatils) :

– les acides faibles (acides carbonique, citrique, pyruvique...) sont éliminés rapidement par les poumons ;
– les acides forts (acides urique, lactique, phosphorique...) sont éliminés lentement par les reins.

• La nuit

Pendant la phase de désassimilation (élimination), si le corps est au repos, et que le tube digestif n'est pas sollicité pendant plusieurs heures, il en résulte une plus grande épuration des humeurs, *via* le foie et le rein, qui peuvent ainsi évacuer les acides forts stockés dans les tissus pendant la journée. Si le processus est correctement mené à son terme, on peut constater un pH urinaire bas (acide) pour les premières urines du matin.

Si l'élimination des acides forts ne s'effectue pas, il y a stockage tissulaire.

La bioélectronique de Vincent (BEV)

1 ▪ Qu'est-ce que la BEV ?

Un système d'analyse fort intéressant a été mis en place, dans les années 1950, par Louis-Claude Vincent, ingénieur en hydrologie, qui permet de mesurer simultanément le pH, l'oxydoréduction et la résistivité du sang, des urines et de la salive.

L'oxydoréduction est le processus chimique qui permet le transfert d'électrons d'une molécule vers une autre ; c'est un échange qui se produit entre oxygène et hydrogène. Un élément réducteur est capable de fixer l'oxygène ; c'est le cas par exemple du magnésium ou du manganèse qui jouent un rôle important dans la respiration cellulaire. Le rH exprime le potentiel « redox », autrement dit le potentiel d'oxydoréduction qui correspond au degré d'affinité d'un corps ou d'un milieu pour l'oxygène. Concrètement, cette mesure permet ici de savoir si le milieu est correctement oxygéné (terrain réduit) ou s'il est sous-oxygéné (terrain oxydé). C'est la mesure de l'équilibre entre hydrogène (H+) et oxygène (O-), à rapprocher du pH, reflet du terrain acide ou alcalin directement lié à la perte ou au gain de molécules d'hydrogène. Le terrain oxydé correspond à une perte en électrons oxygène et en ions négatifs, d'où asphyxie de la cellule, alors que le terrain réduit correspond à un gain d'électrons oxygène et à une ionisation négative. Le terrain légèrement réduit est favorable à la fixation de l'oxygène par le sang. Sur une échelle de 0 à 42, le potentiel redox idéal chez l'homme se situe à 22. On peut dire, pour simplifier, que l'on mesure ici la capacité d'oxygénation de la cellule.

La résistivité (Rô) permet de déterminer la conductivité et la concentration du milieu en molécules. Autrement dit, elle permet d'évaluer si le courant passe ou ne passe pas dans un milieu, en fonction de la densité des éléments en suspension qui le composent. Dans l'eau, plus la résistivité est haute moins il y a d'ions : elle est donc très pure, ce qui augmente son pouvoir de dilution. Le sang doit se situer aux alentours de 200 pour permettre une circulation fluide. Si la résistivité s'abaisse, cela signifie que le sang est surchargé, qu'il s'épaissit et que le risque de stase augmente[1].

1. Du grec *stasis* = arrêt, stagnation. La stase a notamment pour conséquence un ralentissement de la circulation sanguine plus marqué au niveau du retour veineux (jambes lourdes, œdème, « impatiences »...).

Ces neuf mesures (trois paramètres mesurés sur trois liquides physiologiques) analysées simultanément – pour le sang à l'abri de l'air – permettent une évaluation biologique plus objective du terrain. Malheureusement, peu de praticiens se sont intéressés aux travaux de Louis-Claude Vincent et seuls trois ou quatre laboratoires en France pratiquent cette analyse. Cela est bien dommage, car cet outil – la bioélectronique de Vincent (BEV) – permet de se faire une idée précise de l'évolution du terrain vers la maladie. Selon que le terrain est alcalin-oxydé ou acide-réduit, nous ne constaterons pas les mêmes évolutions pathologiques. Le cancer, ou plutôt le terrain prédisposant au cancer, fléau moderne pour lequel il existe peu d'outils prédictifs, pourrait être objectivé par cette analyse de terrain. Lorsqu'on parle de terrain, tout le monde n'entend pas la même chose et c'est pourtant par là que nous devrions commencer toutes nos investigations destinées à des actions préventives ou curatives.

Après analyse des liquides prélevés, un diagramme permet de situer le terrain dans lequel se trouve le sujet. Ces paramètres sont réversibles, dès lors qu'une prise en main est effectuée au plus tôt, impliquant des changements alimentaires et d'hygiène de vie rigoureux.

2 ▪ Terrain et coordonnées bioélectroniques

Dans le diagramme suivant, la zone de parfaite santé se situe à l'intérieur du cercle blanc (P santé) ; la vie est possible à l'intérieur de l'ellipse grisée, avec des dégradations qui se manifestent par des maladies particulières à chaque secteur. Plus on s'éloigne du centre vers l'extérieur de l'ellipse, plus on se rapproche de la mort. L'idéal est de rester le plus près possible du centre, sachant que le processus irréversible qui nous emmène vers la mort peut prendre des années ou quelques minutes.

Les quatre zones représentent les principales tendances vers lesquelles le terrain peut glisser, sachant qu'en passant de l'état de santé à la maladie, il y a un espace intermédiaire, la diathèse, selon

Ménétrier, qu'il est possible de situer sur le diagramme de Vincent (figuré ici par DI-DII-DIII-DIV).

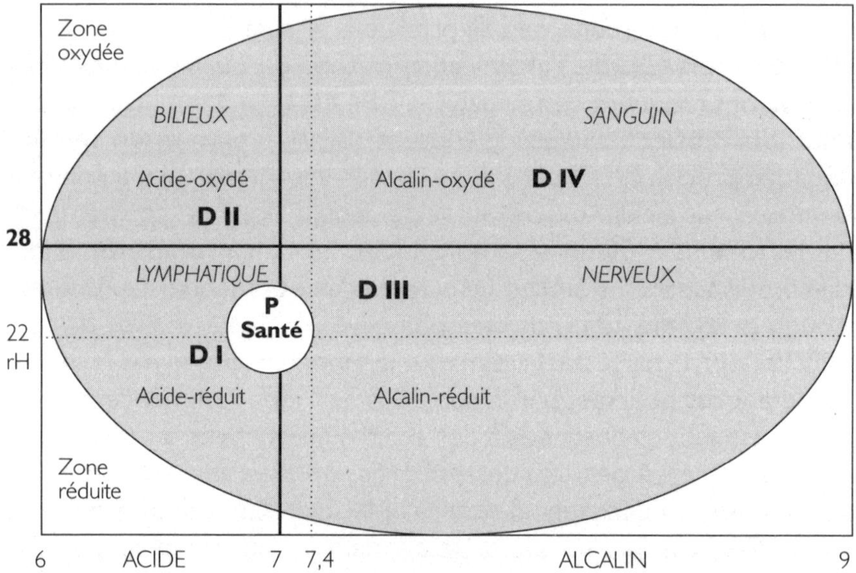

Les tempéraments d'Hippocrate trouvent aussi leur place au regard de la tendance naturelle qu'ils expriment à travers la nature de leurs humeurs.

Cette représentation donne une idée du bilan de terrain selon Louis-Claude Vincent, mais gardons toujours à l'esprit que tout est mouvement et que rien ne peut être figé hors de son contexte. D'autres paramètres, comme l'âge, les antécédents familiaux, et l'observation des symptômes exprimés par le sujet tant dans leur nature que dans leurs modalités viendront pondérer et individualiser les résultats objectivés à partir de cette analyse.

Seul un praticien formé à l'interprétation de la bioélectronique de Vincent (BEV) peut valablement s'appuyer sur cet outil afin de conseiller les réformes indiquées dans le but de modifier profondément la nature du terrain. Il est regrettable de constater que sur la simple mesure d'un pH urinaire acide, certaines personnes font une cure de compléments alimentaires à base de sels alcalins. Il est important de bien apprécier la situation et de suivre son évolution, car le seul fait de tamponner des acides avec des bases ne suffit pas à régler la cause qui est souvent bien plus profonde.

Les différentes situations rencontrées dans le diagramme de Vincent, quatre secteurs et une zone de parfaite santé, permettent de prévoir l'évolution du terrain et les éventuelles pathologies qui pourraient se développer :

- la « parfaite santé » (selon Louis-Claude Vincent) qui se situe dans une très petite zone entre 7 et 7,2 pour le pH et 21 à 23 pour le potentiel d'oxydoréduction, la résistivité se situant aux alentours de 200 ;
- le terrain « acide-réduit » que l'on observe à partir du centre vers le cadran inférieur gauche, est une zone où l'état de santé est tout à fait acceptable, l'acidité y est relative. Lorsque les paramètres dévient vers la partie inférieure gauche, le terrain allergique s'exprime. Dans l'extrême de ce secteur, les coordonnées bioélectronique sont favorables à la cirrhose, à la méningite et les états bipolaires (anciennement psychoses maniaco-dépressives) ont tendance à se développer plus facilement aussi ;
- le terrain « acide-oxyde » est une zone plutôt transitoire. Lorsque les coordonnées bioélectroniques s'éloignent du centre pour dévier vers la partie supérieure gauche, le terrain est favorable aux pathologies infantiles (rougeole, coqueluche), aux mycoses et à l'apparition du psoriasis. Dans l'extrême du secteur, des maladies plus graves, comme la tuberculose ou la poliomyélite, trouvent un terrain plus favorable à leur expression ;
- le terrain « alcalin-réduit » est également une zone intermédiaire qui se situe en bas à droite du centre. On rencontre dans ce secteur, si les coordonnées s'éloignent du centre, des manifestations bactériennes et donc toutes les maladies infectieuses ainsi que les troubles ostéo-articulaires ;
- le terrain « alcalin-oxyde » correspond à une évolution vers une lente asphyxie des cellules par sous-oxygénation et acidose des tissus. Le sang est alors très alcalin afin de tamponner les acides

fixés dans les tissus, il perd de sa fluidité (stase), les échanges se ralentissent considérablement. C'est l'évolution vers les maladies dites de « civilisation » ; diabète, leucémies, cancers, maladies dégénératives. Il existe deux « frontières » dans ce secteur qui indiquent la zone dangereuse précancéreuse dans laquelle il faut agir très rapidement pour modifier le terrain et malheureusement une zone que Louis-Claude Vincent appelait irréversible, où le processus cancéreux s'emballe.

Voici à titre d'exemple un tableau comparatif des coordonnées bioélectroniques entre un sujet en bonne santé et une personne atteinte d'un cancer en phase avancée :

Liquides physiologiques	**Coordonnées bioélectroniques**					
	pH		**rH²**		**rô**	
BS= bonne santé C = cancer	BS	C	BS	C	BS	C
SANG	7 ,2	7,8	21	29	210	<120
SALIVE	6,5	7,1	22	30	140	230
URINE	6,8	5	24	12	30	10

Louis-Claude Vincent a effectué des milliers de mesures pour arriver à ces conclusions en s'appuyant sur les diagnostics médicaux afin de comparer ses mesures à la situation réelle du patient.

Pour l'anecdote, la BEV peut être utilisée pour tout le vivant. Des mesures sur les eaux et les aliments ont été faites et l'on constate notamment que les aliments crus, non raffinés, se situent pour la plupart dans la zone acide-réduite qui correspond le plus à la vie et à la parfaite santé. Les aliments cuits et raffinés, sans parler de certains traitements à base de produits de synthèse, se trouvent dans la zone opposée alcaline-oxydée, celle où la vie est la plus compromise. L'importance de la nourriture vivante, énergétique, est bien objectivée par la bioélectronique.

L'appréciation de l'équilibre acido-basique ainsi que les mesures de résistivité et d'oxydoréduction permettent une évaluation objective du terrain et de l'état des surcharges, sur des bases scientifiques incontestables. La notion de toxémie et de terrain, qui repose sur les observations empiriques des Anciens, s'éclaire à la lumière de cette approche moderne et plus rassurante pour les plus pragmatiques d'entre nous. D'autres examens, comme les tests de Vernes, permettent d'anticiper l'évolution de certaines pathologies cancéreuses, à partir d'un profil protéique sanguin ; ce test, qui est parfois contesté, comme la BEV d'ailleurs, par une partie du monde médical, reste intéressant en complément de toutes les investigations qui peuvent être faites par ailleurs. Les tests ISA (Imagerie Séquentielle Atomique), à partir de l'urine, reflètent avec précision la situation des grandes fonctions organiques essentielles. Enfin, les tests sur cheveux (par prélèvement) permettent d'évaluer le profil minéral des réserves ainsi que les taux de métaux lourds éventuellement présents dans l'organisme.

Ce sont des analyses qui permettent une évaluation fiable du terrain. Il est regrettable que tout cet éventail d'examens ne soit pas mis plus largement à la disposition des praticiens, dans un cadre préventif. La naturopathie, dont le rôle essentiel est de prévenir, s'appuie parfois sur ces outils pour évaluer les risques d'évolution d'un terrain afin de conseiller valablement des changements dans l'hygiène de vie ou d'orienter vers un médecin, le cas échéant.

Souvent ces analyses de terrain sont contestées, sans même avoir été suffisamment éprouvées par ceux qui les remettent en cause. La philosophie qui sous-tend la naturopathie comme l'homéopathie s'appuie sur une approche globale et individualisée de la personne. Ces analyses trouvent toute leur place dans ce contexte, sans être séparées de la clinique (chère aux médecins des anciennes générations) et de la dynamique de vie du moment. On ne peut donc pas comparer une analyse de sang ou d'urine dans laquelle on mesure un paramètre précis, qui donne une information sur l'état d'un organe ou d'une fonction, avec une analyse de terrain qui prend en compte plusieurs facteurs simultanément.

Sans vouloir entrer dans une polémique inutile, il est bon de rappeler qu'il a été démontré que la même analyse biologique effectuée par plusieurs laboratoires ne donnait pas toujours le même résultat. Par ailleurs, la fiabilité de certains tests de dépistage et l'opportunité même de leur mise en œuvre font débat au sein de la communauté scientifique et médicale, comme dans le cas du cancer de la prostate[1]. Rien n'est complètement fiable lorsqu'il s'agit de la vie et sachons rester humbles en essayant de comprendre au mieux les phénomènes du vivant, aussi bien à travers la clinique que par les analyses, quelles qu'elles soient.

Les émonctoires

Après avoir souligné l'importance de la toxémie et de l'équilibre acido-basique, nous devons nous intéresser aux organes qui jouent un rôle essentiel d'épuration et d'élimination. Les émonctoires sont les « portes de sortie » de l'organisme. Ce mot, tombé en désuétude, vient du latin *emunctorium* et *emunctio*, « action de se moucher ». Les organes habituellement désignés sous ce vocable sont l'intestin, la peau et le rein. Nous y ajoutons le poumon et partiellement le foie, ce dernier jouant un rôle de « plate-forme » de distribution des émonctoires.

Ces organes assurent d'autres fonctions, mais leur rôle principal, à l'exception du foie, est de garantir une élimination permanente de la toxémie.

A priori, l'organisme est bien préparé à évacuer ce qui est indésirable pour lui. Dans la mesure où la vitalité est suffisante, il est capable d'éliminer tous les déchets, quels qu'ils soient. Le mouvement et l'exercice jouent un rôle prépondérant dans ce processus, car ils permettent aux tissus de se libérer des toxines qui s'y déposent. Par ailleurs, les fonctions métaboliques liées au mouvement

1. « Dépister le cancer de la prostate, données et incertitudes. » P. Gallois, J.P. Vallée, J.M. Charpentier et Y. Le Noc – Article publié en avril 2006 dans *Médecine*.

permettent une combustion partielle de ces déchets, transformés alors en énergie. Le système nerveux participe aussi aux processus d'élimination. Lorsqu'il est au repos et moins sollicité, il favorise l'activité d'élimination des émonctoires.

I ■ L'intestin

Nous avons vu, en anatomie et physiologie, l'importance que revêt le système digestif, et notamment l'intestin. L'intestin, en dehors de sa fonction digestive, assure l'évacuation des matières non digérées : les selles. Sa fonction *émonctorielle* consiste à évacuer, par les muqueuses intestinales, les « colles » que le sang et la lymphe charrient dans les circulations sanguine et lymphatique. Par un phénomène que l'on retrouve au niveau d'autres muqueuses (nez ou bronches par exemple) et qui pourrait s'apparenter à un « suintement », les colles regagnent la lumière intestinale pour se mêler aux matières qui sont évacuées sous forme de selles.

Ce processus naturel et permanent peut être perturbé par l'état des muqueuses, de la flore intestinale, par des putréfactions ou des fermentations et, surtout, par un ralentissement du transit. En principe, l'évacuation intestinale doit s'effectuer au moins une fois par jour. La muqueuse intestinale doit être en très bon état et ne pas accumuler de déchets alimentaires qui finissent par la tapisser et former de véritables « plaques de vernis », observables lors d'une hydrothérapie du côlon. Les matières sombres et noires qui sont évacuées en lambeaux sont des déchets restés plusieurs années fixés aux parois intestinales, empêchant ou ralentissant les processus d'assimilation des nutriments et rendant difficile l'élimination des colles. La formation de ces plaques est souvent liée à une surconsommation de sucres et de farines blanches raffinées. Par manque de fibres, ces aliments ne se dégradent pas totalement au cours de la digestion et finissent par former une pâte qui, selon l'activité et le mouvement de l'intestin, aura tendance à se fixer. Les corps gras en excès, surtout s'ils sont saturés, aggravent un peu plus cette situation.

Dans le cas où l'intestin ne joue plus correctement son rôle d'émonctoire, l'organisme va chercher une solution et opérer une dérivation vers une autre sortie. En principe, c'est le poumon, s'il n'est pas trop encombré, qui prend le relais. Sinon, il reste la sortie de secours qu'est la peau. Il est évident que nous ne parlons que des colles, transportées par le sang et la lymphe, qui ne peuvent plus passer la muqueuse intestinale et qui sont dérivées vers le poumon. Ce que contient l'intestin en lui-même est toujours évacué par la voie normale !

Dans ce cas, le poumon est un émonctoire de dérivation. C'est ce que fait la nature lorsqu'un cours d'eau ou la lave d'un volcan rencontrent un obstacle au cours de leur cheminement naturel : ils empruntent un autre parcours.

2 ■ Le rein

Le rôle primordial que joue cet organe dans la régulation des liquides et la réabsorption des minéraux en fait un élément vital pour notre économie interne. Son autre fonction, qui consiste à filtrer et à évacuer les déchets circulant dans notre sang, en fait l'autre principal émonctoire de l'organisme. À raison de 1 500 à 1 800 litres de sang filtrés par 24 heures, on comprend l'importance d'un tel organe. C'est par lui que passent tous les acides lourds qui sont en suspension dans le sang, ainsi que les sels neutralisés. Acides et cristaux sont très dangereux pour notre organisme, comme nous l'avons vu précédemment ; il n'est donc pas question de les garder longtemps. La voie la plus rapide pour les évacuer est le rein. Encore faut-il pour cela que les liquides circulants soient suffisamment fluides et fréquemment renouvelés, afin de faciliter le rôle de solvant des liquides extracellulaires, du sang et de la lymphe. C'est ici que l'on mesure l'importance d'une eau de boisson de qualité optimale, ayant une faible minéralisation et une résistivité élevée (cf. « l'eau »). Mais cela ne suffit pas si, par ailleurs, nous continuons à consommer des quantités excessives de produits dont la dégradation génère des acides qui sollicitent fortement le rein dans son travail de filtration.

Le rein risque d'être débordé et, comme l'intestin, il devra dériver les éliminations dont il a la charge vers une autre sortie, en l'occurrence la peau, grâce aux glandes sudoripares et à la sueur.

La transpiration importante, sans effort, est souvent un signe de dérivation du rein vers la peau. Si, de plus, cette transpiration est acide, piquante ou génère une forte odeur (pas celle de l'ammoniaque ni de l'acétone), cela signifie que les déchets évacués sont bien de nature cristalloïdale. Il est temps de prendre la situation en main et de soulager l'organisme de cette toxémie qui épuise nos réserves minérales. Lorsque l'équilibre acido-basique ne se rétablit pas et que le rein est affaibli, on peut voir apparaître des calculs rénaux, signe que l'organisme cherche une solution pour expulser les cristaux.

3 ■ Le Poumon

Il permet les échanges gazeux, contrairement au rein qui gère les liquides, et c'est par cette voie que les acides plus volatils sont évacués. Ainsi, l'acide carbonique se transforme en gaz carbonique pour être éliminé par le poumon. Le poumon fonctionne un peu sur le même principe que l'intestin qui assimile des nutriments et évacue des toxines. Ici, c'est l'air que nous respirons, en principe pourvoyeur d'oxygène de bonne qualité, que nous assimilons et qui permet à nos cellules de vivre et de « respirer ». *A contrario*, ce sont les déchets qui sont éliminés sous forme de gaz, expulsé à l'expiration. Le poumon est aussi un émonctoire de dérivation : il pallie les difficultés rencontrées par l'intestin dans cette même fonction. Lorsque le poumon reçoit des déchets colloïdaux transportés par le sang, il tente de les évacuer sous forme de glaires et de mucosités. La toux grasse, l'encombrement chronique des voies respiratoires hautes et des sinus indiquent un niveau de toxémie colloïdale élevée et une défaillance ou une surcharge de l'intestin, qui ne peut plus assurer son rôle. La naturopathie obtient de bons résultats sur des problèmes chroniques de ce type, aussi bien chez l'enfant où les résultats sont spectaculaires et rapides, que chez l'adulte où les années « d'intoxication » sont à prendre en considération lors d'une réforme de l'hygiène de vie.

4 ■ La peau

Considérée comme une barrière immunitaire et un organe sensitif, la peau est un émonctoire et sa capacité à prendre le relais des autres émonctoires est étonnamment rapide.

Par le biais des glandes sébacées, les colles sont évacuées par la peau « grasse » ou sous forme de boutons, de furoncles, ou d'eczémas suintants. Rien ne sert d'empêcher ces manifestations cutanées en les masquant par des applications externes, car c'est de l'intérieur que la solution viendra. Si la peau exprime ce désordre profond de l'organisme, c'est que la toxémie de type colloïdale est trop importante et que l'intestin et le poumon – ou chacun isolément – ne peuvent plus en assurer la gestion. Ceci est manifeste chez les enfants et les adolescents gros consommateurs de sucres (viennoiseries, sucreries, pâtes, pains, laitages, sodas) et d'aliments gras (frites, fromages, beurre, viandes grasses) qui voient l'état de leur peau s'améliorer de façon spectaculaire lorsqu'ils consentent à réduire ces aliments ou à en modifier la qualité, ce qui n'est pas toujours aisé ! Bien sûr, les processus hormonaux sont importants au cours de la puberté, mais ils sont aussi influencés par la qualité des aliments, acides gras et protéines notamment.

Grâce aux glandes sudoripares, le rein trouvera dans la peau une sortie de secours de première importance. C'est au travers de ces mètres carrés (environ 2 m^2) de tissus cutanés que le rein pourra déverser, si cela s'avérait nécessaire, les toxines qu'il ne peut lui-même éliminer.

C'est ce qu'il effectue lors d'un effort ou d'une forte chaleur, en évacuant ainsi les déchets du métabolisme (production d'acide lactique par exemple) ; il régule l'équilibre intérieur de nos liquides physiologiques. Lorsque cela se produit spontanément, abondamment ou fréquemment, hors la période de la ménopause, c'est le signe d'une faiblesse du rein qui n'assume plus correctement sa fonction d'élimination. En dehors de la transpiration, l'eczéma sec, les pellicules, les cals, une peau sèche, sont autant de manifestations qui expriment la nature cristaloïdale des surcharges.

Nous verrons pour la peau, comme pour les autres émonctoires, quelles sont les solutions à mettre en œuvre pour en améliorer le fonctionnement.

5 ▪ Le foie

Cet organe volumineux et liquidien n'est pas considéré comme un émonctoire à part entière ; le nombre impressionnant de ses fonctions le destine à une multitude de tâches. Parmi elles, les fonctions de filtration du sang et d'évacuation des toxines vers les principaux émonctoires en font un acteur incontournable dans les processus d'élimination. Le foie assure un rôle antitoxique primordial en neutralisant les toxines issues de la dégradation des bactéries (en cas d'épisode infectieux) et des toxiques ingérés (aliments contenant des alcaloïdes, poisons toxiques, produits de synthèse...). La vésicule biliaire recueille la bile produite par le foie et la concentre ; elle joue, à son échelle, un rôle d'émonctoire du foie. De façon plus générale, il faut bien saisir que toutes les autres fonctions qu'assure le foie ont toujours un impact sur le niveau de toxémie dans l'organisme. Métabolisme des glucides, des lipides et des protides, mais également stockage d'éléments minéraux, production d'hormones, participation aux processus immunitaires sont étroitement liés à la fonction hépatique.

En naturopathie, les émonctoires sont soigneusement évalués, afin de connaitre leur état de fonctionnement, car ce sont les organes qui sont le plus sollicités lorsque la toxémie est importante et que la force vitale faiblit.

LES ÉMONCTOIRES ET LEURS FONCTIONS

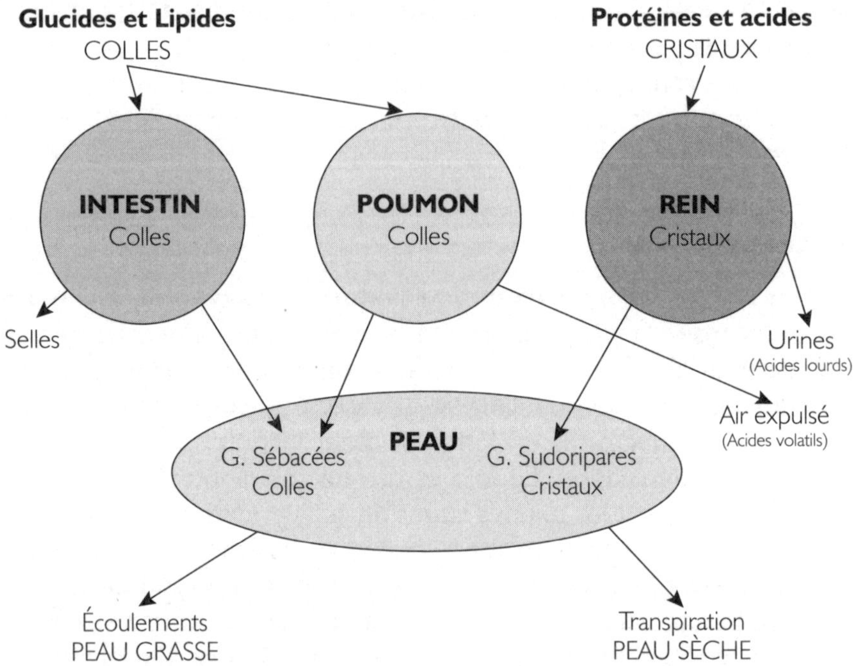

Transfert morbide

Bien souvent, les différentes manifestations physiques permettant l'élimination de la toxémie nous gênent et nous tentons de faire disparaitre les symptômes qui en sont l'expression. Écoulement chronique au niveau des sinus, toux grasse, boutons, furoncles, transpiration excessive, fièvre, diarrhée... autant de symptômes désagréables qui expriment un processus d'élimination.

S'attaquer aux symptômes afin de les éliminer par des moyens chimiques ou naturels n'a pour conséquence que de supprimer la manifestation et non de favoriser le processus d'évacuation. « Mon nez ne coule plus, je suis guéri ! » Rien de moins sûr ! L'écoulement qui cesse, alors que l'on n'intervient pas sur l'origine, entraîne immanquablement une dérivation vers un autre émonctoire, la peau, par exemple, qui sert fréquemment de sortie de secours.

C'est ce que nous appelons un transfert morbide. Ainsi, après avoir jugulé des crises d'asthme dans l'enfance, on retrouve, des années plus tard, des eczémas récalcitrants. Pour peu que l'on empêche cette manifestation cutanée, la toxémie est enfermée ; elle finit par rentrer un peu plus profondément dans l'organisme. C'est alors que commence un lent processus dégénératif, lié notamment à la présence excessive de radicaux libres. Bien des années plus tard, des manifestations plus graves apparaissent sans lien apparent avec les premières crises asthmatiformes de l'enfance. Pour la naturopathie, ce sont là les manifestations logiques d'une suite de transferts morbides répétés. Face à un malade, nous ne pouvons pas nous intéresser à toutes ses maladies ; nous nous penchons sur son parcours, son terrain et nous évaluons la nature et le niveau de sa toxémie. Les maladies successives qu'il a connues et les traitements qu'il a reçus sont révélateurs de son cheminement et de l'évolution de la toxémie tout au long de sa vie.

Lorsque toutes les voies de sortie sont volontairement fermées par des interventions intempestives ou parce que les processus naturels d'élimination ne sont plus assurés par des organes défaillants, le niveau de la toxémie augmente. On observe dans le temps un affaiblissement de la vitalité ; le corps s'intoxique de plus en plus, les tentatives d'élimination échouent, la force vitale s'épuise et diminue peu à peu. Au lieu d'être centrifuge, comme c'était le cas au début (de l'intérieur vers l'extérieur), la force vitale devient centripète (de l'extérieur vers l'intérieur) et se retourne contre l'organisme. La dégénérescence, l'asphyxie et la mort des cellules sont au bout de ce processus.

Le transfert morbide intervient dès lors qu'une porte de sortie est condamnée. La force de vie qui anime chaque individu le pousse à vouloir évacuer ce qui ne lui appartient pas pour préserver son équilibre intérieur. S'il est en permanence empêché d'effectuer cette manœuvre salutaire pour lui, il s'épuise. Son énergie s'amenuise et il est débordé par la toxémie qu'il n'a pas pu éliminer.

Imaginons un barrage qui retient l'eau d'un lac. Arrivé à la limite de ce que peut contenir ce barrage, des petites vannes s'ouvrent. Plutôt que de les ouvrir en grand, les ingénieurs choisissent de forcer la fermeture des vannes afin que le barrage reste bien sec et que rien ne s'écoule. Pensez-vous que cette situation soit tenable bien longtemps ? Non : soit les vannes s'ouvrent violemment sous la pression de l'eau, soit, situation extrême, le barrage lâche et c'est la débâcle ; le lac s'assèche ensuite et devient un étang boueux où toute vie est désormais impossible.

Afin d'éviter une telle situation, le naturopathe intervient en amont, en réduisant et modifiant l'approvisionnement du lac, par l'alimentation. Il favorise l'évacuation des surcharges par les trop-pleins en ouvrant doucement les vannes, de façon à retrouver un niveau normal des eaux et leur pureté.

Quels sont les outils à la disposition du naturopathe pour un tel travail ?

Afin d'intervenir sur le terrain, la toxémie et la force vitale, la naturopathie utilise des techniques faisant appel à des agents naturels :

– l'alimentation et la diététique ;
– le mouvement et l'exercice ;
– l'usage de l'eau sous toutes ses formes ;
– la gestion des états émotionnels ;
– l'usage des plantes sous toutes leurs formes ;
– les réflexologies ;
– les techniques respiratoires ;
– les techniques manuelles ;
– l'usage des rayonnements naturels (soleil, lumière...) ;
l'énergétique.

Au cours des chapitres suivants, nous verrons l'application concrète de ces techniques lors des différentes phases de la prise en charge naturopathique.

Les aliments

Que ton aliment soit ton premier remède!

Hippocrate de Cos

Notre corps a besoin de se nourrir plusieurs fois par jour afin que toutes les cellules assurent leur fonction. De la nature des aliments va dépendre notre santé, tant physique que psychique. Il est donc important de savoir ce dont nous avons besoin au quotidien et de prendre conscience de tout ce qui modifie et influence la qualité de ce que nous mangeons, afin de bien nous nourrir.

Les grandes classes d'aliments

S'alimenter est une activité primordiale dont dépend le bon fonctionnement quotidien de notre organisme. Mais la nature et la qualité des aliments nous importent peu, et nous ignorons en général tout des différences qui existent entre les aliments et de l'importance de ce que nous buvons pour l'équilibre de notre milieu intérieur.

Lorsque nous pensons « sucre », bien souvent nous voyons un petit carré blanc de sucre, au mieux du sucre roux ou du miel, mais le sucre dans les aliments est présent dans une très grande partie de ce que nous consommons : céréales, pain, pâtes, riz, maïs, légumes, fruits, fruits secs, jus, soda, alcool... Et la liste est bien plus longue! Le sucre, ou glucide, est le carburant qui fournit l'énergie dont nous avons besoin pour que fonctionne cette merveilleuse « machine » qu'est le corps humain.

Si nous pensons protéines, la viande et l'œuf sont souvent les premiers aliments qui nous viennent à l'esprit. Là encore, la liste est bien plus longue : viande, volaille, poisson, fruits de mer, fromage, laitages, certaines céréales comme le riz complet ou le quinoa (cf. « les glucides »), les légumineuses comme les lentilles, les fèves, les pois, et encore plus si elles sont associées à des céréales, le soja et ses dérivés, certaines algues comme la spiruline et même le chocolat ! La nature a bien fait les choses : elle a tout prévu car, sans protéines, pas de muscles, pas de tissus solides, pas de structure physique. Mais les protéines participent aussi à toutes les grandes fonctions de l'organisme ; elles jouent un rôle prépondérant dans les processus enzymatiques, hormonaux, immunitaires et au sein de la respiration cellulaire.

Enfin, si nous parlons de « graisses », nous avons souvent tendance à penser qu'elles sont nocives. Bien au contraire, les lipides jouent un rôle tout aussi important que les deux classes d'aliments précédentes, encore faut-il que leur qualité soit irréprochable et leur quantité raisonnable. Les lipides jouent un rôle énergétique de réserve et participent à la fabrication de certaines hormones. Ils sont présents dans la membrane cellulaire, qui est un peu « l'imperméable » de la cellule, sa protection. Les aliments riches en lipides sont les huiles, le beurre, les laitages entiers, les fromages, les poissons, les viandes, les œufs, les fruits oléagineux (amandes, noix, noisettes...), l'avocat, le coco.

Alors, quelle aberration de vouloir supprimer telle classe d'aliments sous prétexte qu'elle nous « fait grossir » ou au contraire de ne consommer que des protéines « pour maigrir » ! Nous avons en nous une mémoire qui remonte à la nuit des temps et qui nous a permis de développer un instinct de survie. Si, volontairement, nous nous privons de nourriture, le corps est capable de rechercher jusqu'à la moindre molécule de chaque aliment pour satisfaire ses besoins. Puis, dès que de nouveaux aliments ou de nouvelles quantités sont introduits, il a tendance à très vite les stocker, en vue d'une autre période de « disette » : c'est le fameux effet *yo-yo* qu'induit une grande majorité de régimes. Le naturopathe ne propose pas de régime alimentaire : il réforme, avec son patient, l'alimentation. C'est pour cette raison qu'il insiste beaucoup sur la qualité d'un aliment, sur les associations et les dissociations, et sur un rééquilibrage des proportions entre les grandes classes d'aliments.

Dans nos pays occidentaux, nous consommons trop de sucres (rapides et raffinés) et trop de graisses. Les quantités sont supérieures à nos besoins réels, d'autant que la sédentarité est souvent très fréquente. Pourquoi avons-nous besoin de tant de sucres ou de tant de protéines si nous ne dépensons pas cette énergie et que notre corps ne fait pas d'exercice ? Bien sûr, un travailleur sur un chantier, un sportif, un déménageur ont des besoins énergétiques en rapport avec leurs activités. Mais il n'est pas normal de manger comme eux, alors que nous prenons notre voiture le matin, l'ascenseur ensuite, que nous sommes assis sept heures derrière un bureau et deux à trois heures le soir à la maison, sans compter les heures de sommeil.

La qualité des aliments est très importante, aussi bien par son mode de production (intensif ou biologique ?) que par sa transformation. Du riz, selon qu'il est blanc, soufflé, semi-complet ou complet, n'aura pas du tout la même valeur nutritionnelle et biologique. Le raffinage des aliments, comme par exemple le blé blanc, est une catastrophe, puisqu'une très grande partie des éléments nutritifs et des fibres disparaissent avec l'enveloppe du grain pour ne laisser que la partie glucidique. Nous consommons alors du « sucre », sans vitamines, sans oligoéléments, sans fibres ; s'ensuivent des carences et un excès de sucre dans notre alimentation. Les huiles raffinées subissent le même sort avec des conséquences plus graves, puisqu'il y a disparition ou modification de la structure des acides gras essentiels ainsi que de la vitamine E, antioxydant majeur.

Nous allons maintenant détailler chacune des grandes classes d'aliments ainsi que tous les autres aliments que nous consommons afin de bien cerner leur impact sur notre santé.

I ■ Les lipides

Toujours composés de carbone, d'hydrogène et d'oxygène et, pour certains lipides complexes, d'azote et de phosphore, les lipides jouent un rôle capital. Ils constituent une réserve énergétique que nous stockons dans nos tissus et qui peut être rapidement dégradée et transformée en énergie. Un gramme de graisse donne environ neuf calories, soit le double de ce que produisent les glucides ou les protéines. Les lipides jouent un rôle important dans la composition de la membrane cellulaire : ils permettent à celle-ci de conserver son intégrité et son imperméabilité par rapport à son milieu. Cela est primordial pour la cellule qui ne doit laisser passer que ce dont elle a besoin. Certains acides gras sont indispensables à la synthèse des prostaglandines, hormones très spécifiques présentes dans nos tissus et d'une durée de vie très courte. Elles participent à des fonctions très variées comme la stimulation musculaire (contraction, relâchement), la régulation hormonale (gonadique notamment), l'immunité, la coagulation du sang ou encore la réaction allergique. Parmi la vingtaine de prostaglandines identifiées, deux sont particulièrement impliquées dans les processus inflammatoires : les PG1 et PG2. Sans acides gras polyinsaturés, la synthèse de ces hormones, que l'on pourrait qualifier de l'adaptation immédiate, est impossible.

Enfin, les acides gras participent à la fabrication d'autres hormones et de vitamines, notamment la vitamine D, et permettent l'assimilation des vitamines liposolubles (solubles dans les graisses) A, D, E, K (cf. « les vitamines »).

Les lipides[1] sont composés d'acides gras dont la structure complexe est constituée d'une chaîne d'atomes de carbone (16 à 20 pour les plus courants), plus ou moins longue, aux extrémités de laquelle on trouve une fonction acide et une fonction méthyle.

1. Consulter le petit livre pratique : *Le bonheur est dans les huiles*, H. Lemaire (diététicienne), Éditions Quintessence, 2007.

Chaque atome de carbone peut assurer une liaison avec d'autres atomes s'il possède une double liaison : on dit alors qu'il est insaturé, c'est-à-dire qu'il n'est pas complètement saturé d'autres atomes d'hydrogène et qu'il peut se lier à d'autres molécules grâce à ces liaisons disponibles (doubles liaisons).

Sur un même acide gras, il peut y avoir une ou plusieurs liaisons disponibles :

- si une ou plusieurs liaisons sont disponibles, l'acide gras est dit insaturé (AGI) ;
- si une seule liaison est possible, il s'agit d'un acide gras monoinsaturé : c'est le cas des oméga-9 ;
- si plusieurs liaisons sont possibles, il s'agit d'un acide gras polyinsaturé (AGPI). C'est dans cette catégorie d'acide gras que l'on trouve les fameux omégas 3 (oméga-3), précurseur des EPA (cinq doubles liaisons) et DHA (six doubles liaisons) ainsi que les oméga-6. oméga-3 désigne la position de l'atome de carbone où se trouve la première double liaison ;

lorsqu'aucune liaison n'est disponible, l'acide gras est dit saturé, car toutes les liaisons sont occupées par un atome d'hydrogène.

Une double liaison est, en quelque sorte, une clef disponible à un ou plusieurs points de la chaîne d'atomes de carbone qui compose l'acide gras. Elle permet d'entrer en relation et de se lier à une autre molécule, donc de devenir utile en prenant part à un processus biochimique.

Plus un acide gras possède de doubles liaisons, plus il est « flexible » dans l'espace, ce qui confère de la fluidité au lipide dont il est le principal composant. Plus un acide gras est saturé, plus il est rigide dans l'espace et rend solide la graisse qu'il compose (par exemple beurre ou la graisse de coprah). Dans l'organisme, les lipides ne sont pas utilisés de la même façon selon leur degré de fluidité ou de rigidité. Les plus fluides peuvent participer intimement aux processus les plus complexes ; les plus rigides seront stockés et utilisés comme carburant énergétique.

Acides gras essentiels

Deux acides gras dits essentiels doivent être impérativement apportés par l'alimentation car notre organisme ne sait pas les synthétiser. Ce sont l'acide alphalinolénique (oméga-3) et l'acide linoléique (oméga-6).

Les acides gras polyinsaturés les plus importants sont :

– les oméga-3, qui participent à la réduction de la réponse inflammatoire et diminuent les risques cardiovasculaires. Ce sont des acides gras indispensables à la constitution de la membrane cellulaire et particulièrement impliqués dans le bon fonctionnement du système nerveux. L'acide alphalinolénique est le précurseur des autres acides gras de cette série (EPA et DHA) ; on le trouve principalement dans les huiles de colza, de cameline, de chanvre, de germe de blé, de noix, de soja et de lin ainsi que dans de rares plantes comme le pourpier ou la mâche.

  Les deux autres acides gras de cette série, l'acide eicosapentaénoique (EPA) et l'acide docosahexaenoique (DHA) sont de grands protecteurs cardiovasculaires, notamment en abaissant le taux de cholestérol et de triglycérides et en prévenant le risque de thrombose. Ces deux acides sont synthétisés à partir de l'acide alphalinolénique, à condition que le statut de l'organisme en zinc, magnésium, vitamines B3, B6 et B8 soit suffisant. Il est donc assez aléatoire de s'assurer de leur présence dans l'organisme et c'est pour cela qu'il est conseillé de consommer certains poissons qui contiennent déjà dans leur graisse des acides EPA et DHA. On les trouve dans le saumon (sauvage), le thon[1], la sardine, la bonite, le hareng, le maquereau et les anchois. Afin d'éviter une concentration en polluants dans les graisses, on évi-

1. Les grands poissons comme le thon concentrent dans leur graisse des polluants toxiques, notamment le mercure. De plus, la pêche intensive, particulièrement du thon rouge, met en péril cette espèce. Il convient de consommer modérément du thon (pas plus d'une fois par semaine) et plutôt les thons albacore et germon, moins menacés.

tera les gros poissons (en haut de la chaine alimentaire) et les poissons d'élevage ;
- les oméga-6 sont très importants dans la modulation de la réponse inflammatoire, et dans la régulation hormonale et cardiovasculaire. Ils se décomposent en acide linolénique, précurseur des autres acides gras de la série oméga-6, principalement présent dans les huiles de carthame, de pépins de raisin, de tournesol, de sésame et de soja, et gamalinolénique, présent dans les huiles de bourrache, de chanvre, d'onagre et dans la spiruline (algue bleue d'eau douce). L'acide arachidonique présent dans les fromages, les charcuteries et les graisses animales ainsi que les œufs est considéré comme délétère car pro-inflammatoire. Un excès de consommation d'oméga-6 non rééquilibré par des oméga-3 peut aggraver certaines situations inflammatoires.

Un acide gras monoinsaturé, l'acide oléique, oméga-9 n'est pas essentiel car il peut être métabolisé par l'organisme à partir d'autres acides gras. On trouve l'acide oléique principalement dans les huiles d'olive, de carthame, d'arachide, de tournesol, de noisette et dans les noix de cajou et l'avocat.

Connaître la nature d'un acide gras est important : cela permet de comprendre l'intérêt ou l'inconvénient de consommer certains lipides. Plus une graisse contient d'acides gras saturés, moins elle pourra participer à des fonctions métaboliques. Elle sera mise en réserve ou se bornera à la construction de la membrane cellulaire. Apportée en excès dans l'organisme, elle risque de se déposer sur les parois artérielles et provoquer des accidents cardiovasculaires. Ces graisses se trouvent principalement dans les viandes, les charcuteries et les produits laitiers.

Nous devons absolument consommer quotidiennement des graisses composées d'acides gras insaturés, afin d'apporter à l'organisme les éléments dont il a besoin sur le plan lipidique et vitaminique. Ces corps gras ne sont pas stockés car ils sont immédiatement utilisés.

Nous avons tendance, dans l'alimentation moderne, à consommer en grande quantité des produits contenant des graisses saturées au détriment des graisses insaturées, sauf dans les pays méditerranéens où l'huile d'olive, entre autres, est très présente. Les aliments qui contiennent le plus de graisses insaturées sont les huiles vierges de première pression à froid, les fruits oléagineux (*olea*, dont on tire l'huile), les poissons, les volailles et notamment le foie gras !

Notre consommation journalière de graisses doit se situer entre 40 et 60 g pour un adulte de 65 à 75 kg n'ayant pas une grande activité physique. Cette ration devrait être répartie en un quart de graisses saturées tout au plus et trois quarts de graisses insaturées. À l'intérieur de ces graisses insaturées, un tiers devrait être des monoinsaturées et deux tiers des polyinsaturées. Il est nécessaire d'insister sur l'importance de consommer des lipides journellement, en les répartissant correctement et en ayant soin de ne pas utiliser des produits raffinés ou hydrogénés en ce qui concerne les huiles ou les margarines.

À titre d'exemple théorique, pour un adulte, la répartition dans une journée pourrait se faire de la façon suivante :

- 10 g d'acide gras saturé (en hiver surtout ou si on a une activité physique régulière) soit l'équivalent d'un petit carré de beurre ou d'une graisse végétale solide ;
- 8 g (1 cuill. à soupe rase) d'acide gras monoinsaturé oméga-9 oléique (olive) ;
- 16 g (2 cuill. à soupe rases) d'acide gras polyinsaturé oméga-6 linoléique (carthame, tournesol, sésame…) ;
- 8 g (1 cuill. à soupe rase) d'acide gras polyinsaturé linolénique oméga-3 (colza, noix, chanvre, lin, noisette…) ;
- 0,5 à 1 g d'acide gras polyinsaturé oméga-3 EPA et DHA (poissons gras, spiruline). Pour une ration d'environ 50 à 120 g de petits poissons gras (sardines, maquereau, hareng, spiruline), on obtient en moyenne 1,2 g de DHA et EPA ;
- le complément se fait dans les diverses autres sources de l'alimentation quotidienne (céréales, oléagineux, protéines animales – attention dans ce cas aux excès en acides gras saturés).

Cet exemple donne un aperçu des besoins quotidiens en acides gras et de leur répartition, mais chaque individu et chaque âge de la vie ont des besoins plus spécifiques que le naturopathe évalue au cas par cas. Les besoins en acides gras ne sont pas les mêmes pour un adolescent au cours de la puberté, que pour une femme enceinte ou que pour une personne souffrant d'une maladie inflammatoire.

Nos habitudes alimentaires occidentales engendrent une trop forte consommation d'oméga-6 par rapport aux oméga-3. Nous arrivons parfois à des rapports allant de 10 à 30 oméga-6 pour 1 oméga-3, alors que la moyenne devrait se situer aux alentours de 4 oméga-6 pour 1 oméga-3. Dans certains cas, lorsque le système nerveux (très grand consommateur d'acides gras polyinsaturés) est en difficulté, il faudrait même porter ce rapport à 1 oméga-3 pour 1 oméga-6. Cet excès d'apport en oméga-6 dans notre alimentation moderne se fait au détriment de notre santé, comme de nombreuses études sur le sujet le démontrent. Les maladies inflammatoires chroniques, les dégénérescences du système nerveux, les maladies cardiovasculaires sont très concernées par cet excès d'oméga-6 au détriment des oméga-3[1].

Vous trouverez ci-dessous un tableau des aliments contenant des lipides classés en fonction de la nature de leurs acides gras (l'acide gras majoritairement présent est signalé).

---

1. Simopoulos AP. "Essential fatty acids in health and chronic disease." *Am. J. Clin. Nutr.* 1999.
Simopoulos AP. "The importance of the ratio of omega-6/omega-3 essential fatty acids." *Biomed Pharmacother.* 2002.
Singh RB: "Effect of an Indo-Mediterranean diet on progression of coronary artery disease in high risk patients: a randomised single-blind trial. " *Lancet* 2002.

SATURÉS	MONOINSATURÉS	POLYINSATURÉS
Viandes (du plus gras au moins gras) : charcuteries, porc, mouton, volaille, bœuf, veau. **Laitages** (du plus gras au moins gras) : beurre, crème fraîche, fromages à pâte dure, fromages à pâte molle, fromage blanc, yaourt, lait. Œuf Graisses végétales : graisses de palme, de coprah (noix de coco), margarines hydrogénées.	**Huile PPF* :** arachide (oméga-9), argan (oméga-9 et 6), olive vierge (oméga-9), noisette (oméga-9). En partie dans : autres huiles PPF, beurre et laitage, volaille, foie gras, oléagineux, margarines non hydrogénées.	**Oléagineux** : amande, arachide, courge (pépins), noisette, noix, noix de cajou, pignon, pistache, sésame, olive (noire), avocat, tournesol (graines). **Huiles PPF** : bourrache** (oméga-6), cameline (oméga-3), carthame (oméga-6), chanvre (oméga-6 et 3), colza (oméga-9 6 et 3), germe de blé **(oméga-6), germe de maïs (oméga-6), lin (oméga-3), noix (oméga-6 et 3 +), onagre **(oméga-6), pépins de courge (oméga-6), pépins de raisin*** (oméga-6 et 9), sésame (oméga-9), soja (oméga-6), tournesol (oméga-6)
		Poissons**** (du plus gras au moins gras) : anchois, sardine, saumon (sauvage), thon germon ou albacore, hareng, morue, rouget, turbot, daurade, bar, merlan, saint Pierre, raie, sole, truite (sauvage).

* PPF : Première pression à proid

** Bourrache, onagre et germe de blé ne sont pas des huiles à usage alimentaire : elles sont utilisées en complément alimentaire.

*** Attention : l'huile de pépins de raisin est quasiment toujours raffinée.

**** Les poissons sont plus ou moins gras selon la période de l'année où ils sont pêchés.

Les huiles raffinées sont obtenues par extraction à chaud (+ de 100 °C) et bien souvent, afin d'augmenter le rendement, par l'addition de solvants dérivés du pétrole comme l'hexane (hydrocarbure saturé C6 H14). Il y a modification de la nature même des acides gras par la chaleur mais, ensuite, vient tout un cortège d'opérations de raffinage nécessaires afin d'éliminer les traces de produits chimiques (pesticides) utilisés en agriculture intensive ainsi que les solvants utilisés à l'extraction.

Voici quelques étapes du raffinage d'une huile industrielle : extraction à chaud (parfois plusieurs centaines de degrés !) et pressage, extraction par solvant chimique (hexane), puis raffinage par démucilagination (on enlève certains polysaccharides naturels), « lavage » de l'huile, neutralisation de l'acidité par un bain de soude, décoloration, désodorisation, puis recoloration afin de lui donner une couleur « standardisée » ! Ces différentes opérations industrielles font subir des contraintes de changement de température et de pression à l'huile. Peut-on encore parler d'une huile végétale naturelle à ce stade ?

Rappelons ici que les corps gras ont une fâcheuse tendance à concentrer molécules de synthèse, produits chimiques, pesticides, solvants. Au contraire, une huile vierge de première pression à froid (– de 50 °C) est pressée et filtrée, et seulement cela, mais c'est bien là toute la différence. D'un côté un produit industriel, de l'autre un produit que la nature nous donne depuis des millénaires et que nous n'avons nullement besoin de corriger.

La chaleur et la cuisson modifient la structure des huiles et, lorsqu'un certain seuil critique de chaleur est dépassé (point de fumage), il y a formation de produits toxiques pour l'organisme, dont l'acroléine (aldéhyde acrylique), toxique pour le foie et que l'on soupçonne d'être cancérigène. Le chauffage d'une huile génère des acides gras modifiés (acides gras *trans*) qui ne sont pas reconnus par l'organisme et que l'on suspecte fortement de participer aux processus dégénératifs dans les maladies cardiovasculaires, en se comportant comme les acides gras saturés (cf. les études citées plus haut).

Les huiles qui résistent le mieux à la chaleur sont l'huile d'arachide et d'olive mais il ne faut toutefois pas dépasser 210 °C sous peine de voir se former des éléments toxiques. L'huile de tournesol peut supporter une élévation de température jusqu'à 160 °C ; quant aux autres huiles, elles ne doivent pas être chauffées au-delà de 140 °C. La friture étant en général effectuée à 170 °C minimum, les huiles doivent être régulièrement changées en totalité (ne pas rajouter de l'huile) et, en principe, avant la quatrième ou cinquième friture. Plus on attend, plus l'huile se dégrade. Pour pallier ces inconvénients, il est possible d'utiliser l'huile de palme pour la friture car elle est stable jusqu'à 230 °C.

En tout état de cause, l'usage de l'huile chauffée ou cuite devrait rester l'exception, sa consommation crue étant le meilleur des apports en acides gras pour l'organisme.

Quant aux margarines, il en existe trois sortes :

- celles qui sont confectionnées à base de graisses animales saturées (baleine, porc) et de graisses végétales solides (coprah, palme) souvent utilisées en grande quantité par l'industrie agroalimentaire ; il n'y a dans ce cas que des acides gras saturés ;
- celles qui sont fabriquées à partir de graisses végétales solides et d'huiles végétales liquides qui subissent, par un procédé chimique utilisant du nickel, une saturation en hydrogène des doubles liaisons disponibles, ce qui les rend solides. L'inconvénient de ce procédé est que les acides gras sont également saturés mais, pis encore, ces acides gras changent de structure sous l'effet de la manipulation chimique et se transforment en acides gras *trans* au lieu de la forme *cis* qui est la forme habituellement reconnue par l'organisme. C'est l'organisation spatiale de l'acide gras qui se modifie : lorsque les atomes d'hydrogène H sont du même côté au niveau de la double liaison elle est dite *cis*, lorsqu'ils sont de part et d'autre de la double liaison, elle est dite *trans* et devient inopérante. Selon plusieurs études menées par des chercheurs aux États-Unis et aux Pays-Bas, ces acides gras *trans*, qui n'existent pas dans la nature, auraient une influence certaine dans l'augmentation du nombre de maladies cardiovasculaires. L'intérêt économique que représentent ces deux types de margarine fait qu'elles sont massivement utilisées dans une majorité de produits alimentaires industriels. Une réglementation européenne est en cours pour obliger les industriels à spécifier, sur les emballages, la présence de ces graisses hydrogénées. Début 2011, un rapport a été remis à l'Assemblée nationale pour une proposition de loi sur l'étiquetage

des denrées alimentaires afin que chacun sache clairement ce que contiennent les aliments[1] ;

- celles qui sont élaborées à partir de graisses végétales solides et de graisses végétales liquides, et qui doivent leur aspect solide aux seuls procédés techniques de maintien d'une chaîne du froid. Ce sont celles qui sont les plus acceptables dans la mesure où les huiles utilisées sont de bonne qualité sans produits de synthèse – colorants, conservateurs – (agriculture biologique) et qu'elles ne contiennent pas une majorité de graisses végétales solides (palme et coprah).

L'intérêt des margarines est relatif, étant donné la présence importante de graisses saturées qui ne sont pas souhaitables, pour peu que l'on ait déjà un apport de ces graisses dans l'alimentation quotidienne (viande, laitages…).

L'excès de consommation de graisses saturées (viandes, laitages, produits industriels), au détriment des graisses insaturées, a des conséquences directes sur notre santé. Les premières études effectuées par l'OMS pendant 15 ans sur le fameux régime « crétois ou méditerranéen », riche en acides gras insaturés, et confirmées depuis par d'autres études, démontrent l'impact sur la santé d'un bon équilibre dans les apports quotidiens en acides gras[2].

Les bienfaits des huiles

Les graisses ne font pas grossir, dès lors que leur qualité, leur quantité et leur répartition sont correctes. Les acides gras que l'on en retire permettent de constituer des réserves énergétiques indispensables. Ils préservent l'intégrité de la membrane cellulaire et

1. www.assemblee-nationale.fr/13/rapports/r3156.asp – Mr J.L.Touraine – Député. Février 2011.

2. Lorgeril M, Renaud S, Mamelle N, Salen P, Martin JL, Monjaud I, Guidollet J, Touboul P, Delaye J. *Mediterranean alpha-linolenic acid-rich diet in secondary prevention of coronary heart disease. Lancet.* 1994 Jun 11 ; 343(8911):1454-1459. Erratum in : *Lancet* 1995 Mar 18. Lorgeril M. *Mediterranean diet in the prevention of coronary heart disease. Nutrition* 1998

renforcent sa qualité, ce qui est de première importance, notamment pour les cellules du système nerveux et du système cardiovasculaire. Ils participent à l'équilibre hormonal, notamment chez la femme où les perturbations sont souvent plus visibles. La simple utilisation de l'huile d'onagre en deuxième partie du cycle (du 14e au dernier jour du cycle) permet très souvent d'atténuer les effets du syndrome prémenstruel (SPM). Enfin, les acides gras participent à l'assimilation et à l'utilisation de certaines vitamines (A-D-E-K).

Les huiles suivantes ont tout intérêt à être consommées en alternance dans un cadre préventif et surtout au cours de certains problèmes de santé. Il est évident qu'elles viennent compléter l'alimentation et en aucun cas remplacer un traitement médical ou naturel :

- arachide : cholestérol, ulcères ;
- carthame : faiblesse de la vésicule biliaire, insuffisance hépatique, transit intestinal (légèrement laxative) ;
- colza (non raffinée !) : qualité du sang (thrombose), protection du système cardiovasculaire. Très bien équilibrée ;
- germe de blé : fatigue, épuisement, déminéralisation, oxydation cellulaire (riche en vitamine E) ;
- germe de maïs : cholestérol, troubles du système nerveux ;
- noisette : parasites intestinaux (ténia), calculs, période de croissance ;
- noix : épuisement du système nerveux, transit intestinal difficile, parasites intestinaux, calculs rénaux ;
- olive : protection des parois artérielles, terrain diabétique, épuisement, ostéoporose (prévention), calculs biliaires, problèmes de peau (pratiquement l'huile miracle !) ;
- sésame : troubles du système nerveux, mémoire défectueuse, surmenage intellectuel, états dépressifs, cholestérol (contient de la lécithine), oxydation cellulaire ;
- soja : cholestérol (lécithine), hypertension, terrain diabétique, protection du système cardiovasculaire, oxydation cellulaire (vitamine E) ;

– tournesol : régulation du système endocrinien (hormones), cholestérol, protection des parois artérielles, oxydation cellulaire (riche en vitamine E).

D'autres huiles plus rares, donc plus difficiles à utiliser en cuisine, sont néanmoins très intéressantes. Elles sont présentées sous forme de compléments alimentaires, en capsules généralement dosées à 500 mg ou en petites bouteilles (60 à 100 ml) et elles sont alors consommées à raison d'une à deux cuillères à café par jour. Ce sont les huiles suivantes :
– argan : oxydation cellulaire (vitamine E et béta carotène), système cardiovasculaire ;
– bourrache : cholestérol et triglycérides, sécheresse de la peau, des muqueuses et chute des cheveux, terrain diabétique ;
– cameline : état inflammatoire chronique (oméga-3), végétarisme (absence d'apport en poisson riche en oméga-3) ;
– chanvre : épuisement du système nerveux, dystonie, inflammation chronique : présence directe de l'acide gras gamalinolénique, intéressant si l'organisme n'est pas en mesure de synthétiser cet acide gras à partir de l'acide linoléique (carence en oligoéléments ou vitamines du groupe B) ;
– cynara cardunculus : terrain hépatique, régénération de la cellule hépatique, alcoolisme, suite de traitements chimiques lourds ;
– onagre : régulation des troubles du cycle chez la femme, irrégularité des cycles, arrêt des règles, troubles liés au syndrome prémenstruel, cholestérol, hydratant de la peau (eczéma, psoriasis, cheveux), terrain allergique, maladies dégénératives (du système nerveux), cancérinisme. Présence directe de l'acide gras gamalinolénique comme dans le chanvre ;
– lin (vierge non raffinée !) : huile fragile mais très intéressante pour sa composition exceptionnelle en oméga-3. Protection cardiovasculaire, baisse du cholestérol et des triglycérides, terrain inflammatoire, épuisement nerveux. Madame la doctoresse Kousmine préconisait cette huile dans la prévention des cancers ;

- pépin de courges : cicatrisation (tube digestif), congestion et adénome de la prostate, régulation urinaire (présence de stérols) ;
- rose musquée du chili : problèmes de peau, cicatrisation, anti-vieillissement, couperose.

Enfin, toutes les huiles peuvent être utilisées en usage externe : elles ont la capacité de pénétrer la peau et d'être parfaitement assimilées, contrairement aux produits de synthèse, corps gras issus du raffinage du pétrole (attention à l'huile de paraffine). Ce sont les huiles d'amande douce, d'avocat, d'abricot (noyaux), de jojoba et de macadamia.

Les corps gras et particulièrement les huiles vierges de première pression à froid sont indispensables à toutes les fonctions organiques. La mauvaise réputation qui a été faite aux corps gras depuis des décennies et la qualité déplorable de ce qui est utilisé aujourd'hui dans l'industrie agroalimentaire peut, en partie, expliquer pourquoi de nombreux troubles et certaines pathologies dites de civilisation se sont développés de façon exponentielle depuis une cinquantaine d'années. Beaucoup de personnes s'inquiètent de la qualité de l'huile qu'elles mettent dans le moteur de leur véhicule, mais combien d'entre nous ont vraiment conscience de l'importance de cette richesse que la nature met à notre disposition, et qui est essentielle au vivant ?

En résumé, les lipides :

- approvisionnent nos réserves énergétiques ;
- régulent la fonction neuroendocrinienne ;
- participent à la construction de la membrane cellulaire ;
- jouent un rôle essentiel dans le processus anti-inflammatoire ;
- assurent une fonction antioxydante et protectrice ;
- participent à la fabrication des hormones ;
- permettent l'assimilation et le stockage des vitamines A-D-E-K.

Nous vous proposons, pour essayer, la recette de Valérie[1] de la sauce au sésame.

1. Retrouvez les recettes de Valérie Cupillard sur son blog : www.biogourmand.info.

Sauce minute au sésame

3 cuill. à soupe d'huile de sésame
1 cuill. à café de sauce de soja (tamari ou shoyu)
Gomasio (mélange de sel et sésame toasté)

Émulsionnez l'huile avec la sauce de soja. Salez avec le Gomasio.

Cette sauce assaisonnera les salades vertes et toutes les crudités : les carottes râpées, les endives... Elle peut remplacer une vinaigrette sur les poireaux, la betterave...

2 ■ Les protides

Ce terme regroupe les peptides, les acides aminés et les protéines qui sont composées principalement d'azote, de carbone, d'hydrogène et d'oxygène. Comme l'organisme ne peut pas utiliser l'azote qui se trouve dans l'air, il doit trouver cet élément quotidiennement dans l'alimentation, donc dans les aliments riches en protéines.

Les protéines sont très importantes pour notre organisme : elles jouent un rôle de structure pour nos tissus. Ce sont un peu les « briques » qui permettent l'élaboration du sang, des muscles, des viscères. Elles participent également à de nombreuses réactions biochimiques, tant au niveau hormonal que sur le plan immunitaire. On considère que les apports moyens en protéines doivent être d'un gramme par kilo de poids, autrement dit, si vous pesez 60 kg, vous devrez apporter 60 g de protéines par jour à votre organisme. Mais ce chiffre peut varier en fonction de l'activité. Si la dépense physique est importante, nous avons besoin de plus de protéines, de 1 g à 1,5 g par kilo de poids, par jour, pour permettre la reconstruction des tissus. Si nous avons peu d'activité et que nous sommes plutôt sédentaires, le besoin minimum est toujours de 1 g par kg de poids par jour. Cette règle vaut aussi pour les personnes âgées qui ont tout autant besoin de ces protéines que les plus jeunes ; ce point ne doit pas être négligé dans l'alimentation de la personne âgée.

Pour recevoir 10 g de protéines, il faut consommer, au choix :
- 50 g de viande ;
- 40 g de volaille ;
- 60 g de poisson ;
- 50 g de crustacés (crevettes, crabes, langoustines) ;
- 50 g de fruits de mer (moules, pour les huîtres 4 fois plus) ;
- 1 à 2 œufs de bonne qualité (bio) ;
- 60 g de céréales complètes + 20 g de légumineuses impérativement associés au même repas ;
- 40 g de soja (moins pour les dérivés, de type tofu, ou desserts) ;
- 50 g d'oléagineux (amandes, noix, noisettes, cajou, pistache). Attention, ces aliments sont également très riches en lipides !
- 120 g de fromage blanc ;
- 30 à 50 g de fromage, les pâtes dures étant les plus riches en protéines ;
- 2 yaourts au lait de vache ;
- 2 yaourts au lait de soja ;
- 20 g (2 cuillères à soupe) de levure de bière maltée en paillettes.

Les protéines sont des éléments complexes et leur dégradation nécessite un travail important du tube digestif. Une protéine est composée d'acides aminés (la plus petite partie) qui forment des chaînes plus ou moins complexes. Une chaîne composée de moins de 100 acides aminés est appelée peptide. Au-delà de 100 acides aminés, il s'agit alors d'une protéine.

Les acides aminés sont au nombre de 20, mais huit d'entre eux sont dits essentiels, car nous ne pouvons pas les synthétiser :
- L. isoleucine ;
- L. leucine ;
- L. lysine ;
- L. methionine ;
- L. phenylalanine ;

– L. threonine ;
– L. tryptophane ;
– L. valine[1].

Ces huit acides aminés sont dits essentiels car ils doivent être présents quotidiennement dans notre alimentation, dans des proportions précises. Il est préférable qu'ils soient assimilés ensemble afin d'optimiser la valeur nutritionnelle de la protéine.

L'œuf (de poule) est la protéine idéale de référence qui sert de base de comparaison avec toutes les autres protéines. L'avantage des protéines animales, viande, poisson, œuf, lait et fromage, réside dans le fait qu'elles sont en principe les seules à contenir les acides aminés essentiels dans les proportions requises. L'inconvénient, c'est qu'ils contiennent beaucoup de graisses, notamment saturées, qui présentent peut d'intérêt pour l'organisme et qui augmentent les risques de maladies cardiovasculaires (cf. « les lipides »). De plus, les viandes issues de l'élevage industriel sont souvent plus riches en graisse et en eau, l'objectif étant d'augmenter le poids et le volume de l'animal au détriment de la qualité du muscle, pour des raisons évidentes de rentabilité. Plus une viande est grasse et moins les protéines sont assimilables.

Les végétaux et notamment les céréales, les légumineuses et les oléagineux sont également composés d'acides aminés essentiels, mais présentent l'inconvénient de n'en contenir que sept sur huit. Pour les céréales, il manque la L. Lysine, et pour les légumineuses, la L. Methionine. L'absence de l'un ou l'autre de ces acides aminés limite

1. Le L. signifie Lévogyre (qui tourne vers la gauche) : cela indique que la lumière polarisée au niveau de ces molécules tourne vers la gauche. Cette spécificité fait que la molécule est facilement reconnaissable par nos enzymes qui peuvent les assimiler, c'est un signe de vie. Lorsqu'une molécule devient D (Dextrogyre : qui tourne vers la droite) le phénomène est inversé, il n'y a pas reconnaissance ou une difficulté à reconnaître la molécule. Même si certaines molécules naturelles sont dextrogyres, c'est plus souvent le cas des molécules de synthèse ou d'éléments ayant subi des transformations par cuisson ou autres procédés (four micro-ondes, par exemple).

l'assimilation des sept autres : c'est ce que l'on appelle le facteur limitant. Afin de pallier ce problème, il faut associer au cours d'un même repas, et si possible dans le même plat, trois quarts de céréales pour un quart de légumineuses. Le maillon manquant est alors présent et l'assimilation des autres acides aminés est optimisée.

Dans la cuisine traditionnelle, quels que soient les continents, on retrouve toujours des associations de ce type dans les menus quotidiens. Semoule et pois chiches en Afrique du Nord, riz et lentilles en Asie du Sud-Est, riz et soja en Extrême-Orient, maïs et haricots rouges en Amérique. En Europe, on consommait traditionnellement du pain (blé) et des haricots ou des lentilles en soupe, de la pâte et des fèves, des pâtes et des haricots. La consommation de viande, de volaille, de gibier ou de poisson restait exceptionnelle. Ce sont les habitudes modernes qui nous poussent à consommer de manière excessive (quotidiennement) les produits animaux au détriment des céréales et des légumineuses.

Au cours de la digestion, la dégradation des protéines, surtout animales, et dans une moindre mesure des légumineuses, génère des déchets acides comme les purines, l'urée et l'acide urique. Le processus de dégradation des protéines sollicite fortement le tube digestif et notamment le pancréas dans sa fonction exocrine (enzymes digestives). Le foie et le rein sont mis à contribution pour l'élimination des acides ainsi que la peau, qui joue un rôle de dérivation du rein (transpiration), sans oublier les articulations et les tissus qui stockent ces déchets. Toutes les protéines, mais surtout les déchets issus de leur dégradation, sont plus ou moins acidifiantes pour l'organisme.

L'avantage des protéines végétales par rapport aux protéines animales est l'absence de graisses saturées dans les aliments végétaux. Il leur est souvent reproché leur plus faible teneur en protéines ainsi que le facteur limitant (absence d'un acide aminé essentiel). La quantité ne fait pas tout : c'est surtout la biodisponibilité et l'assimilation, ainsi que l'absence de graisses, qui en font des aliments intéressants. La richesse en minéraux, en vitamines et en fibres des végétaux est aussi un avantage. Les minéraux contenus dans les céréales sont plutôt alcalins (potassium, calcium, magnésium), ce qui permet de neutraliser les acides issus de la dégradation des protéines végétales, contrairement aux produits animaux, la viande notamment, qui en contiennent beaucoup moins. Rappelons que les acides aminés sont soufrés et que ce minéral est par nature déjà acide.

Certains aliments, d'origine végétale, contiennent les huit acides aminés. Il semblerait que le quinoa (*Chenopodium quinoa*), aliment qui nous vient d'Amérique latine (hauts plateaux andins), contienne les huit acides aminés essentiels. Il est à tort considéré comme une céréale, car son aspect (petits grains ronds) et la façon de le cuisiner le font assimiler aux céréales, mais c'est une plante de la famille des betteraves (*Chenopodiaceae* ou *Amaranthaceae*), très riche en minéraux et protéines.

Le soja ou soja jaune (*Glycine max.*) est une légumineuse qui contient également les huit acides aminés. Assez peu consommé en Europe sous sa forme naturelle, on utilise de plus en plus d'aliments dérivés : laits de soja, desserts au soja, tofu (fromage issu de la fermentation du lait de soja, à cuisiner accompagné de légumes), sauces de type shoyu et tamari en accompagnement des plats chauds ou des salades. Les « germes de soja » sont improprement associés au soja : il s'agit d'une légumineuse proche du haricot mungo ou encore soja vert (*Vigna radiata*), qui n'a pas la même composition, et donc pas le même intérêt. Lorsqu'il est germé, il entre dans la catégorie des légumes du fait de sa nouvelle composition. Enfin, il faut veiller à ce que le soja ne soit pas transgénique (OGM), pour les raisons que nous évoquerons plus loin. Malgré l'intérêt que peut susciter le soja, il est conseillé de ne pas en abuser en le consommant chaque jour à plusieurs reprises ; comme toute légumineuse, il génère une quantité de déchets (purines) souvent aussi importante que les produits animaux. Enfin, ses effets oestrogéniques peuvent avoir une influence dans certaines situations et il est déconseillé d'en consommer en grande quantité (plus d'une fois par jour), notamment chez l'enfant de moins de trois ans, la femme enceinte et les personnes sous traitement thyroïdien.

D'autres produits, comme le germe de blé et la levure de bière maltée, apportent les huit acides aminés essentiels. Ces deux produits sont utilisés en complément d'une alimentation pauvre en protéines (végétarienne), en ne dépassant pas deux à trois cuillérées à soupe par jour de l'un ou l'autre. En général, on saupoudre les aliments, légumes, salades, yaourts avec la levure de bière maltée ou le germe de blé, sans les faire chauffer, car les vitamines du groupe B contenues dans ces compléments sont très sensibles à la chaleur.

Enfin, les algues de mer ou d'eau douce, et notamment la spiruline (*Artrospira platensis*), micro-organismes particulièrement riches en protéines et qui contiennent les acides aminés essentiels, sont des aliments du futur très prometteurs (cf. « les algues »).

Aliments à dominante protéique

Animal : viandes rouges et blanches, volailles, charcuteries, poissons, crustacés, fruits de mer, œufs, laits, fromages, beurre.

Végétal : légumineuses, soja, quinoa, association céréales (3/4) + légumineuses (1/4), oléagineux, algues, levure de bière maltée, germes de blé.

En résumé, les protéines :

- sont les matériaux nécessaires à la construction de nos cellules et de nos tissus ;
- participent à de nombreuses réactions biochimiques (hormones, enzymes...).

Valérie nous propose une recette à base de protéines végétales.

Cari d'automne au tofu fumé et au curcuma

Pour 2 personnes

300 g de potimarron
2 carottes
3 cuill. à soupe d'huile d'olive

1 cuill. à soupe de curcuma
1 oignon jaune
4 cuill. à soupe de lentilles corail
1 feuille de laurier
100 g de tofu fumé

Coupez les légumes en petits cubes. Si le potimarron est jeune (en début de saison), il est inutile de l'éplucher : la peau devient tendre après cuisson.

Dans une cocotte à fond épais, versez l'huile d'olive, ajoutez l'oignon émincé et saupoudrez de curcuma. Mélangez quelques instants, puis ajoutez tous les autres légumes et les lentilles corail. Versez 2 verres d'eau et laissez cuire 10 minutes, puis ajoutez la feuille de laurier et le tofu fumé coupé en petits dés. Salez. Lorsque les légumes sont cuits, le bouillon de cuisson se transforme en sauce grâce aux lentilles corail qui font le liant.

Ce plat s'accompagne d'une céréale : riz basmati complet, millet, boulgour de sarrasin…

3 ■ Les glucides

Les « sucres » sont extrêmement répandus dans la nature ; ils sont principalement composés de carbone, d'hydrogène et d'hydrates de carbone, d'où leur ancienne dénomination. Nous préférons le terme de glucides qui vient du grec *glukus* (« doux ») et qui prend en compte l'ensemble des éléments qui constituent les sucres. L'amidon désigne la forme des sucres stockés par le végétal. Le glycogène désigne les sucres stockés dans les muscles et le foie par l'homme et l'animal.

Les différentes structures chimiques des sucres, de la plus simple à la plus complexe, sont les suivantes :

- les monosaccharides ou sucres simples, avec le glucose, le fructose et le galactose. On trouve, au sein même de la cellule, des sucres simples entrant dans la composition de l'ADN et de l'ARN : les pentoses ;

– les disaccharides, avec le lactose, le maltose et surtout le saccharose qui est le sucre blanc raffiné, beaucoup trop consommé de nos jours ;
– les polysaccharides, avec l'amidon assimilable et la cellulose, l'hémicellulose, constituants importants des fibres végétales non assimilables.

Les hétérosides sont des composés protéiques ou lipidiques comportant une partie « ose », c'est-à-dire « sucre », que l'on trouve dans les nucléotides présents dans la cellule au niveau de l'ARN et de l'ADN, les glycoprotéines et les glycolipides présents dans nos tissus. Des sucres très complexes sont également présents dans les bactéries, ce qui explique leur affinité pour le sucre et les milieux envahis par celui-ci (tube digestif, par exemple, avec une alimentation moderne contenant trop de sucres raffinés). Enfin, un grand nombre d'hétérosides ont des propriétés thérapeutiques.

Jusqu'à une période récente, on avait coutume de séparer les sucres lents des sucres rapides dans une classification un peu réductrice. Les dernières données scientifiques démontrent que ce n'est pas seulement à partir de la composition d'un aliment glucidique que l'on peut le classer dans telle ou telle catégorie. Il est nécessaire de savoir si l'aliment est consommé seul, d'où une absorption rapide, ou avec d'autres aliments plus complexes qui ralentissent son absorption. Enfin selon la qualité de l'aliment, s'il est raffiné ou s'il est complet, sa vitesse d'assimilation par l'organisme ne sera pas la même. La complexité de la biochimie digestive, l'état de la flore intestinale, la qualité des aliments et les associations alimentaires font que l'on ne parle plus de sucres lents ou rapides mais d'index *glycémique*. C'est Jenkins et son équipe[1] qui mirent au point la classification des aliments par index *glycémique*, selon leur vitesse d'absorption et l'in-

1. « *Slow release dietary carbohydrate improves second meal tolerance* », *American Journal-Clin.nutr* 34 :362-6, 1982.

cidence qu'elle a sur l'élévation de la glycémie (niveau de sucre dans le sang).

Ainsi, plus un aliment possède un index glycémique bas, plus le niveau de sucre (glucose) dans le sang s'élève lentement, sans à-coups. Cette classification est d'un intérêt majeur pour nous, car nous devons éviter de consommer des aliments à index glycémique trop élevé. En effet, si nous apportons à notre organisme un aliment très sucré et que l'absorption se fait rapidement, un pic de glycémie important survient. Afin de stabiliser cette situation, notre pancréas sécrète de l'insuline pour abaisser rapidement le niveau de sucre dans le sang (glycémie). Celui-ci redescend assez vite et bien souvent en deçà de la norme requise, ce qui provoque une hypoglycémie réactionnelle, autrement appelée « coup de pompe ». Cela génère une nouvelle demande urgente en sucre et déclenche un processus pervers, avec des hauts et des bas énergétiques qui affectent nos performances physiques et intellectuelles.

Par ailleurs, des études ont démontré la corrélation qui existe entre la consommation d'aliments à index glycémique élevé, la faible présence en fibres et le risque d'apparition du diabète non insulinodépendant (diabète tardif ou gras)[1].

Enfin, trois études démontrent que la consommation d'aliments à index glycémique bas diminue les risques dans les maladies cardiovasculaires, notamment par élévation du bon cholestérol (HDL) et abaissement du mauvais cholestérol (LDL) et des triglycérides[2].

Nous citons volontairement toutes ces études, parmi tant d'autres publiées dans les plus éminents journaux scientifiques de la planète, pour montrer que le monde scientifique poursuit des

---

1. Salmeron et coll., « *Dietary fiber, glycemic load and risk of NIDDM in men.* » *Diabete Care*, 20 (4) : 545-550, 1997.

2. Brand Miller, « *Importance of glycemic index in diabetes* », *American Journal Clinic Nutrition* – 59(s) :747s-752s., 1994. Frost, « *Glycemic index as a determinant of serumHDL-Cholesterol concentration* », *Lancet*, 353(9158):1045-1048, 1999. Luscombe, *European Journal Clinic Nutrition* 53 : 473-478, 1999.

recherches intéressantes qu'il publie régulièrement, mais il est rarement entendu, sauf si les industriels y trouvent leur intérêt.

L'index glycémique évalué sur une échelle de 0 à 100 nous permet une appréciation plus judicieuse de cette catégorie d'aliments si importante.

Voici quelques exemples, parmi les aliments les plus courants, des index glycémiques du plus bas vers le plus élevé :

- 0 à 20 : légumes verts, salades, tomates, citrons, soja, cacahuètes ;
- 20 à 30 : oranges, lentilles, haricots blancs, pois cassés, chocolat noir (+ de 70 % de cacao)
- 30 à 40 : pommes, poires, cerises, abricots secs
- 40 à 50 : jus de fruits naturels (sans sucre), haricots rouges, azukis, petits pois, pâtes complètes, patates douces ;
- 50 à 60 : pain complet (blé), pain bis, millet, sarrasin, quinoa, riz complet et toutes les céréales complètes en général, confitures sans sucre, pop-corn, chips, ignames, papayes, fruits secs : dattes, figues, raisins secs, bananes.
- 60 à 70 : céréales raffinées : blé, farine de blé, riz blanc, pain blanc, maïs, betterave, pastèque, glaces ;
- 70 à 80 : pommes de terre à l'eau, céréales soufflées et sucrées (consommés aux petits déjeuners) : corn-flakes, biscuits, barres chocolatées, carottes, potimarrons, chocolat au lait, frites, gaufres ;
- 80 à 90 : purée de pommes de terre industrielle, confitures, miel, sirops de céréales (riz, blé...), sirop d'érable, sodas, boissons sucrées, rapadura, pain suédois soufflé ;
- 90 à 95 : baguette, pain de mie, viennoiseries, pommes de terre au four, sucre non raffiné ;
- 100 : sucre blanc raffiné.

Les glucides jouent un rôle énergétique essentiel ; c'est le principal carburant de la cellule. Ils participent à la fabrication de nombreux éléments indispensables au bon fonctionnement de notre organisme.

Certaines cellules, comme les globules rouges (sang) et la cellule nerveuse (et notamment le cerveau), n'utilisent que du glucose.

Comme notre stock est très limité – dans les muscles et dans le foie –, son apport régulier est nécessaire chaque jour et en proportion relativement importante par rapport aux autres aliments. Mais nous devons surtout veiller à sa qualité et donc à son index glycémique. Il est préférable d'assimiler lentement un aliment riche en sucre afin de libérer progressivement celui-ci dans le sang, que d'effectuer un apport massif en sucre à index glycémique élevé. Celui-ci étant immédiatement assimilé et libéré dans le flux sanguin, le taux de sucre dans le sang ne pouvant pas dépasser un certain niveau (entre 0,80 et 1 g de sucre par litre), l'insuline et donc le pancréas sont immédiatement sollicités pour éliminer l'excès de sucre. Il sera alors stocké sous forme de graisses.

Depuis un siècle, la consommation de sucre est passée de 15 kg par an et par personne à 40 kg par an et par personne, sachant qu'au XIXe siècle, la consommation par personne avoisinait les 5 kg par an. En Amérique du Nord, on atteint les 70 kg par an et par personne ! Il ne faut pas chercher trop loin la cause des dérèglements hormonaux que l'on constate chez les plus jeunes générations, obésité, diabète et autres perturbations dues à un excès de déchets liés à la dégradation des sucres. En consommant de plus en plus de sucre raffiné au détriment des sucres naturellement contenus dans les céréales, les légumes et les fruits, nous aggravons les carences en vitamines du groupe B. Celles-ci, notamment la B1, jouent un rôle essentiel dans la transformation et l'assimilation des sucres. Par ailleurs, l'absence de fibres (cf. « les fibres ») dans les aliments raffinés aggrave encore plus la situation, notamment sur les plans digestif et métabolique. Avant même de chercher à soigner les maladies métaboliques, il serait urgent de mettre en place une véritable politique de prévention, et la prévention, en la matière, ne consiste pas seulement à parler des caries dentaires ! Mais, ici comme ailleurs, le discours dérange et remet en cause le solide équilibre de certains groupes agroalimentaires plus enclins à observer la courbe des bénéfices et des cours du sucre que celle des maladies liées à une surconsommation de cet or blanc !

Nous ne pouvons pas nous passer d'aliments riches en glucides, mais c'est de leur qualité dont nous devons nous préoccuper.

Ainsi, il vaut mieux :

- à la place des farines blanches (type 45 ou 55[1]) pour le pain, les pâtisseries, les viennoiseries, les biscuits, les pâtes, consommer des farines bises (type 65), semi-complètes (type 80), complètes (type 110) ou intégrales (type 150), en les introduisant très progressivement dans l'alimentation. Quitte, au début, à mélanger des produits raffinés avec des produits semi-complets afin de faciliter l'adaptation du tube digestif à ces nouveaux aliments. Leur richesse en fibres peut perturber le fonctionnement du système digestif, qui se trouve bien souvent dans un triste état ; il faut donc procéder par paliers. Attention : afin de donner un aspect plus rustique ou plus complet à certains pains, l'industrie agroalimentaire n'hésite pas à rajouter des colorants, ou des fibres extraites lors du raffinage, à des farines de type 55. Il est donc important de savoir à partir de quelles farines sont préparés les pains que l'on achète. Les circuits de produits biologiques et les magasins spécialisés ont pour habitude d'étiqueter et de préciser les types de farine utilisés, ce qui est rarement le cas dans les circuits classiques ; il ne faut pas hésiter à se renseigner pour devenir un « consom'acteur » ;
- remplacer le riz blanc, par du riz semi-complet ou complet ;
- éliminer le sucre blanc, pour le remplacer par du sucre non raffiné (et non par du sucre roux, bien souvent raffiné et recoloré ensuite pour plaire aux consommateurs !). Utiliser du sucre complet, ou du rapadura qui est une poudre goûteuse contenant encore de la mélasse et extraite du jus de canne séchée, puis râpée, d'où son nom brésilien de *rapadura*. Préférer pour les préparations et

1. Les types de farines sont classés, en France, en fonction du résidu de minéraux restant après avoir consumé 100 gr de farine. Une farine de type 110 contient 110 cg de cendres minérales, avec une petite variation de + ou –10 %. Plus une farine est raffinée, moins elle contient de minéraux, c'est le cas de la T45 utilisée pour la pâtisserie et de la T55 pour le pain blanc.

les desserts du sirop de céréales (blé, riz, épeautre...), du sirop d'érable ou d'agave ;
- à la place des jus industriels et des sodas, préférer les jus frais ou les fruits entiers de saison ;
- remplacer les céréales raffinées, quelle que soit leur forme (flocons, céréales du petit-déjeuner, farines, préparations de type tartes, pâtisseries, pains...) par des céréales semi-complètes ou complètes ;
- varier les céréales et ne pas consommer trop de blé (froment) ni de seigle. Il semble en effet que ces deux céréales, génétiquement transformées depuis quelques milliers d'années par l'homme pour des raisons de rendement, ne soient pas toujours bien tolérées. Elles ne sont pas reconnues par l'organisme et une certaine intolérance s'installe, notamment chez les sujets sensibles au niveau hépatique et intestinal. Les conséquences sur la santé dépassent le seul cadre de l'intolérance au gluten.

Pour le Dr Jean Seignalet[1], les céréales, mais plus particulièrement le blé (le froment), le seigle et le maïs, sont des aliments qui posent problème car ils ne seraient pas reconnus par notre organisme. Depuis des milliers d'années, l'homme a pratiqué des croisements (hybridation) entre les espèces pour accroître leur résistance, leur rendement et améliorer la panification (grâce au gluten). Ce faisant, la nature génétique de ces espèces s'est modifiée, notamment pour le blé qui est passé, pour son espèce d'origine (*triticum monococcum* ou petit épeautre), de sept à 21 paires de chromosomes pour le blé tendre actuel (*triticum aestivum*). Il semble que l'homme ne se soit pas adapté à cette modification et cela génère une réaction plus ou moins importante selon les individus de rejet par l'intermédiaire du système immunitaire.

Après de nombreuses expériences de suppression de cet aliment, accompagnée d'un retour à une alimentation saine et moins cuite,

1. *L'alimentation ou la troisième médecine*, Éditions François-Xavier de Guilbert, 2001.

le Dr Seignalet fait état de nettes améliorations chez ses patients atteints de maladies graves (80 % de succès dans la polyarthrite rhumatoïde !).

Pour ma part, l'application de cette théorie dans les conseils que je donne à certaines personnes m'a permis de constater des améliorations très nettes dans les troubles courants de la digestion, dans la prise de poids, les troubles du sommeil et l'état général (fatigue, manque d'énergie). J'ai pu constater également les bienfaits d'une telle exclusion au cours de l'accompagnement de personnes souffrant de maladies chroniques où dégénératives, sous traitement médical classique. C'est un peu comme si l'organisme, n'ayant plus besoin de mobiliser une grande partie de son énergie dans cette réaction immunitaire permanente (réaction de rejet), pouvait mieux récupérer et déplacer sa force vitale vers d'autres fonctions.

Par ailleurs, de plus en plus de personnes souffrent d'une intolérance au gluten (1 sur 200), également appelée « maladie caeliaque ». Cette intolérance est une réaction du système immunitaire contre une molécule présente dans les céréales panifiables. On peut parler d'une allergie importante plutôt qu'une intolérance. Le gluten est un ensemble de protéines dont les deux principales, la gluténine et la prolamine, permettent au pain de lever plus facilement. Le gluten présente la caractéristique d'être élastique et visqueux, ce qui lui donne la propriété de s'agglutiner sur la paroi de l'intestin. La réaction inflammatoire qui se déclenche au cours de la phase d'allergisation perturbe les cellules intestinales et les distend. Cela a pour conséquence de laisser passer dans le milieu intérieur des molécules qui n'auraient jamais dû être absorbées. Le système immunitaire est déstabilisé et des pathologies plus graves peuvent trouver, en partie, leur origine dans ce phénomène.

Il est donc essentiel, dans la période inflammatoire et tant que le déclencheur de la réaction allergique exagérée n'a pas été identifié (à l'exclusion du gluten lui-même), de procéder à une éviction complète des céréales contenant du gluten, et qui sont : le blé, l'avoine, le seigle, l'orge, l'épeautre, le kamut (« BASOEK » pour s'en souvenir !)

Pour ma part, je procède à une exclusion progressive en commençant par le blé et le seigle, les deux céréales qui ont été le plus modifiées génétiquement et qui contiennent le plus de gluten. Ensuite, j'envisage une exclusion progressive en fonction de l'évolution des signes.

Il faut retenir que la question du gluten est différente de la non-reconnaissance des céréales mutées, premier cas de figure qui a été décrit plus haut. En effet, un individu peut ne pas connaitre d'inflammation au niveau intestinal et pourtant être intolérant à ce type de céréales, particulièrement le blé et le seigle.

Les céréales, ou assimilées, qui peuvent remplacer ces six céréales sont le riz, le sarrasin, le quinoa, le millet, la châtaigne (farine), le fonio (ancienne céréale africaine sans gluten), le manioc et le sorgho.

L'apport en glucides dans notre ration journalière doit être de 60 %, répartis en : 80 % de sucres à index glycémique inférieur à 50, 15 % de sucres non raffinés à index glycémique allant de 50 à 70 et 5 % de sucres à index glycémique supérieur à 80 %. On pourra se rapporter à ce sujet au passage sur la répartition idéale des apports (cf. « la diététique »).

Les principaux aliments glucidiques

Sucres : blanc, roux, non raffiné, complet, rapadura, sirops de céréales, miel, mélasse.

Légumes : aubergine, asperge, artichaut, betterave, blette, carotte, choux (vert, blanc, rouge, fleur, brocoli), concombre, courgette, cœur de palmier, cristophine (chou-chou), céleri, champignons, endive, échalote, épinard, fenouil, fruit à pin, fèves fraîches, giraumon, germe de soja, graines germées, haricot vert, igname, navet, oignon, patate douce, pomme de terre, potiron, potimarron, poireau, radis, salsifis, salade (verte, chicorée, cresson...), tomate.

Céréales : avoine, blé (farine, semoule couscous, boulgour), épeautre, riz, quinoa, kasha (sarrasin légèrement grillé), kamut, manioc (tapioca), millet, maïs, orge, petit épeautre, sarrasin, sorgho, fonio.

Fruits frais : abricot, acérola, ananas, arbouse, argouse, brugnon, citron, cerise, corossol, fraise, fruits rouges (framboise, myrtille, mûre, cassis, groseille...), fruit de la passion, figue, goyave, grenade, kaki, kiwi, litchi, longane, mandarine, mangue, maracuja, melon, nectarine, nèfle, orange, pamplemousse, papaye, pêche, pastèque, pomme, poire, prune, raisin, sapotille.

Amylacés : banane et châtaigne.

Fruits secs : figue, datte, raisins, abricot, banane.

Légumineuses (grains) : pois chiches, pois cassés, lentilles, haricots (blancs, rouges, noirs, azukis), soja jaune.

En résumé, les glucides :
- fournissent de l'énergie à notre organisme ;
- participent à la vie de nos cellules.

Vous trouverez ci-dessous deux recettes de Valérie, pour cuisiner sans gluten et se faire plaisir.

Salade estivale au quinoa

1 verre de quinoa
2 verres d'eau
2 cuillerées à soupe de pignons
2 jeunes courgettes
1 petit oignon blanc
1 poignée de tomates cerises
8 feuilles de menthe

Pour la sauce
4 cuill. à soupe d'huile d'olive
1 cuill. à café de jus de citron

Dans une casserole, versez le quinoa et l'eau. Laissez cuire à couvert et à feu doux jusqu'à ce que l'eau soit absorbée (comptez environ 10 à 15 minutes).

Hors du feu, laissez gonfler 10 minutes puis laissez refroidir.

Dans un saladier, préparez la sauce : émulsionnez le jus de citron et l'huile d'olive, salez avec un sel aux herbes.

Lavez les courgettes et râpez-les crues (grille moyenne). Mélangez avec la sauce, ajoutez le quinoa, les pignons, la menthe ciselée et l'oignon blanc finement émincé. Parsemez de tomates cerises.

Clafoutis à la banane et au zeste de citron

150 g de farine de riz complet
60 g de sucre de canne complet
3 œufs
2 bananes
1 poignée de raisins secs
40 g de noix de coco râpée
40 cl de lait d'avoine ou de riz
8 gouttes d'essence de citron zeste (huile essentielle bio et de qualité alimentaire - citrus limonum)

Faites préchauffer le four à thermostat 6-7 (180 °C-210 °C) (les pâtes à clafoutis sans gluten ont besoin d'être tout de suite soumises à la chaleur pour bien gonfler sans se déposer).

Mixez la noix de coco râpée dans un petit hachoir à fines herbes de façon à obtenir une poudre fine.

Dans un saladier, versez la farine de riz, le sucre de canne complet, la noix de coco en poudre, mélangez et creusez un puits. Cassez les œufs dans le puits et ajoutez le lait végétal. Mélangez. Une fois que la pâte est homogène, ajoutez les gouttes d'essence de citron et remuez bien.

Épluchez les bananes et coupez-les en rondelles. Disposez-les dans un grand moule à tarte en verre huilé. Mélangez encore la pâte juste avant de la verser sur les bananes, parsemez de raisins secs et placez au four chaud durant environ 35 minutes.

Les fibres

Présentes dans les végétaux, les fibres sont, la plupart du temps, des glucides complexes. Chez l'homme, elles ne sont pas attaquées par les enzymes digestives, mais dégradées partiellement par le côlon, soit 15 % de la cellulose, 50 à 80 % de l'hémicellulose et 100 % de la pectine. Cette dégradation, au niveau intestinal, est à l'origine de la fabrication des vitamines du groupe B, très importantes dans de nombreuses fonctions métaboliques d'assimilation (B1 : glucides-lipides-protides). Par ailleurs, ce groupe de vitamines est indispensable au processus de digestion de la totalité du bol alimentaire.

La présence de fibres dans le tube digestif est très intéressante car elles stimulent l'action mécanique de l'intestin (péristaltisme).

Lorsqu'un aliment est absorbé avec ses fibres naturelles, ce qui n'est pas le cas des céréales raffinées par exemple, l'assimilation du sucre se fera plus lentement ; l'index de glycémie est alors plus bas.

Certaines fibres insolubles (cellulose, lignine, hémicellulose) ont un pouvoir adsorbant : elles augmentent en volume au contact de l'eau, ce qui procure un sentiment de satiété plus rapide que les aliments n'en contenant pas. Un repas pauvre en fibres a tendance à faire augmenter la consommation des autres aliments (protéines, par exemple) avec les conséquences que l'on sait : production de déchets azotés et surconsommation de graisses saturées.

Une autre catégorie de fibres solubles (mucilages, pectine, gommes) se transforme en une sorte de gel qui permet de diminuer l'assimilation des graisses et des sucres et d'emprisonner certaines toxines en quantité trop importante. On considère d'ailleurs que ces fibres ont un pouvoir protecteur au niveau du côlon et permettent de réduire le niveau de cholestérol et des triglycérides (contenus dans les aliments).

Trop souvent absents de l'alimentation moderne, les aliments riches en fibres doivent reprendre la place privilégiée qu'ils méritent. Il en résulterait un meilleur équilibre intestinal, une meilleure absorption des aliments et une réduction de la quantité des aliments consommés. La nécessité de mâcher un aliment riche en fibres augmente la sécrétion des enzymes digestives (salivaires, gastriques et pancréatiques) et améliore la digestion. Les fibres non assimilables jouent un rôle d'entraînement des matières hors de l'intestin et nettoient mécaniquement le côlon.

Aliments riches en fibres

Légumineuses : de 12 à 25 % de fibres dans leur composition et, des plus riches aux moins riches : haricots, fèves, pois chiches, pois cassés, lentilles.

Céréales complètes : de 8 à 15 % de fibres dans leur composition si elles ne sont pas raffinées. Dans le même ordre : avoine, blé, épeautre, fonio, kamut, sarrasin, seigle, riz, maïs, quinoa.

Fruits secs : de 8 à 15 % de fibres dans leur composition : figues, raisins secs, dattes, pruneaux, abricots.

Oléagineux : de 7 à 14 % de fibres dans leur composition : amandes, noix, noisettes.

Légumes : contrairement à ce que l'on pourrait croire, de 1 à 6 % de fibres dans leur composition : haricots verts, carottes, épinards, blettes, choux, navets, potirons, salade verte, betteraves, oignons, poireaux, asperges, céleri, tomates, concombres.

Fruits : de 1 à 2 % de fibres, sauf les fruits rouges comme les mûres (++), fraises, framboises, cassis, myrtilles, groseilles qui en contiennent de 4 à 6 %.

Pour un apport équilibré en fibres, il est souhaitable de consommer des végétaux bien mûrs et de bonne qualité, biologiques de préférence. L'agriculture conventionnelle utilise des produits chimiques qui modifient la structure des fibres en les appauvrissant à cause d'une croissance trop rapide et d'une surcharge en eau (cf. « l'agriculture biologique »).

On ne saurait trop déconseiller la consommation de compléments et tablettes à base de fibres alimentaires qui, à cause de leur concentration et de leur absorption en dehors de tout bol alimentaire, ne peuvent avoir qu'une action purement mécanique ponctuelle avec un risque d'irritation de la muqueuse intestinale sur le long terme. C'est lorsque les aliments sont consommés ensemble, sous leur forme la plus naturelle, qu'ils assurent le mieux leur fonction.

Il est amusant de noter ici comme l'industrie agroalimentaire se joue de nous en raffinant les céréales d'un côté et en nous revendant ensuite leurs fibres sous forme de compléments alimentaires, afin de pallier les carences en fibres de notre alimentation moderne ! Rien ne se perd, tout se transforme… en profit.

Une dernière précision doit être apportée sur les jus.

Le fait de consommer uniquement des jus de fruits ou de légumes ne permet pas d'apporter ces fibres ; seule une partie d'entre elles (hydrosolubles) est présente ; les autres restent dans les déchets issus du pressage ou de la centrifugation. Dans une réforme alimentaire, les jus frais sont intéressants pour réintroduire dans un premier temps les végétaux, pour ceux qui ne supporteraient pas un apport brutal en fibre ou en aliment crus. Ensuite, l'introduction progressive des aliments cités plus haut se fera en commençant par ceux qui sont les moins riches en fibres : les fruits et les légumes, pour terminer par les céréales et les légumineuses.

Si les jus ne sont pas bien supportés, il est possible de les couper au début avec de l'eau de bonne qualité comme l'eau du Mont Roucous, la Rosée de la Reine ou la Montcalm par exemple. Tout aliment cru, qu'il soit dans son état naturel ou sous forme de jus doit être mâché (y compris les liquides !) afin d'y mélanger la salive qui est une des premières sécrétions digestives à participer à la dégradation des sucres. Les fibres, quant à elles, bénéficieront également de la dissection mécanique par les dents.

En résumé, les fibres :

- participent au métabolisme des glucides, des lipides et des protides par la synthèse des vitamines B ;
- améliorent la tolérance glucidique par l'abaissement de l'index de glycémie ;
- facilitent le transit intestinal ;
- améliorent et protègent le tube digestif par un drainage régulier ;

– diminuent la sensation de faim ;
– aident à réguler le taux de cholestérol sanguin et les triglycérides.

Voici deux propositions de Valérie pour tester le cru et le vivant !

Jus aux agrumes bio

Pour 2 verres
1 orange épluchée
1 rondelle de citron avec la peau
3 pommes non épluchées
1 carotte non épluchée

Au préalable, placez tous les fruits et légumes au réfrigérateur (de façon à obtenir un jus à la bonne température sans ajout de glaçons).

Lavez et préparez tous les ingrédients : coupez les pommes en quartiers et ôtez les pépins, séparez les tranches d'orange... et passez-les en alternant avec la carotte et la rondelle de citron, dans un extracteur de jus.

Si vraiment, la saveur sucrée vous manque, pensez à ajouter une larme de sirop d'agave.

Soupe veloutée au persil

Pour 2 bols
2 avocats
1 cuill. à soupe de jus de citron
1 carotte coupée en rondelles
le cœur d'un bulbe de fenouil
1 bol de pluches de persil

Épluchez l'avocat et ôtez le noyau. Coupez-le en morceau dans le bol d'un blender. Arrosez de jus de citron, ajoutez la carotte coupée en rondelles ainsi que le fenouil et le persil. Couvrez à fleur avec de l'eau. Mixez.

L'idéal est de ne pas mettre trop d'eau et d'ajuster en cours de préparation pour obtenir une texture à votre goût, plus ou moins épaisse. Dégustez aussitôt.

L'eau

Sans eau : pas de vie. Nous sommes composés en moyenne de 70 % d'eau soit, pour un individu pesant 60 kg, pratiquement 40 l d'eau !

Le sang est composé à 80 % d'eau, la lymphe à 95 % d'eau, les tissus musculaires à 75 % d'eau, et même les os en contiennent. Aucune réaction biochimique ne peut se faire sans l'eau ; elle est le véhicule, le milieu, la nourriture. Tout passe par elle : ce qui arrive dans notre corps, ce qui se transforme, ce qui est transporté vers chaque cellule, ce qui est ensuite éliminé, tout nécessite la présence de l'eau. L'eau, c'est la vie, mais ce peut être la mort, si elle n'est pas renouvelée, si elle stagne, si elle ne remplit plus son rôle dépuratif ; alors elle peut être néfaste.

Chaque jour, notre organisme a besoin d'environ 2,5 l d'eau, mais pas exclusivement en eau de boisson. Une bonne partie de l'eau qui nous est nécessaire nous est apportée par les aliments, dans la mesure où nous consommons suffisamment de végétaux crus. Les aliments devraient nous apporter environ 1 l à 1,5 l d'eau « vitale » par jour, le restant provenant de l'eau de boisson.

1 ■ L'EAU ALIMENTAIRE OU L'« EAU VITALE »

L'eau « vitale » est celle qui est contenue dans les aliments et qui renferme tous les nutriments particulièrement importants pour la vie, comme les vitamines hydrosolubles (groupes B et C) et les oligoéléments. La valeur énergétique de l'eau, nous pouvons même dire vibratoire, est importante. Elle est difficilement quantifiable ; elle est liée à la nature même de l'aliment : selon qu'il est cru, cuit, raffiné, transformé, sa valeur énergétique diffère. C'est une eau hautement dynamique et biodisponible que nous apportent les aliments en fonction de leur nature.

L'ingénieur Marcel Violet a bien étudié cet aspect énergétique de l'eau, notamment celle qui est chargée d'électricité due à un orage ou encore l'eau qui a été exposée au soleil. Il l'appellera « eau vitale » après sa célèbre expérience avec des têtards, qui donna son nom à cette eau : « l'eau de Violet ». Partant d'une eau qu'il avait fabriquée, donc chimiquement pure, où aucun têtard ne survivait, il l'enferma dans un ballon de verre scellé en l'exposant au soleil pendant un mois. Après ouverture, les têtards à nouveau plongés dans cette eau vécurent et grandirent normalement.

Marcel Violet écrit : « L'existence des ondes biologiques est, pour moi, désormais une certitude, et si nous n'avons pas encore découvert le détecteur qui nous permettra de poursuivre scientifiquement nos recherches, nous possédons déjà de nombreux tests qui renforcent singulièrement nos théories. » (*Le secret des Patriarches*, 1960). Il fut le précurseur des découvertes du Pr Benveniste sur la mémoire de l'eau (cf. plus loin).

Si l'aliment que nous consommons est issu de l'agriculture intensive, son eau peut conserver des traces de pesticides et de nitrates. Lorsqu'un aliment n'est pas issu de l'agriculture biologique, il est préférable de le cuire à la vapeur, afin de le « laver » de ces éléments toxiques. Il ne faut alors pas consommer l'eau qui a servi au cours de cette cuisson, même si par ailleurs elle aura recueilli les minéraux et oligoéléments de l'aliment.

2 ■ L'eau de boisson

Lorsque j'interroge une personne sur ses habitudes alimentaires, je lui demande ce qu'elle boit ; elle me répond : « De l'eau. » et je lui demande alors : « Quelle eau ? » Cela surprend très souvent, mais selon qu'il s'agit de l'eau du robinet, d'une eau très minéralisée ou au contraire faiblement minéralisée, cela n'a pas la même incidence sur notre organisme.

L'eau de boisson est primordiale pour sa capacité à évacuer et à drainer l'organisme plus que pour les minéraux qu'elle apporte. Contrairement à une idée reçue, fortement soutenue par la publicité et les communications aux professionnels de la santé, une eau en bouteille ne permet pas d'apporter à l'organisme tous les minéraux qu'elle contient.

En effet, l'eau à la source est ionisée, c'est-à-dire que les molécules qui la composent sont porteuses d'une charge électrique libre négative ou positive. Une eau sous cette forme est évidemment très intéressante puisqu'elle apporte à l'organisme des minéraux utilisables grâce aux échanges électriques alors possibles avec la cellule. À partir de l'instant où l'eau est captée, au contact de l'air, traitée et embouteillée, elle perd en grande partie sa forme ionisée et les minéraux qu'elle contient se stabilisent et forment des sels moins assimilables. Une eau minérale est intéressante à la source, en cure, comme cela se pratique toujours, un (petit) verre à la main, en avalant une eau captée immédiatement, jaillissant de la terre. Rappelons-le : les indications thérapeutiques des eaux ne valent que pour des personnes malades et lorsqu'elles font une cure sur place, aux thermes.

La surconsommation d'eaux très minéralisées, en bouteille, par des organismes sains, n'est pas ce que l'on a fait de mieux depuis une quarantaine d'années. Comme la plupart des sources d'eau minérale sont aux mains des grands groupes de l'agroalimentaire, ils profitent des vertus médicinales de ces eaux, à la source, afin d'en vendre le plus possible, sans se soucier, une fois de plus, de l'impact qu'une telle consommation peut avoir sur la santé. Il est d'ailleurs regrettable de voir commercialiser des eaux dépassant le seuil de minéralisation de 2000 mg/l (2 g) alors que ce type d'eau devrait être considéré comme thérapeutique en cure thermale.

En France, une seule eau en bouteille respecte la forme ionisée, grâce à un procédé technologique qui évite tout contact avec l'air et conserve, en quelque sorte, l'eau « sous vide » : il s'agit de l'Hydroxydase[1]. Sa très forte minéralisation et sa forme ionisée ne permettent pas une consommation courante. Elle est plutôt utilisée en cure à domicile pour sa capacité de détoxification (abaissement du taux de

1. Source Marie-Christine Nord, Breuil-Sur-Couze, Puy de Dôme en Auvergne.

cholestérol, entre autres) et ses vertus reminéralisantes, avec une influence intéressante sur l'équilibre du système nerveux (présence, entre autres, de lithium et de magnésium).

Les eaux chargées en minéraux difficilement assimilables n'ont aucun intérêt pour l'organisme, car c'est le pouvoir de dilution du milieu qui est recherché plus que l'apport en minéraux (inassimilable en bouteille). Plus une eau est pure, et donc peu minéralisée, plus sa capacité à dissoudre le milieu et à se charger en déchets est grande. Si les liquides qui baignent nos cellules retiennent les toxines, les acides ou les produits toxiques, on dit alors que leur concentration est importante. Une eau pure, donc peu concentrée en électrolytes, dilue et entraîne les éléments qui surchargent le milieu humoral, grâce au phénomène d'osmose, l'osmose étant le transfert d'un solvant (l'eau pure) vers une solution plus concentrée (le liquide extracellulaire) à travers une membrane (les capillaires du système circulatoire). L'eau pure permet une dilution générale des liquides de l'organisme et l'évacuation des déchets hors de celui-ci, principalement par le rein (cf. «les émonctoires»).

Les eaux de boisson présentent des concentrations très variables en minéraux, allant de 19 mg/l (Mont Roucous) à 4774 mg/l (Vichy St-Yorre)! Il est intéressant de rechercher des eaux dont la minéralisation se situe entre 20 et 120 mg/l. Sur les étiquettes des bouteilles, on peut lire deux formules indiquant cette concentration: «minéralisation totale... mg/l» ou «résidu sec à 180 °C... mg/l» ou encore, dans certains pays, «ppm pour: partie par million». Attention: une eau de source n'est pas toujours faiblement minéralisée. En France, on trouve principalement deux appellations: «eau minérale» et «eau de source». La législation permet l'appellation «eau minérale» à partir des vertus thérapeutiques qui sont reconnues à une source par l'Académie de Médecine. Il s'agit de l'eau utilisée à la source, en rapport à sa composition en minéraux. Cette démarche est volontaire de la part de l'exploitant de la source qui souhaite bénéficier de cette appellation.

Les eaux de source sont en général assez peu minéralisées, mais il faut tout de même vérifier l'étiquetage, le résidu sec pouvant parfois être élevé.

Enfin, le pH (cf. « l'équilibre acido-basique ») d'une eau devrait être légèrement acide, entre 6 et 7.

Seule la mention de la minéralisation est obligatoire sur l'emballage ; il est très rare d'y trouver mention du pH et de la résistivité (sauf Mont Roucous, Rosée de la Reine et quelques rares autres marques.)

Par ailleurs, une autre propriété de l'eau, la résistivité, influence directement l'équilibre acido-basique de l'organisme. La résistivité, qui s'exprime en ohm.mètre, est la capacité que présente un matériau à s'opposer au passage d'un courant électrique. La conductivité est l'inverse de la résistivité. Dans le cas de l'eau, plus elle est chargée en minéraux, plus elle est ionisable, donc plus elle est conductrice et plus sa résistivité est faible. Au contraire, plus une eau est pure (très peu d'ions minéraux), plus sa résistivité est grande et moins elle est conductrice. Cela se vérifie pour les eaux de qualité qui ont une résistivité élevée.

La minéralisation et la résistivité vont de pair. Ainsi, une eau comme celle du Mont Roucous possède une résistivité de 45 500 ohm.mètres contre 144 ohm.mètres pour Vichy St-Yorre et souvent moins de 100 ohm.mètres pour des eaux du robinet. Une eau dont la résistivité est élevée permet une bonne épuration de l'organisme, notamment en entraînant les déchets acides, ce qui maintient un bon équilibre acido-basique sans avoir à puiser dans nos réserves minérales basiques (os, tissus).

Retenons que la résistivité est inversement proportionnelle à la minéralisation.

Les eaux minérales et les eaux de sources

Eaux minérales et les eaux de sources*

Eau	Minéralisation mg/l	pH	Résistivité ohm.mètre
MONT ROUCOUS	19	6	44 500 !
ROSÉE DE LA REINE (Mont Roucous)	18	6,1	43 500
MONTCALM	23	6,6	35 700
VOLCANIA (fontaine du Berlou)	19	6,1	NC

Eau	Minéralisation mg/l	pH	Résistivité ohm.mètre
MONT D'OR GRAND BARBIER	48	6,9	
CELTIC	46	NC	NC
VOLVIC	109	7	5 300
MONTCLAR	150	7,9	4 400
VALVERT	201	7,6	2 800
OGEU	264	NC	NC
CRISTALINE/CRISTAL ROC	259	7,7	2 600
EVIAN	309	7,4	1 700
AIX LES BAINS	312	7,7	1 700
PERVAL	318	8	1 730
THONON	346	7,3	NC
CRISTALINE BONDOIRE	365	7,6	1 870
PERRIER	465	5,5	1 370
CHANTEREINE	522	7,9	1 310
VITTEL	840	7,6	820
SALVETAT	1 030	5,8	850
WATTWILLER	1 090	7,4	720
SAN PELLEGRINO	1 109	5	NC
BADOIT	1 325	5,9	520
ARCENS	1 500	6	505
VALS	1 776	NC	NC
CONTREXEVILLE	2 144	7,2	430
HEPAR	2 580	7,3	380
VICHY CELESTINS	3 378	6,3	205
VICHY ST-YORRE	4 774	6,4	144
Corse			
SANTA LUCIA	80	NC	NC
SANTA REGINA (gazeuse)	82	NC	NC
ZILIA	107	7,5	NC
Ile de la Réunion			
BAGATELLE- Source Blanche	110	NC	NC
EDENA –Rivière des Galets	123		
CILAOS	1 780		
Guadeloupe			
MATOUBA	60	6,8	
CAPES (gazeuse)	363	6,9	

Eau	Minéralisation mg/l	pH	Résistivité ohm.mètre
Martinique			
CHANFLOR	81	7,2	
DIDIER	1 550		
Nouvelle Calédonie			
EAU DE SOURCE (grande distrib.)	28	7,8	
Tahiti			
VAIMATO	130	7,6	
Andorre			
ARINSAL	100	7,2	
Belgique			
SPA	41	5,8	
BRU	290		
VALVERT-ETALLE	301		
VOLETTE	452		
AQUAREL	490		
CHAUDFONTAINE	385	7,6	
Québec			
FRISSON	116		
FLORENCE	130		
AQUAFINA	197		
CHAMPLAIN	200		
NATURAL SPRING WATER-Naya	329		
ABENAKIS	14543 record absolu !!		
Suisse			
HENNIEZ	206		
ARKINA	318		
GENVAL	547		
CRISTALP	708		
VALSER	1 905		
ALPENROSE	2 190		

*Tableau des principales eaux actuellement sur le marché, avec leur minéralisation et, lorsque cela est possible, leur résistivité et leur pH (acide ou basique, la neutralité étant à 7), pour la France métropolitaine, les DOM-TOM, Andorre, la Belgique, le Québec, la Suisse. Des mesures régulières sont faites et les données peuvent varier sensiblement d'une fois sur l'autre, ce qui peut expliquer les légères différences observées entre cette liste et l'étiquetage. Une des sources d'information utilisée ici est le site www.aquamania.net, fort intéressant car il recense un très grand nombre d'eaux dans le monde avec leurs caractéristiques.

Concernant les bouteilles, on peut regretter la disparition des bouteilles en verre remplacées par des bouteilles en polyéthylène téréphtalate (PET) (polymères synthétiques issus du pétrole), mais il semblerait que ces contenants soient assez stables. Toutefois, certaines études[1] ont démontré la présence d'éléments toxiques (antimoine) dans l'eau de bouteille, évoluant en fonction du temps de stockage. Par ailleurs, les bouteilles de ce type représentent également un problème écologique quant à la quantité de pétrole utilisé chaque année pour les fabriquer et les transporter (impact carbone) et ensuite les recycler ou les brûler (ce qui est encore trop souvent le cas). De nouvelles générations de bouteilles écologiques font leur apparition, à base de fibres végétales.

Concernant les bouteilles actuelles, il est plus prudent d'éviter un trop long stockage, surtout à la chaleur et à la lumière. Actuellement, l'absence de stock dans les circuits de distribution (flux tendu) permet d'éviter cet inconvénient, ce qui limite le risque d'une exposition prolongée à la chaleur.

L'eau du robinet

Selon le lieu de captage et la pollution des nappes phréatiques par les nitrates et les pesticides, la qualité de l'eau d'adduction peut varier notablement d'une région à l'autre. Rappelons ici que le taux de nitrates à ne pas dépasser est fixé légalement à 50 mg/l pour l'eau du robinet et 45 mg/l pour l'eau en bouteille. Mais l'OMS considère qu'à partir de 25 mg/l il y a danger pour la santé. Actuellement, dans certaines régions, les seuils légaux sont souvent franchis et nécessitent la mise en œuvre de solutions d'urgence.

Les usines de traitement de l'eau sont certainement efficaces contre les germes, mais il leur est bien difficile d'éliminer toute trace de nitrates et de pesticides. Vient ensuite le chlore utilisé pour

1. Prof. William Shotyk and co-workers at the Institute of Environmental Geochemistry, University of Heidelberg, "measured the abundance of antimony in fifteen brands of bottled water from Canada and forty-eight from across Europe."

détruire les germes, ce qui n'est pas sans risque. Aux États-Unis, une étude publiée dans *l'American Journal of Public Health* (01/07/1992) soulève le rôle possible du chlore, en excès dans l'eau, dans la genèse des cancers du rectum et de la vessie.

La présence de résidus hormonaux et de perturbateurs endocriniens (produits de synthèse, traitements phytosanitaires…) dans l'eau nous interroge sur les risques encourus par l'homme et les animaux. Le Pr Jean Marie Haguenoer[1] a récemment interpellé les dirigeants politiques en présentant son rapport à l'Assemblée nationale (septembre 2010).

Plus récemment, une incroyable enquête menée par Sophie Le Gall[2] et diffusée à la télévision révélait comment certaines eaux données pour propres à la consommation étaient polluées par des résidus de traitement aux sels d'aluminium (Auvergne), par des pesticides (Normandie) ou encore irradiées par du radon (Limousin). Toutes les populations de ces régions consomment ces eaux sans aucune précaution. Les effets délétères de telles contaminations ne sont constatés que des années, voir des décennies plus tard ; personne ne s'en émeut plus que cela aujourd'hui. Or nous connaissons bien aujourd'hui les effets nocifs sur la santé de tous ces rayonnements ou molécules. Décidément, l'homme n'apprend pas beaucoup de ses erreurs passées !

Signalons également les risques liés à l'état des canalisations anciennes qui ont tendance à libérer des particules de métaux lourds hautement toxiques comme le plomb, le cadmium ou le mercure.

Si nous utilisons l'eau du robinet pour la cuisine, nous ajoutons les toxiques qu'elle contient aux résidus toxiques qui se trouvent dans les aliments issus de l'agriculture conventionnelle. Nous savons que certains éléments comme les métaux lourds deviennent toxiques par accumulation dans l'organisme.

---

1. Professeur émérite de l'Université de Lille 2, auteur d'un rapport « Eau et Médicaments » pour l'Académie Nationale de Pharmacie.
2. « Du poison dans l'eau du robinet », 2010.

Le discours, souvent entendu, sur l'eau du robinet, est tout simplement « qu'elle est bonne » dans telle ou telle ville. Mais nous n'utilisons pas les mêmes références pour déterminer la qualité de l'eau. Les eaux d'adduction sont « bonnes », c'est-à-dire potables, si elles ne contiennent pas de germes dangereux et ne dépassent pas les seuils maximums autorisés de produits toxiques comme les nitrates. C'est le minimum que l'on puisse en attendre, mais cela n'est pas suffisant à nos yeux pour dire qu'elles sont acceptables pour la santé.

Ce tableau est un peu noir et la qualité de l'eau peut être améliorée par la filtration, surtout grâce à l'osmose inverse. L'eau est libérée de pratiquement toutes les particules nocives, des minéraux (non assimilables), des germes, des métaux lourds, des nitrates, ce qui la rend assez proche des eaux idéales dont nous avons parlé plus haut. L'inconvénient de ce procédé est qu'une grande partie de l'eau contenant les impuretés est rejetée, donc perdue. Par ailleurs, le coût de ce système de filtration reste élevé.

D'autres systèmes, comme les filtres à charbon actif, retiennent une part non négligeable des éléments indésirables, mais ils ont tendance, lorsqu'ils sont saturés, à laisser repartir certaines particules retenues aux cours des précédents filtrages.

Certaines carafes filtrantes largement diffusées permettent, grâce à leur composition (charbon actif, résines échangeuses d'ions et argent) de filtrer très correctement l'eau de consommation domestique. Une polémique est survenue à propos d'une possible prolifération bactérienne dans l'eau. Il est certain que si ces carafes ne sont qu'occasionnellement utilisées et que l'eau y stagne plusieurs jours, il se peut que quelques bactéries se développent. Une telle carafe doit être utilisée en permanence, aussi bien pour l'eau de boisson que pour l'usage en cuisine, afin qu'elle soit remplie plusieurs fois par jour. De plus, si les consignes de changement de la cartouche sont respectées, il est peu probable que les éléments retenus dans le filtre se retrouvent à nouveau dans l'eau (par saturation de la cartouche).

Quant aux adoucisseurs, il n'est pas recommandé de consommer l'eau qui passe par un tel système. En effet, cette eau, certes plus douce, n'est pas particulièrement filtrée et elle transporte une forme précipitée du calcaire qui est devenue soluble. Plutôt que de laisser ces dépôts de calcaire se fixer sur les tuyauteries de la maison ou de nos machines à laver, nous courons le risque de les voir se déposer dans notre organisme et de surcharger le rein. Il serait raisonnable de placer, au minimum, un filtre à charbon actif après l'adoucisseur afin de réduire cette charge minérale supplémentaire.

Il est bien difficile de se prononcer sur la question de l'eau de consommation, car de nombreux paramètres sont à prendre en compte, tant au niveau sanitaire qu'écologique. Toutefois, nous pensons que l'eau la plus pure est celle qui est la plus intéressante pour l'organisme.

« La mémoire de l'eau »

Avant de clore cette rubrique, il est indispensable de signaler qu'au-delà d'un simple élément dont l'agencement moléculaire semble totalement compris et maîtrisé, une voie nouvelle et étonnante s'est ouverte quant à la nature plus subtile de l'eau. En 1988, le Pr Jacques Benveniste[1], docteur en médecine, biologiste, directeur de recherche à l'INSERM (Institut National de la Santé et de la Recherche Médicale, Unité 200, France) et son équipe, constatent que l'eau est capable de garder la « mémoire » d'un élément pour lequel elle a servi de solvant, même après avoir subi de nombreuses dilutions. Le simple fait d'agiter cette eau (la dynamisation en homéopathie) permettrait de réactiver cette mémoire et d'agir comme si l'élément initial était présent.

Autrement dit, même en l'absence du produit, l'eau ayant servi à le diluer serait porteuse de son information. Une controverse assez violente s'est alors installée, ses détracteurs allant jusqu'à attaquer personnellement le Pr Benveniste, fait rare dans le monde scientifique, plutôt que de discuter ses découvertes ou d'explorer plus en avant dans le sens de ses recherches. Cette hypothèse de la

1. Décédé le 10 octobre 2004 à Paris.

« mémoire de l'eau » ébranle considérablement les dogmes établis en physique classique et ouvre la voie à une explication possible sur la façon dont agissent, entre autres, les dilutions homéopathiques, les élixirs floraux ou les élixirs minéraux. La base cartésienne qui soutient que tout mouvement ou réaction ne peut se produire que par un contact entre des molécules ne résiste pas à ces nouveaux constats qui ouvrent la voie à une dimension plus informationnelle ou vibratoire. Une réaction peut se produire à distance, une information peut être stockée et réactivée, dynamisée, ce qui nous rapproche des théories de Newton et de la physique quantique. Une telle remise en cause peut avoir d'autres conséquences. Si cette hypothèse se vérifie, ce dont nous ne doutons pas, il faudra alors s'interroger sur les autres « mémoires » que l'eau serait capable de conserver, notamment sur le plan chimique ou même naturel (lisiers !) et dont nos cellules seraient alors les récepteurs. Une eau filtrée, potable, aux normes, ne serait alors plus pour autant acceptable pour notre santé si elle transporte un autre type d'information que nos cellules pourraient recevoir et décoder. Mais sommes-nous prêts à entendre un tel discours ? Et surtout, sur le plan économique, encore une fois, l'enjeu du contrôle et de la distribution de l'eau à l'échelle planétaire est tellement colossal que la bataille, pour faire admettre une telle hypothèse, avec les conséquences possibles qu'elle implique sur la santé, risque d'être rude.

Après la fermeture pure et simple de l'unité 200 de l'INSERM en 1994 (*Le Monde* du 01/03/1994), le Pr Benveniste poursuit ses recherches dans un préfabriqué sur un parking ! (*Le Monde* du 22/01/1997). Tant qu'il ne travaille pas sur la « mémoire de l'eau » rien ne lui est reproché. Affaire à suivre !

Est paru sur ce sujet l'excellent livre de Michel Schiff, chercheur au CNRS[1] et dont le titre est suffisamment évocateur : *Un cas de censure dans la science : la mémoire de l'eau* où il écrit : « Je ne connais pas d'affaire qui soit plus à même d'illustrer les dangers du dogmatisme

1. Éditions Albin Michel.

scientifique (…) La médecine homéopathique fait appel à des solutions tellement diluées qu'il ne reste en principe plus de molécules actives. Le fait qu'un chercheur expérimenté confirme que l'eau peut effectivement se "souvenir" de contacts avec certaines molécules actives produit des réactions extrêmes. Ces réactions ont conduit à "L'affaire Benveniste" ».

Le Pr Benveniste est décédé sans avoir terminé ses recherches. Nous le voyons, aborder le sujet de l'eau n'est pas simple : l'eau sera un enjeu majeur pour la planète dans les prochaines décennies. Plus encore que le pétrole, elle permettra à des peuples de survivre ou les entraînera vers leur dépendance ou leur perte. L'eau fait déjà l'objet de grandes convoitises, pour la puissance qu'elle conférera à ceux qui la contrôleront demain. Ne dit-on pas d'elle que c'est « l'or bleu » ?

Enfin, nous ne pouvons pas résister au désir d'évoquer le travail de recherche du Dr Masaru Emoto qui prolonge et confirme de façon plus « artistique » cette piste sur la mémoire de l'eau. Nous sommes loin d'avoir percé tous les mystères de cet élément qui peut prendre la forme liquide, gazeuse ou solide.

Le Dr Emoto a pratiqué de nombreuses expériences où il diffuse des musiques très différentes (classique, heavy metal…) à proximité d'un flacon d'eau qu'il congèle ensuite afin d'obtenir des cristaux qu'il observe au microscope et photographie. Alors que l'eau utilisée au départ de l'expérience est rigoureusement la même (seuls les sons ou les musiques sont différents), la cristallisation n'est pas du tout identique d'une musique à l'autre ! Il étend ses expériences à toutes sortes d'eaux et constate que, selon l'origine de l'eau et sa proximité avec un environnement particulier, elle cristallise différemment. Il finit même par écrire un mot sur le flacon et observe la cristallisation : elle est chaque fois différente. Comme si l'eau fixait l'information : rien n'est visible à l'état liquide, mais la cristallisation révèle l'information… Le Pr Benveniste parlait de « *cluster* » ou de « trous blancs » par analogie aux trous noirs de l'univers, pour désigner les espaces qui pourraient recueillir l'information dans l'élément liquide.

Les travaux du Dr Emoto lèvent un peu plus le voile sur cet étonnant univers. Troublant !

En résumé, l'eau :

- est vitale : contenue dans les aliments végétaux frais, elle nous apporte tous les éléments indispensables à la vie ;
- de boisson de source peu minéralisée permet une élimination correcte des déchets de l'organisme ;
- est plus importante par ce qu'elle permet de dissoudre et d'évacuer que par les minéraux qu'elle apporte.

Valérie nous propose ci-dessous d'explorer les mystères de l'eau et de la vie...

Eau de romarin bleutée pour le matin

1 branche de romarin frais
1 demi-litre d'eau

Par verre : 1 ampoule de phycocyanine

Préparez une théière : versez l'eau bouillante sur le romarin frais et laissez infuser 5 minutes.

Versez une ampoule dans un demi-verre d'eau froide. Complétez avec l'infusion de romarin. Cette eau de romarin à la phycocyanine est à boire tiède pour démarrer la journée.

Le sel

Indispensable à la vie, très présent dans l'eau de mer, où la vie a commencé sur notre planète, le sel fait partie intégrante de notre organisme.

Il permet de retenir l'eau dans nos tissus et joue un rôle de régulation hydrique ; il facilite la conduction nerveuse et musculaire mais sa surconsommation peut très vite devenir néfaste. Trop de sel et l'organisme retient l'eau de façon excessive : apparaissent alors l'œdème, l'hypertension qui affaiblit le cœur et tout le système cardiovasculaire, les surcharges pondérales et une acidose par rétention excessive des liquides extracellulaires. Dans les pays occidentaux, la consommation est de 8 à 10 g de sel (raffiné = sodium pur) par jour et par personne, contre 2 à 3 g dont nous avons réellement besoin. Les aliments, par leur teneur naturelle en sel, couvrent déjà la moitié de ces besoins. Dans une journée, le sel rajouté devrait correspondre à l'équivalent d'une demi-cuillerée à café rase (plus petit qu'une cuillère à dessert), y compris celui que l'on utilise dans les plats et les sauces, ce qui est très peu.

De plus, la qualité du sel a considérablement changé, puisqu'il est lui aussi raffiné, ce qui augmente considérablement son pouvoir de rétention hydrique. Le sel blanc n'est que du sodium à l'état pur, iodé et parfois fluoré. Ces ajouts effectués au cours des dernières décennies sont censés prévenir le goitre thyroïdien pour l'iode et protéger de la carie dentaire pour le fluor. Mais si les quantités ingérées sont trop importantes, des perturbations thyroïdiennes et ostéo-articulaires peuvent survenir. Le sel issu des marais salants, sel gris, est composé de plusieurs minéraux et oligoéléments indispensables, dans des proportions et sous des formes bien particulières, comme le potassium (qui contrebalance l'effet du sodium en libérant l'eau), le magnésium, le calcium, le soufre, le manganèse, le cuivre, le zinc, l'iode (en infime proportion).

Alors que la nature fait très bien les choses en équilibrant la composition du sel, l'homme modifie une fois de plus cet équilibre sans se soucier de l'impact que cela peut avoir sur sa santé.

Un chercheur de l'INSERM, Pierre Meneton[1], a révélé les effets néfastes du sel et les conséquences sur la santé publique. Il démontre notamment que la simple baisse de 30 % de la consommation de sel en France réduirait très sensiblement le nombre de maladies cardiovasculaires. « On peut calculer qu'une réduction de 30 % de l'apport

1. Inserm U367, Paris.

en NaCl – chlorure de sodium – de 1 à 9 g par jour se traduirait par une diminution de 16 % des infarctus du myocarde et de 22 % des accidents vasculaires cérébraux dans des pays comme l'Angleterre ou la France. Cela représente près de 20000 vies sauvées chaque année en France...[1] »

Par ailleurs, les aliments trop salés engendrent un besoin plus important en eau et en boissons diverses, ce qui n'était pas du goût, sans faire de jeu de mots, des grandes entreprises de l'industrie agroalimentaire qui auraient alors vu baisser notablement la vente des boissons, eau (en bouteille) et sodas dont ils sont pour la plupart propriétaires. Mais le plus intéressant, c'est que cette industrie agroalimentaire est la plus grande pourvoyeuse de sel dans les préparations qu'elle distribue (plats préparés, charcuteries, panification, pâtisseries, conserves...). Le sel ajouté dans les plats préparés, mais également dans tous les aliments qui peuvent en contenir, permet d'en augmenter le poids par rétention de l'eau et ainsi de faire payer un peu plus cher l'aliment au kilo.

Cet impact économique, aussi bien pour les boissons que pour le poids des aliments industriels, une fois de plus, n'étant pas négligeable, on a assisté à une tentative de déstabilisation de ce chercheur. Heureusement, l'affaire évoquée au grand jour par quelques médias a permis de calmer le jeu. Mais Pierre Meneton a tout de même fait l'objet d'un procès pour diffamation, le plaignant étant le Comité des Salines de France regroupant des entreprises importantes, acteurs de la chimie et de la production de sel (dont la plus grande entreprise produisant du sel en Europe)[2]. Ce procès a abouti à un acquittement de Pierre Meneton par la 17e chambre du TGI de Paris en date du 13 mars 2008. La désinformation de la part de ce véritable lobby du sel a été reconnue au cours de ce procès.

---

1. « Le chlorure de sodium dans l'alimentation : un problème de santé publique non résolu », P. Meneton, Nafas science, Volume 5, 2001.
2. www.salines.com liste des adhérents.

Être un citoyen ou un chercheur « lanceur d'alerte » n'est pas toujours facile chez nous ; pourtant, nous devons rester vigilants et soutenir de telles initiatives. Pour en savoir plus, il ne reste plus qu'à lire *Le sel, un tueur caché* publié par Pierre Meneton[1].

Au-delà des pathologies directement induites par la consommation excessive de sel, nous considérons en naturopathie que la « stagnation » des liquides humoraux dans l'organisme est très défavorable, les toxines ne pouvant plus être libérées et évacuées. Il s'ensuit une viciation des humeurs et un lent ralentissement des échanges qui aboutissent à une intoxication générale et une asphyxie de l'organisme. Maladies chroniques puis dégénératives apparaissent, faisant suite à cette modification notable du milieu.

C'est un peu comme si, d'un lac aux eaux pures, nous faisions de notre corps un marécage d'eau saumâtre, duquel plus rien ne peut s'échapper : la vie disparaît peu à peu.

Éviter de surconsommer du sel est primordial, mais malheureusement, pas aussi facile qu'on pourrait le penser. Tous les aliments industriels en contiennent et surtout les aliments préparés (pain, biscottes, plats cuisinés, charcuterie, pâtisseries, conserves et même sodas).

Réduire la consommation des aliments préparés industriellement, éviter de rajouter du sel dans les plats et n'utiliser que du sel gris, du sel marin ou de la fleur de sel, telles sont les habitudes à prendre pour améliorer notre santé et prévenir les effets néfastes du sel.

Catégories d'aliments (du plus salé au moins salé)

Poissons séchés
Charcuteries
Beurres salés
Fromages

1. Éditions Favre.

Conserves (olives+++)
Plats préparés
Sauces (mayonnaises, sauces tomates, moutardes, sauces salades)
Sauces soja (shoyu, tamari)
Fruits de mer (crevettes, gambas, langoustines, crabes)
Poissons crus marinés
Pains (blanc surtout, car la farine blanche n'a pas de goût), biscottes, galettes, biscuits secs
Poissons frais
Viandes
Lait, beurre, yaourt
Œuf
Les légumes contiennent très peu de sel, à l'exception du céleri.
Les fruits, céréales, légumineuses n'en contiennent quasiment pas.
Les huiles végétales, pas du tout.
Certaines eaux minérales sont assez chargées en sodium (Badoit, Vals, Vichy, Hydroxydase).

En résumé, le sel sous sa forme naturelle :
- apporte du sodium pour retenir l'eau de l'organisme et des oligoéléments essentiels (lorsqu'il n'est pas trop raffiné) ;
- consommé avec excès sous sa forme raffinée s'avère dangereux pour la santé.

Pour une alternative au sel et pour donner un goût sympathique aux préparations, Valérie vous propose la recette suivante.

Gomasio aux épices

4 cuill. à soupe de Gomasio (mélange de sel et sésame toasté)
2 cuill. à soupe de germe de blé
1 demi-cuill. à café de garam massala

Mélangez tous les ingrédients, goûtez… et ajustez selon votre goût.

L'alcool

L'alcool est le résultat d'un processus naturel issu de la fermentation des sucres, mais il n'est pas du tout indispensable à notre organisme. L'homme, habitué depuis fort longtemps à consommer des alcools produits à partir de végétaux aussi différents que le raisin, le malt, la pomme de terre, la canne à sucre ou la poire, en a fait un stimulant et souvent une boisson incontournable dans ses relations sociales. Partout dans le monde, on trouve des comportements où le passage par « le verre » est indispensable afin de nouer ou de sceller une relation. L'alcool désinhibe, il joue un peu le rôle d'un anxiolytique, et fonctionne comme les neuromédiateurs qui transportent l'information entre les cellules du système nerveux.

Malheureusement, l'alcool induit, comme le tabac, une dépendance dont certaines personnes n'arrivent pas à se défaire. Leur système nerveux ne peut plus fonctionner qu'avec l'apport régulier de molécules d'alcool et bien souvent les doses sont régulièrement augmentées. Les risques pour la santé sont alors inévitables : maladies du tube digestif, du foie, augmentation du cholestérol LDL (mauvais cholestérol), augmentation des triglycérides et donc risque de maladies cardiovasculaires.

Par ailleurs, l'alcool empêche la bonne assimilation des protéines, des minéraux, des vitamines et aggrave l'acidose par un excès d'acide urique et de déchets acides issus de sa propre dégradation. Enfin, l'alcool est tout simplement toxique pour l'organisme ; sa grande capacité à pénétrer dans tous nos tissus et surtout au niveau du système nerveux altère et détruit irrémédiablement des cellules dont les fonctions sont essentielles à la vie.

On ne saurait être trop prudent et si l'on consomme des produits alcoolisés ; il faudrait se contenter de vins à tanin (rouge), moins acidifiants que les autres et qui, par leur richesse en tanin protègent paradoxalement les veines, sont antioxydants (polyphénols) et anti-inflammatoires, notamment au niveau de la muqueuse intestinale. En petite quantité, il peut être acceptable de consommer l'équivalent de deux verres de vin rouge par jour, dans la mesure où celui-ci ne contient pas de sucre ajouté et d'autres adjuvants, mais on trouve toujours un peu de soufre. Les vins rosés et blancs sont nettement plus acidifiants car ils contiennent des quantités de soufre (SO2) bien plus importantes, n'ayant pas d'antioxydant naturels. Le dioxyde de soufre, dont la présence dans le vin peut varier de 10 mg/L à 210 mg/L, est toxique pour l'organisme et peut se révéler dangereux pour les asthmatiques car c'est un irritant des muqueuses et de la peau. Idéalement il faudrait consommer des vins issus de l'agriculture biologique ou biodynamique (AB ou DEMETER) qui en contiennent très peu.

Les alcools forts sont, eux, à proscrire, étant donné leur degré d'alcool très élevé.

Le lait

Dès que l'on aborde le sujet du lait, cela suscite des réactions vives, empreintes d'émotions.

Peur, culpabilité, inquiétudes diverses pour l'enfant, pour l'adulte, questions sur le calcium, etc.

Pourtant, le lait chez le mammifère n'est qu'un aliment du début de vie, lorsque la mère allaite tout naturellement son enfant. L'allaitement maternel joue un rôle fondamental pour l'enfant ; c'est un régulateur hormonal et il participe activement à l'élaboration du système immunitaire au cours des premiers mois de la vie. Sa richesse en acides gras insaturés participe à la formation et la maturation du système nerveux central qui n'est pas terminé à la naissance. Les protéines qui le composent sont spécifiques à l'espèce humaine et transmettent l'information qui lui est propre pour sa croissance. L'allaitement devrait être au minimum d'une durée de six mois et peut aller jusqu'à trois ans, en parallèle avec l'introduction progressive d'une alimentation adaptée. D'ailleurs, on observe que la composition du lait maternel évolue au fil du temps pour s'adapter à la croissance du nourrisson et à ses besoins (système nerveux, système immunitaire, système ostéoarticulaire).

Comparons la composition du lait maternel humain avec le lait de vache dans le tableau qui suit[1].

Comparaison de la composition du lait de femme et du lait de vache pour 100 ml	**Femme**	**Vache**
Matière sèche (g)	12,0	12,5
Valeur énergétique (kcal)	67	67
Protéines : totales (g)	1,55	**3,5**
caséine (g)	0,85	2,8
lactosérum (g)	0,7	0,7
α_lactalbumines (g)	0,35	0,2
α_lactoglobulines (g)	0	0,35
immunoglobulines (g)	0,15	0,05
Glucides : totaux (g)	7,5	4,5
lactose (g)	6,5	4,5
oligosaccharides (g)	1,0	-
Lipides : totaux	3,5	3,6
Ac. linolénique (% lipides)	10	3
cholestérol (mg)	20	13
Minéraux : totaux (g)	0,2	0,7
calcium (mg)	30	125
phosphore (mg)	20	100
magnésium (mg)	5	12
sodium (mg)	10	**50**
potassium (mg)	45	125
fer (mg)	0,1	0,03

1. J.J.Bernier, J. Adrian et N. Vidon, *Les aliments dans le tube digestif*, 1988, Éditions Doin.

Comparaison de la composition du lait de femme et du lait de vache pour 100 ml	Femme	Vache
Vitamines : vit. A (UI)	**170**	150
carotènes (μg)	50	25
vit. D (UI)	2	4
vit. E (mg)	0,5	0,15
vit. C (mg)	4	2
vit. B1 (mg)	15	40
vit. B2 (mg)	40	175
vit. B5 (mg)	160	90
vit. B6 (mg)	5	60
ac. folique (μg)	0,2	0,2
vit. B12 (mg)	0,03	0,6

Les différences sont nettes et l'on peut voir qu'ils ne sont pas destinés au même usage, et faire consommer du lait de vache à un enfant tout au long de sa croissance ne permet pas une adaptation de sa composition comme c'est le cas pour le lait maternel.

Nous sommes la seule espèce sur terre à boire le lait d'une autre espèce, qui plus est à l'âge adulte ! Pourquoi cela ?

Il est difficile de répondre à cette question mais cette habitude, surtout dans les pays occidentaux, de consommer autant de lait et de produits laitiers, n'est que très récente. De tout temps, le lait et le fromage ont été consommés, mais en petite quantité. Les moyens de production étaient limités et les besoins très faibles, les fromages servant bien souvent d'aliment d'appoint dans les périodes où il ne restait plus grand-chose à manger. Grâce à leurs possibilités de conservation assez longues, ils permettaient à certains hommes, notamment les pasteurs, de survivre.

La surconsommation de lait, surtout depuis les années 1950, n'est pas étrangère au développement de certaines formes d'obésité que nous constatons de plus en plus dans la population occidentale et chez les plus jeunes. En effet, le lait de vache est principalement composé de protéines (3 fois plus que le lait humain), dont une des caractéristiques est de permettre au veau de multiplier par cinq son poids en six mois ! Une des protéines du lait, la β-lactoglobuline, est un facteur aggravant de l'allergie chez l'homme ; le simple fait d'arrêter les produits laitiers améliore notablement les états allergiques. Le veau fabrique une présure à partir de la caillette (partie de son estomac) qui lui permet de dégrader et coaguler correctement le lait dont il se nourrit. L'être humain ne produit pas cette enzyme spécifique ; seule la présure produite par le nourrisson jusqu'à ses trois ans, la réinine, lui permet de dégrader le lait maternel et non le lait d'une autre espèce.

Par ailleurs, la richesse en acides gras saturés (60 à 65 %)[1], inutiles pour l'homme dans de telles proportions, augmente les apports caloriques de façon non négligeable. Enfin, les produits laitiers consommés avec du sucre ou des préparations sucrées augmentent la part de glucides à index glycémique élevé dans la ration alimentaire quotidienne.

Bien sûr, le lait de vache est très riche en calcium et autres minéraux, mais également très riche en sodium, 50 à 60 mg pour 100 g contre 10 à 15 mg pour 100 g pour le lait humain, ce qui n'est pas idéal. Concernant le calcium, qui semble être au centre des préoccupations de ceux qui préconisent une importante consommation de lait, il n'est pas démontré que la consommation de lait ou de produits dérivés serait la seule et unique chance de maintenir le niveau de calcium nécessaire à l'organisme. Dans le monde, les disparités de consommation de produits laitiers, donc les apports très différents en calcium, nous montrent que des populations comme les Japonais, qui ne consomment quasiment pas de lait et dont les principales sources de calcium se trouvent dans les céréales, ont beaucoup moins de problèmes d'ostéoporose et nettement moins de cancers du sein. Certains chercheurs soupçonnent le lait d'être

1. Source FAO : Composition en acides gras saturés : butyrique 3,6 %, caproïque 2,3 %, caprylique 1,3 %, caprique 2,7 %, laurique 3,3 %, myristique : 10,7 %, pentadécyclique 1,2 %, palmitique 27,6 %, stéarique 10,1 %, arachidique 0,2 %.

un des facteurs de risque du cancer du sein et des ovaires[1], ainsi que du cancer de la prostate[2] que l'on observe moins souvent dans les populations peu consommatrices de lait.

Par ailleurs, le calcul simpliste qui consiste à ne prendre en compte que les apports alimentaires journaliers, imposant d'ingérer un minimum de calcium, est loin d'une réalité physiologique bien plus complexe. En effet, le calcium est absorbé par l'intestin de façon très variable en fonction des besoins du moment et par adaptation du métabolisme. Ainsi, une femme enceinte ou qui allaite, un enfant en pleine croissance, seront capables d'absorber une plus grande quantité de calcium à partir des aliments, quelles que soient la nature et la quantité de ceux-ci.

D'autres facteurs concourent à l'assimilation du calcium, notamment la présence de vitamine D, de vitamine C et de phosphore, ainsi que l'activité physique et l'ensoleillement (vitamine D). Il faut noter, enfin, que nous disposons de nos propres réserves de calcium qui se trouvent principalement dans nos os et qu'un mécanisme de régulation *via* deux hormones, la calcitonine et la parathormone (cf. « le système endocrinien »), veille à la gestion des apports en calcium et à sa fixation.

Par ailleurs, il y a beaucoup d'aliments riches en calcium qui ne présentent pas les inconvénients du lait. Dans la nature, nous pouvons observer certains animaux totalement végétariens qui ne semblent pas souffrir de carence, malgré leur taille et l'imposant squelette qui les soutient (éléphant, girafe, bovins…).

Bien souvent la question posée est : « par quoi remplacer le lait ? » Mais est-il vraiment nécessaire de le remplacer, dès lors que l'alimentation est équilibrée, que les aliments sont variés et ne sont pas raffinés ?

1. « *Galactose consumption and metabolism in relation to the risk of ovarian cancer* » *The Lancet*, juillet 1989.
2. « *Animal foods, protein, calcium and prostate cancer risk : the European Prospective investigation into Cancer and Nutrition* » Br J Cancer. 2008 May 6 ; 98(9):1574-81.

Dans le cas où le lait reste encore un besoin, qu'il est difficile à remplacer pour des raisons sociales, il est préférable de choisir des fromages et des dérivés du lait de brebis ou de chèvre qui présentent moins d'inconvénients, car ils sont plus digestes. Par ailleurs, il existe des laits végétaux, notamment le lait d'amande, le lait de riz ou d'avoine et le lait de soja (beaucoup plus agréable à consommer qu'avant), qui sont tout à fait intéressants sur le plan nutritionnel. Une plus grande digestibilité, des acides gras polyinsaturés et une grande richesse en minéraux en feront de bons substituts au lait de vache. Normalement, la mère devrait allaiter au moins jusqu'à six mois ; si cela pose problème et qu'une intolérance au lait de vache est observée, il est préférable de se faire aider d'un diététicien ayant une approche alternative, capable de conseiller des laits végétaux sous le contrôle d'un médecin compétent dans ce domaine. Pour l'anecdote, en Espagne, au cours de la guerre civile, on raconte que des médecins ont sauvé beaucoup d'enfants de la dénutrition, grâce au lait d'amande, car il n'y avait quasiment plus de lait de vache.

Seuls les laits fermentés, yaourt, kéfir (*képhyr*, boisson lacto-fermentée du Caucase), petit-lait, lait caillé, restent quelquefois intéressants pour rééquilibrer la flore intestinale, par l'apport en ferments lactiques qu'ils procurent. Ces aliments sont plus légers et plus facilement digérés car ils se trouvent déjà dans une phase de fermentation, dans un processus de « prédigestion » dû aux bactéries qu'ils contiennent.

L'arrêt progressif du lait de vache et de ses dérivés, dans la mesure où une alimentation correcte est respectée, ne peut qu'être bénéfique sur le plan de la santé. Les déchets importants que génèrent ces aliments doivent être éliminés par l'organisme, qui sécrète de façon chronique des mucosités (colles) par le tube digestif, la langue, la peau, les bronches, le nez, le vagin. Il est surprenant de constater une atténuation rapide de certains troubles, comme des sinusites chroniques, des eczémas gras, suintants, des troubles digestifs, des allergies, dès l'arrêt des laitages.

Il y aurait bien d'autres commentaires à faire sur le lait et nous ne saurions trop vous conseiller deux excellents ouvrages sur le sujet, aux titres évocateurs : *Le lait, une sacrée vacherie ?* du Dr Nicolas Le Berre[1] et *Le lait de vache, blancheur trompeuse* de Anne Laroche-Walter[2].

Liste de quelques aliments riches en calcium

(souvent bien plus assimilable que celui qui est contenu dans le lait)

Pour 100 g de	teneur calcium :
Sésame	1 300 mg
Chou	429 mg
Sardine en conserve	380 mg
Amande	255 mg
Soja	250 mg
Sardine fraîche	230 mg
Noisette	225 mg
Crevette	200 mg
Figue sèche	180 mg
Yaourt	150 mg
Lait de vache	**132 mg**
Les fromages vont de	180 mg à 1 260 mg pour le parmesan
Blé	90 mg
Abricot sec	80 mg
Yaourt soja	68 mg
Œuf	54 mg

Même si cette référence est insuffisante, comme nous l'avons évoqué plus haut, un apport journalier de 800 mg de calcium pour un adulte est actuellement recommandé.

Et la vache, dans tout cela ?

Il y a 30 ou 40 ans, elle donnait environ 2 000 l de lait par an et paissait tranquillement dans nos pâturages. Maintenant, une vache

1. Éditions Charles Corlet, 1990.
2. Éditions Jouvence, 1998.

produit de 4000 à 8000 l de lait par an (quatre fois plus) et l'objectif serait, pour les années à venir, de lui faire produire 10000 à 12000 litres par an ! De vraies usines... À méditer !

Dernière minute sur le sujet... Le 30 avril 2011, on apprenait que le Pr Li NING[1] du laboratoire d'état d'agro-biotechnologie (Chine) annonçait avoir produit un lait de vache très proche du lait maternel humain, après avoir effectué, par la méthode du clonage, un transfert de gènes humains dans l'ADN de la vache. Cette nouvelle, qui a fait grand bruit dans la communauté scientifique, nous montre à quel point l'imagination de l'être humain n'a pas de limite. Un des arguments entendus : dans la Chine impériale, l'empereur et l'impératrice avaient le privilège de boire du lait de femme toute au long de leur vie : le peuple pourra désormais y accéder ! Sans commentaire.

En résumé, le lait :

- est l'aliment du nourrisson ;
- peut être utile dans des cas de dénutrition importante ;
- n'est pas indispensable à l'adulte qui se nourrit correctement.

Valérie nous propose deux recettes pour ne plus utiliser de lait.

Milk-shake au jus d'herbe d'orge

Pour 1 verre de lait de riz
1 cuill. à soupe de jus d'herbe d'orge en poudre
1 cuill. à café d'huile de noisettes

Dans un shaker, versez la poudre instantanée, l'huile de noisettes et un demi-verre de lait de riz. Refermez et secouez énergiquement pour obtenir une boisson mousseuse. Complétez en rallongeant avec du lait de riz.

1. Membre de l'Académie Chinoise d'Ingénierie, Directeur des Laboratoires Clés d'Etat pour l'Agro-biotechnologie à l'Université Agricole de Chine. Source : Le quotidien du Peuple en France.

Sauce aux amandes

2 cuill. à soupe de purée d'amandes blanches
25 cl de crème d'avoine liquide
4 cuill. à soupe d'amandes effilées
2 pincées de cardamome en poudre

Délayez la purée d'amandes avec 3 cuillères à soupe d'eau tiède dans une petite casserole.

Incorporez la crème d'avoine liquide en plusieurs fois. Salez, poivrez à votre goût et saupoudrez de cardamome.

Placez sur feu doux ; dès que la sauce est chaude, c'est prêt !

Faites blondir à sec les amandes effilées dans une poêle. Utilisez la sauce pour napper des légumes vapeur ou des galettes végétales, des quenelles ou des raviolis aux épinards… et parsemez d'amandes dorées.

Les algues

Il existe deux types d'algues : celles qui viennent de la mer et qui commencent à être connues en Europe et en Amérique du Nord, et celles qui proviennent des eaux douces ou saumâtres des lacs et des étangs.

Traditionnellement utilisées depuis des siècles en Extrême-Orient, notamment au Japon, les algues de mer sont très nutritives car riches en minéraux (calcium, fer, magnésium, phosphore, potassium, mais aussi sodium), oligoéléments (cobalt, cuivre, iode, sélénium, zinc…) et en vitamines (A, groupe B, C). Elles contiennent aussi des protéines et de la vitamine B12, deux éléments qui font souvent défaut aux végétariens stricts.

Leur faible valeur calorique, le peu de lipides qu'elles contiennent, en font des compléments appréciables, notamment dans les cas de fatigue, d'anémie, de carence ou dans des périodes exceptionnelles comme la grossesse, l'allaitement, les poussées de croissance, les périodes de surmenage physique et intellectuel. Nous ne sommes pas habitués à consommer ces aliments, mais ils peuvent être apportés comme condiments dans les plats cuisinés ou les crudités. Certaines algues ont un goût très prononcé, surtout lorsqu'elles sont fraîches ; il faut alors les doser avec parcimonie. Il existe des algues séchées, mélangées et concassées (salade de la mer) qui peuvent être un compromis intéressant pour s'initier à l'usage de ces aliments riches de promesses.

• Les algues de mer :
– ao-nori : elles peuvent être consommées crues ou frites en accompagnement de céréales ou de salades. Séchées, elles sont une alternative au sel ;
– arame : avec des poissons crus, des fruits de mer, ou cuit avec des légumes ou des dérivés de soja ;
– dulse : algue rouge qui peut être consommée crue ou cuite avec des légumes ;
– hiziki : avec des poissons et des fruits de mer ou en bouillon ;
– kombu : algue de grande taille (feuilles brunes) qui se consomme uniquement cuite. Elle peut servir de papillote. Mélangée aux légumineuses elle accélère leur cuisson ;
– ulve : (laitue de mer) : se consomme cru avec des crudités ou pour la cuisson des poissons en papillote ;
– nori : algue violette, qui peut se consommer crue en marinade, avec des crudités ou cuite avec du poisson, du tofu. Les feuilles de Nori sont utilisées traditionnellement pour la confection des makis, des sushis et des temakis (cornets avec du riz et du poisson) ;
– haricot de mer (spaghetti de mer) : à cuire et faire sauter (croustillante) avec des aromates et de l'ail ;
– wakame : très riche en calcium, avec un très léger goût d'huitre, elle se consomme aussi bien crue en salade que cuite. Ajoutée aux légumineuses, elle réduit leur temps de cuisson.

• Les algues bleues, dites également algues planctoniques d'eau douce : au nombre de trois, la chlorelle et la spiruline sont les plus connues, mais une nouvelle algue a fait son apparition ces dernières années, la klamath.

Elles ne sont pas habituellement consommées en cuisine et font partie des compléments alimentaires généralement conditionnés en gélules ou en comprimés. Elles présentent le même intérêt nutritionnel que leurs sœurs des mers, avec chacune une particularité :

- la chlorelle, algue microscopique, contient un facteur chlorophyllien supérieur à toute autre plante, qui potentialise la fixation de l'oxygène dans l'organisme. Cette algue est revitalisante grâce à sa grande richesse en vitamines (notamment groupe B) et en oligoéléments. On lui reconnaît une activité antibiotique. Enfin, elle est très riche en calcium biodisponible (920 mg/100 g.). Des études japonaises et américaines (Dr Klinghardt, de Seattle) tendent à démontrer le rôle détoxiquant de la chlorelle dans les intoxications aux métaux lourds (plomb, mercure, radioactivité, cobalt...). Elle est assez indigeste et nécessite un traitement qui permet d'éclater sa membrane cellulaire ;
- la spiruline est une algue bleue très riche en protéines pour un faible volume ; elle est de plus en plus utilisée dans les pays en voie de développement (Afrique de l'Ouest et Tchad, où elle a été découverte) pour compléter une alimentation carencée en protéines. Son assimilation est favorisée par le fait que sa membrane n'est pas constituée de cellulose. Elle contient, fait rare dans les plantes, de la vitamine B12. La spiruline peut être utilisée en tant que complément, mais c'est un véritable aliment d'avenir. On la trouve généralement sous forme de gélules en magasin de diététique et de plus en plus sous forme de paillettes, simplement séchée après récolte et de bien meilleure qualité. Il existe de nombreux producteurs de spiruline en France, proposant des produits de bonne qualité. Un excellent livre sur le sujet vient de sortir, écrit par le Dr Jean Dupire[1] ;

---

1. *La spiruline, un super aliment*, Éditions Guy Trédaniel, 2011. (Fédération des spiruliniers de France).

– la klamath, moins connue, nous vient de l'Oregon (États-Unis) c'est la micro-algue la plus riche en protéines, en β-carotène et en chlorophylle. Comme la spiruline, elle contient de la phycocyanine, pigment bleu aux propriétés particulièrement antioxydants.

La richesse de ces algues est à mettre au crédit d'une nature généreuse qui nous donne tout ce qu'il nous faut pour nous nourrir ; sachons préserver ces cadeaux pour les générations futures.

Valérie nous propose deux recettes simples et délicieuses pour découvrir les algues de mer et les algues bleues.

Dip aux algues

La valeur de 4 cuillerées à soupe de laitue de mer (algue fraîche conservée au sel)

La valeur de 4 cuillerées à soupe de nori (algue fraîche conservée au sel)

1 échalote

2 cuillerées à soupe d'huile de sésame

3 cuillerées à soupe de crème de soja épaisse lacto-fermentée

1 cuillerée à soupe de purée de sésame blanc

1 cuillerée à soupe de jus de citron

1 cuillerée à café de tamari (sauce de soja)

Crudités selon la saison : bâtonnets de carottes et radis ou feuilles d'endives ou rondelles de concombre…

Rincez soigneusement les algues fraîches dans un bol d'eau. Taillez-les en petits morceaux aux ciseaux.

Dans un petit mixeur, placez les algues, l'échalote, le tamari et le jus de citron. Mixez, puis ajoutez la purée de sésame, la crème de soja épaisse, l'huile de sésame. Mélangez. Ajustez l'assaisonnement en augmentant la quantité de tamari pour saler un peu plus si nécessaire.

Réservez au réfrigérateur et servez frais à l'apéritif avec des bâtonnets de légumes.

Si vous utilisez un mélange d'algues séchées en paillettes (type mélange du pêcheur), réhydratez-les pendant une dizaine de minutes dans un demi-bol d'eau tiède. Puis égouttez-les à l'aide d'une petite passoire.

Guacamole à la spiruline

2 avocats
2 cuillerées à soupe de jus de citron
1 gousse d'ail
1 cuillerée à café rase de spiruline en poudre

Coupez les avocats en quartiers, ôtez leur peau et le noyau.

Versez la spiruline en poudre dans un petit mixeur à lame, ajoutez une cuillerée à soupe d'eau, une pincée de sel, le jus de citron, les morceaux d'avocat et l'ail écrasé. Mixez, c'est prêt!

Les vitamines et les oligoéléments

Dans tous les aliments que nous ingérons, il y a toujours une présence plus ou moins importante de vitamines et/ou d'oligoéléments. Comme nous l'avons vu, chaque catégorie de nutriment joue un rôle spécifique dans l'organisme. Mais les vitamines et les oligoéléments, présents en plus petite quantité, sont essentiels au bon déroulement de toutes les fonctions métaboliques et donc à la vie de la cellule.

Vitamines et oligoéléments sont des biocatalyseurs, c'est-à-dire que leur présence est indispensable au déclenchement d'une réaction chimique nécessaire à tout processus énergétique. Ainsi, à chaque seconde, notre organisme produit de puissantes réactions grâce aux vitamines et aux oligoéléments.

1 ■ Les vitamines

Les premières vitamines furent découvertes il y a environ un siècle. Le mot fut créé autour de la notion chimique d'amine (pour la B1) et de la notion de vitalité, ce qui donna « vit-amine ». Cela permet de comprendre l'importance de ces catalyseurs dans la notion de vitalité et d'aliment vivant (voir plus loin). Les vitamines sont essentielles car elles ne sont pas synthétisées par l'organisme et elles doivent être apportées par l'alimentation.

Au fur et à mesure de leur découverte, on leur attribua une lettre : Vitamines A, B, C…

Certaines vitamines jouent un rôle déterminant dans l'assimilation d'autres éléments, comme la vitamine C avec le fer ou les vitamines B6 et B9 avec le magnésium.

Il y a deux types de vitamines : celles qui sont solubles dans l'eau – hydrosolubles – et celles qui le sont dans les graisses – liposolubles.

Les vitamines hydrosolubles sont celles du groupe B et la vitamine C. Elles présentent l'inconvénient de ne pouvoir être stockées, puisque nous les perdons par l'eau circulante qui est éliminée par la sueur et les urines. Nous devons les renouveler journellement afin de ne pas en manquer.

Les vitamines liposolubles (A, D, E, K) sont stockées dans les graisses et nous sont, pour la plupart, apportées par des aliments riches en acides gras.

Tableau des vitamines, de leur action et de leur source dans l'alimentation.

Les vitamines hydrosolubles : B – C		
Vitamine	**Actions**	**Sources**
B1 Thiamine	Métabolisme des glucides, lipides, protéines. Système nerveux.	Céréales complètes. Légumineuses, levure de bière. Graines germées, foie, poisson, œufs. Spiruline.
B2 Riboflavine	Énergie, respiration cellulaire, fixation du fer.	idem B1.
B3 (ou PP) Nicotinamide	Respiration cellulaire, cholestérol, triglycérides.	idem B1+ lait + abats.
B4 Adenine	Immunité, globules blancs.	idem B1

Les vitamines hydrosolubles : B – C		
Vitamine	**Actions**	**Sources**
B5 Acide pantothénique	Métabolisme général, immunité, énergie.	idem B1 + poisson + jaune d'œuf + champignons.
B6 Pyridoxine	Système nerveux, métabolisme des lipides et des protéines. « Antidépresseur ». Cofacteur d'assimilation du magnésium.	Légumes verts, levure de bière, germe de blé, jaune d'œuf, lait, foie, céréales complètes, banane.
B8 ou H Biotine	Système nerveux, métabolisme des lipides et des protéines. Croissance.	Levures, céréales complètes, graines germées (céréales), gelée royale, jaune d'œuf, oléagineux (noix), chocolat (cacao 75 %).
B9 Acide folique	Sang (globules rouges), cofacteur de la B12. Cofacteur d'assimilation du magnésium.	Levure de bière, germe de blé, champignons, légumes verts, foie, abats.
B12 Cyanocobalamine	Sang (globules rouges), métabolisme des protéines des glucides et des lipides. Très importante pour le noyau de la cellule.	Viande, foie, poissons, œuf, lait. levure de bière, huîtres, palourdes. Attention : pas de B12 dans le végétal. Spiruline, klamath.
C Acide ascorbique	Immunitaire, antivirale, antibactérienne, antioxydant. Protection des autres vitamines, cofacteur de l'absorption du fer.	Tous les fruits et les fruits rouges, agrumes, légumes verts.

Les vitamines liposolubles : A – D – E – K		
Vitamine	**Actions**	**Sources**
A β-carotène	Vision, antioxydant, anti-infectieuse, peau. Détoxiquant du foie, anti-œstrogène.	Légumes verts, jaune orangé. Fruits, jaune d'œuf, beurre, abats, poisson, crustacés.
D3 Cholecalciferol D2 Ergocalciferol	Fixation du calcium, du fluor, du phosphore, déminéralisation, spasmophilie. Prévention du cancer[1].	Concentration dans la peau > soleil, germe de blé, champignon, poissons gras, beurre, jaune d'œuf.
E α-Tocopherol	Puissant antioxydant. Action sur la peau, le muscle. Sang (protection des globules rouges). Protection de la membrane cellulaire.	Huiles de première pression à froid, oléagineux, légumineuses, beurre, jaune d'œuf.
K	Antihémorragique, participe à la coagulation. Flore intestinale.	Choux, épinards, brocoli, kiwi, asperge. Huiles de première pression à froid. Œuf, pomme de terre, foie.

Nous le voyons ici, les vitamines jouent un rôle essentiel dans toutes les grandes fonctions de l'organisme ; elles ne doivent pas nous manquer et notre alimentation doit y pourvoir quotidiennement.[1]

Mais nous devons être vigilants sur la qualité de l'aliment et sur la nature des transformations qu'il a subies, ainsi que sur les modes de conservation et de cuisson.

Les vitamines du groupe B sont détruites au-dessus de 120°, la vitamine C à 60 °C, les autres sont sensibles à la lumière et, pour

1. Lappe JM, Travers-Gustafson K, Davies KM, Recker RR, Heaney RP. « *Vitamin D and calcium supplementation reduces cancer risk : results of a randomized trial* », *American Journal of Clinical Nutrirtion*, 2007 ; 85:1586-91.

la plupart, s'oxydent à l'air. Elles sont donc toutes très fragiles et la vitamine C, qui s'oxyde à l'air, est certainement la plus fragile. Les aliments qui en contiennent doivent être consommés rapidement et être stockés, même au froid, le moins longtemps possible, sous peine de perdre rapidement de leur teneur en vitamines.

Les céréales raffinées, dont on a enlevé l'enveloppe, perdent ainsi une grande partie de leur valeur nutritionnelle, tant au niveau des vitamines (groupe B) que des oligoéléments.

Pour les vitamines liposolubles, il en va de même : les huiles doivent être vierges et de première pression à froid et ne pas être chauffées (cf. « les lipides ») si l'on veut en tirer le meilleur pour notre santé.

2 ▪ Les oligoéléments[1]

Les premières découvertes sur l'importance de ces éléments minéraux présents en très petite quantité dans l'organisme datent de 1819, lorsqu'un médecin suisse, le Dr Coindet, mit en évidence le lien qu'il y avait entre le goitre et la carence en iode. Puis le Dr Jean-Ulysse Sutter, en 1900, étudia le rôle du cuivre et du manganèse dans l'arthritisme et la tuberculose. Drouin et Barbet découvrirent l'intérêt de l'or et de l'argent dans les processus infectieux. Enfin, Marchi, en 1925, fit un lien entre la faible teneur en magnésium des eaux de boisson et l'apparition des cancers.

D'autres chercheurs comme Robinet (1930), Delbet (1932) et Dupont (1939) confirmèrent l'hypothèse selon laquelle plus la teneur en magnésium est élevée dans les eaux de boisson d'une région donnée, plus la fréquence des cancers baisse. Robinet alla même jusqu'à publier une carte de France où il releva le taux de magnésium dans l'eau comparé au nombre de cancers, mais il ne fut pas plus écouté que les autres. Même si on sait maintenant que le cancer a

1. Du grec *oligo* qui veut dire petit.

des origines multifactorielles, ces hypothèses auraient été intéressantes à vérifier et à exploiter.

Mais c'est à partir de 1932 que le Dr Jacques Ménétrier, qui avait rencontré le Dr Sutter au cours de son clinicat, envisagea les possibilités immenses des oligoéléments comme biocatalyseurs et régulateurs de terrain en thérapie (cf. « les diathèses de Ménétrier »). Ces travaux, confirmés par des années d'observation en cabinet auprès de médecins pratiquant l'oligothérapie, ont permis de mieux comprendre l'intérêt de ces minéraux et métalloïdes présents en si petite quantité dans l'organisme. Ce sont des catalyseurs indispensables à toute réaction biochimique.

Le principe de la catalyse repose sur l'introduction dans une enceinte contenant deux corps chimiques susceptibles de réagir entre eux, d'une troisième substance étrangère (le catalyseur) qui provoque une réaction sans y participer elle-même, tout en restant intacte après la réaction.

Pour illustrer cela, imaginons une pièce fermée qui contient de l'air et dans laquelle on laisse s'échapper un gaz. Rien ne se passe tant que l'on n'introduit pas une étincelle dans l'enceinte. Si l'on allume la pièce, la moindre étincelle (le catalyseur) déclenche une réaction (violente) et l'énergie dégagée peut souffler le bâtiment. Dans notre organisme, en présence de ces catalyseurs que sont les oligoéléments, des réactions simples ou complexes se produisent en permanence. Un peu comme les bougies d'un moteur à… explosion. Pas de bougies, pas d'étincelle, pas d'explosion, le moteur ne fonctionne plus !

Le catalyseur agit comme déclencheur ou accélérateur d'une réaction, il permet ainsi de réguler et corriger des fonctions déficientes. Il est remarquable de constater qu'il n'est pas nécessaire d'avoir une quantité importante d'éléments minéraux ou métalloïdes pour obtenir cette réaction mais que quelques traces suffisent. Un oligoélément ne comble pas une carence ; en termes de quantité, il joue seulement un rôle fonctionnel.

Nous devons trouver quotidiennement ces oligoéléments dans notre alimentation de la même façon que pour les vitamines. La qualité de l'aliment et la variété des apports sont tout aussi importants.

Jacques Ménétrier parlait de la médecine des fonctions pour définir ce qu'est l'oligothérapie, postulant que :

« 1. La réceptivité aux maladies dépend du terrain.

2. Cette réceptivité est en rapport avec les échanges organiques : oxydoréduction et équilibre acide-base en étant les principales manifestations.

3. Cette réceptivité et donc le terrain évoluent en fonction de l'âge, de l'hérédité, de l'ancienneté de la maladie, ou des facteurs exogènes.

4. Il est possible de modifier cette évolution en agissant sur les échanges organiques.

5. Il est possible d'influencer ces échanges grâce à certains oligoéléments[1]. »

L'oligothérapie, comme approche thérapeutique de terrain, se pratique sur les conseils d'un praticien avisé, à partir d'apports infinitésimaux d'oligoéléments. Une alimentation saine et variée doit permettre ces apports au quotidien.

Liste et rôle des principaux oligoéléments		
Oligoélément nom et abréviation chimique	**Rôle et action**	**Sources naturelles**
* ARGENT (Ag)	Terrain infectieux. Antibactérien	Uniquement sous forme de minerais.
* CALCIUM (Ca) en tant que catalyseur	Terrain spasmophile. Crise de tétanie. Action sur la transmission neuromusculaire. Coagulation du sang.	Laitages (voir restrictions) légumineuses, céréales complètes, fruits secs, fruits oléagineux.

1. J. Ménétrier, *La Médecine des Fonctions*, Éditions Similia.

Liste et rôle des principaux oligoéléments		
Oligoélément nom et abréviation chimique	**Rôle et action**	**Sources naturelles**
CHROME (Cr)	Régulation pancréatique (insuline). Terrain pré-diabétique. Métabolisme des glucides, synthèse des protéines.	Levure, céréales complètes, viandes, fromage.
COBALT (Co)	Régularisation du système nerveux (ortho- et parasympathique), régulateur des états spasmodiques et de la tension artérielle. Synthèse de la vitamine B12.	Levure (B12), céréales complètes légumineuses, jaune d'œuf, poissons, crustacés.
CUIVRE (Cu)	Renforce l'immunité, croissance, sang, anémie (cofacteur d'assimilation du fer). Potentialise l'activité de la vitamine C. Action anti-inflammatoire. Régulation de certaines fonctions hormonales. Régulation de certaines fonctions hépatique (cholestérol). Cofacteur de l'antioxydant SOD. Intervient dans la régulation dopamine-noradrénaline.	Céréales complètes, fruits secs, algues, poissons, foie, crustacés, champignons, soja et dérivés.
*FER (Fe) en tant que catalyseur	Transport de l'oxygène vers les cellules. Anémie. Terrain infectieux. L'absorption du fer animal est plus importante que pour le fer végétal, néanmoins certains végétaux en contiennent plus.	Œuf, viandes, légumineuses, céréales complètes, cacao, soja.
FLUOR (Fl)	Fixation des minéraux, notamment calcium et phosphore. Squelette et dentition. Terrain spasmophile. Attention, les eaux trop fluorées peuvent engendrer la fluorose (calcification des articulations).	Poissons, crustacés, céréales complètes, légumes racines.
IODE (I)	Régulation thyroïdienne, système nerveux, Système cardiovasculaire.	Crustacés, algues, poissons, sel marin non raffiné, jaune d'œuf, germe de blé, oignon.

Liste et rôle des principaux oligoéléments		
Oligoélément nom et abréviation chimique	**Rôle et action**	**Sources naturelles**
* LITHIUM (Li)	Régulation du système nerveux central. États nerveux et psycho somatisation. Rein, élimination des métaux lourds et de certains acides.	Légumes racines (betterave, carottes...), céréales complètes, poissons, crustacés fruits de mer, algues.
* MAGNÉSIUM (Mg) en tant que catalyseur	Indispensable à la vie, intervient dans quasiment toutes les fonctions métaboliques. Rôle antiallergique, anti-inflammatoire, antistress. Métabolismes des glucides, lipides, et protides. Stimule la phagocytose (destruction des microbes par les globules blancs). Participe à la formation d'anticorps. Rôle immunitaire important. Régulateur thermique et sédatif nerveux (spasmophilie). Rôle de protecteur des vitamines. La transpiration accélère la fuite du magnésium.	Fruits secs (abricot+++, banane séchée) Oléagineux (amandes, noix, tournesol, sésame, cajou). Légumineuses, céréales complètes. Chocolat (cacao), sucre non raffiné, rapadura. Crustacés : (bigorneau, bulot, saint jacques).
MANGANÈSE (Mn)	Respiration cellulaire, terrain allergique. Régulateur du système endocrinien (reproduction). Assimilation des lipides. Système immunitaire. Vieillissement des cellules (antioxydant).	Fruits rouges (myrtilles +++), oléagineux, céréales complètes, champignons, légumes racines, feuilles.
NICKEL (Ni)	Activateur des enzymes salivaires et pancréatiques ayant une action sur les sucres pendant la digestion et au cours de l'assimilation. Action hypoglycémiante. Favorise la fixation du fer. Régule le niveau d'adrénaline (états de stress).	Légumineuses, céréales complètes, crustacés, fruits de mer, légumes verts (feuilles) et aromates (persil, coriandre...).
* OR (Au)	Stimulation de l'activité cellulaire. Immunité. Protection du système cardiovasculaire. Cicatrisation. Anti-inflammatoire.	Levure de bière maltée, malt, orge, foie

Liste et rôle des principaux oligoéléments		
Oligoélément nom et abréviation chimique	**Rôle et action**	**Sources naturelles**
PHOSPHORE (P)	Système nerveux central, fonctions cérébrales. Mémoire. Stockage de l'énergie cellulaire. Métabolisme du calcium. Intégrité de la membrane cellulaire.	Oléagineux +++ (noix, noisettes). Céréales complètes, fruits secs, poissons, crustacés, fruits de mer, fromages (parmesan+++).
POTASSIUM (K)	Métabolisme de l'eau. Élimination de l'eau. Régulation des fonctions surrénaliennes. Défatigant musculaire. Connexions nerveuses avec les muscles (crampes). Équilibre acides/bases.	Levure de bière, soja, cacao, fruits secs (banane séchée +++), légumineuses, légumes, fruits (banane fraîche), céréales complètes, champignons.
SÉLÉNIUM (Se)	Antioxydant majeur. Système reproducteur. Évite le vieillissement prématuré des cellules.	Graines germées, céréales complètes, levure de bière, sésame (graines), œuf, viandes, ail, oignon, échalote, poissons.
* SILICIUM (Si)	Le « ciment » du minéral. Fixation de tous les minéraux. Terrain sycotique (verrue, kystes...). Cicatrisation, reconstruction des tissus (os, peau, veines, artères). Phanères : ongles, cheveux. Tissus lésés (fractures, opérations, esthétique !)	Céréales complètes (millet, orge, riz) légumineuses, prêle, ortie, légumes racines.
SOUFRE (S)	Fonctions hépatobiliaires (foie et vésicule biliaire). Détoxication de l'organisme (terrain psorique). Terrain allergique. Peau, poumon, tissus. Terrain arthritique. Respiration cellulaire.	Œuf, légumes racines (radis noir, navet), ail, oignon, asperges, cresson. Viandes (acides aminés soufrés).

Liste et rôle des principaux oligoéléments		
Oligoélément nom et abréviation chimique	**Rôle et action**	**Sources naturelles**
ZINC (Zn)	Fonctions endocrines de la reproduction (hypophyse et gonades : ovaires-testicules). Rôle important dans la nutrition : l'absorption des glucides et des protides au niveau du tube digestif est influencée par la teneur en zinc des aliments. Stockage de l'insuline. Reproduction cellulaire. Régulation de l'équilibre acido-basique (via l'hypophyse). Système immunitaire. Antioxydant.	Jaune d'œuf, crustacés, fruits de mer (huîtres +++), céréales complètes, légumineuses, légumes frais, levure de bière, oléagineux.

* Ces minéraux ou métalloïdes ne sont pas considérés comme oligoéléments, mais agissent parfois comme des catalyseurs. Leur apport se fait en quantité plus importante (pondérale), car ils jouent également un rôle de construction (calcium, silicium par exemple) sauf pour l'argent, le lithium et l'or.

D'autres oligoéléments sont également présents dans notre organisme et bien souvent proposés en oligothérapie. Leurs fonctions sont très spécifiques et parfois mal connues.

Ce sont l'aluminium, le bismuth, le bore, le molybdène, le vanadium, le platine, le germanium...

En résumé, les vitamines et les oligoéléments :

- sont essentiels à la vie ;
- participent à toutes les grandes fonctions de notre organisme en tant que catalyseurs ;
- contribuent à la construction, la protection et la vie de nos cellules ;
- doivent être apportés quotidiennement dans notre alimentation.

Afin de clore la première partie de ce chapitre, on peut proposer une classification générale des aliments en fonction de leur intérêt pour notre santé. Chacun de nous étant unique, il est indispensable d'adapter ce classement et de rester souple, à l'écoute de nos besoins et de nos désirs. Finalement qui mieux que notre corps, lorsqu'il est à la recherche de son équilibre, connaît ce dont il a besoins ?

Liste récapitulative des aliments selon l'intérêt qu'ils présentent pour la santé*

TRÈS FAVORABLE	MODÉRÉMENT	DÉFAVORABLE
OLÉAGINEUX : Amandes, arachide, avocat, courge (pépins), noisette, noix, noix de cajou, olive, pistache, sésame, pécan, tournesol (graines), margarines non hydrogénées, huiles de première pression à froid, poissons sauvages.	**PRODUITS ET SOUS-PRODUITS ANIMAUX :** Beurre. Volaille, veau, foie gras. Poissons sauvages, poissons crus. Yaourt, kéfir, petit-lait. Fromages chèvre et brebis. Œuf bio.	**PRODUITS ET SOUS-PRODUITS ANIMAUX :** Charcuteries. Mouton, porc. Fromages lait de vache. Poissons d'élevage. Poissons fumés et salés industriellement. Œufs en batterie.
CÉRÉALES COMPLÈTES : Riz, millet, sarrasin, kasha, kamut, épeautre, fonio, petit épeautre, manioc, avoine, orge, sorgho.	**FRUITS DE MER :** Crevettes, gambas, langoustines, crabes.	**CEREALES :** Céréales raffinées. Pain blanc. Pains industriels. Viennoiseries. Pâtisseries industrielles.
LÉGUMES DE SAISON : Haricot vert, pomme de terre, patate douce, asperge, carotte, artichaut, choux (vert, blanc, rouge, fleur, brocoli) igname, betterave, courgette, fruit à pin, navet, potiron, potimarron, giraumon.	**CRUSTACÉS :** Moules, huîtres, coques, coquilles St Jacques.	**SUCRES :** Sucre blanc raffiné. Sucre roux (caramélisé). Aspartam.
	CEREALES COMPLETES ET SEMI-COMPLÈTES : Blé (farine, semoule couscous, pipil, boulgour, pâtes), seigle. Pain complet blé et seigle. Maïs.	
	SUCRES : Miel, sucre non raffiné, complet, rapadura, sirops de céréales, sirop d'érable, d'agave.	

TRÈS FAVORABLE	MODÉRÉMENT	DÉFAVORABLE
FRUITS FRAIS DE SAISON : Pomme, poire, abricot, pêche, fraise, framboises, mure, myrtille, raisin, orange, mandarine, pamplemousse, kiwi, papaye, mangue, ananas, litchi, longane, nèfle, arbouse. **DIVERS :** Quinoa. Algues de mer et algues bleues. Eaux peu minéralisées. Pain au Kamut, à l'épeautre, au petit épeautre. Sorbets maison. Glaces lait de soja. Jus de fruits frais sans conservateurs. Laits d'amande, de riz, d'épeautre. Épices douces et plantes aromatiques.	**AMYLACES :** Banane et châtaigne. **FRUITS SECS :** Figue, datte, raisin sec, abricot, banane. **LÉGUMINEUSES (GRAINS) :** Pois chiches, pois cassés, lentilles, haricots (blancs, rouges, noirs, azukis), soja jaune. **DIVERS :** Margarines non hydrogénées Lait de soja. Dérivés du soja : Tofu, Shoyu, tamari. Vin rouge de bonne qualité (1 verre/repas). Bière, occasionnellement. Levure de bière maltée (2 cuillerées à soupe/jour) ou germe de blé. Épices fortes. Vinaigre. Glaces (lait) artisanales ou maison. Confitures maison (sucre non raffiné). Sel de mer.	**DIVERS :** Sel raffiné. Eaux minéralisées. Eaux du robinet. Conserves. Hamburger. Sodas. Alcools forts, apéritifs. Vins blancs, rosés. Sucreries, bonbons. Glaces industrielles. Confitures Industrielles. Produits fumés et salés. Graisse de Palme et coprah. Margarines industrielles, hydrogénées.

*Il est bien évident que la qualité des aliments, leurs provenances et leur mode de conservation, ainsi que leur mode de cuisson, influent sur la nature de chaque aliment.

Les fruits et légumes « exotiques » cités ici sont destinés à nos amis d'outre-mer ou aux personnes vivant dans les pays tropicaux. Il est certain qu'il est préférable de manger les produits du lieu où l'on habite plutôt que d'en importer. À l'importation, les aliments subissent de nombreux traitements et manipulations afin d'être conservés et être exempts de germes ; de plus l'impact carbone sur l'environnement est important au niveau du transport.

Qualité des aliments

I ▪ Aliment vivant ou aliment mort ?

Nous pouvons considérer qu'un aliment est favorable pour notre santé et encourager sa consommation, mais si sa nature est modifiée par le mode de production, la transformation industrielle, la conservation et ensuite la cuisson, ses qualités peuvent être altérées et ne plus apporter ce que l'on attendait de lui. L'aliment vivant est celui que nous consommons au plus près de sa forme initiale, et qui n'a subi aucun traitement et le moins de transformation possible, y compris pendant la cuisson.

Un légume, un fruit, une céréale, un poisson, une viande, dès qu'ils sont consommés rapidement après la récolte, la pêche ou l'abattage, ont bien plus d'intérêt qu'un même aliment qui aura été traité pour être conservé, par adjonction de produits chimiques, de sel, d'antibiotiques ou par irradiation. Les produits de synthèse (cf. annexe I : additifs alimentaires) inhibent les processus naturels de transformation pour éviter leur dégradation, en agissant sur ce qu'il y a d'important : les minéraux et les vitamines. Nous disposons d'aliments, certes faciles à conserver, mais privés en grande partie de leur qualité première, et dont la vie s'arrête. La conservation la plus simple, par le froid, ralentit les processus de dégradation des aliments, mais les pertes vitaminiques et minérales se poursuivent au fil du temps. Les vitamines solubles dans l'eau se dissipent par évaporation. On sait, par exemple, qu'une salade fraîchement cueillie, mais conservée au réfrigérateur, perd après 48 heures près de 50 % de sa teneur en vitamine C. Enfin, la cuisson modifie notablement la structure et l'agencement de certaines molécules, comme l'amidon ou les acides gras. Elle entraîne une disparition de nombreuses vitamines qui résistent mal aux températures élevées, tout en provoquant une perte conséquente de minéraux par dilution, notamment au cours des cuissons à l'eau ou à la vapeur.

Le raffinage (céréales, sucre, huiles) sépare les parties les plus riches d'un aliment et ne fait que l'appauvrir. Les oligoéléments disparaissent bien souvent en totalité ; l'aliment se transforme en se simplifiant et devient dénué de tout intérêt nutritionnel.

L'aliment vivant est celui qui favorise les processus de vie (*vita-amine*), nous permettant de puiser dans ce que la nature nous donne de meilleur, pour qu'à notre tour nous l'utilisions au mieux afin de soutenir la vie de chacune de nos cellules.

La qualité intrinsèque de l'aliment repose sur trois points : son mode de production (chimique ou biologique), les processus de transformation qu'il subit (raffinage, conservation, irradiation) et enfin le type de cuisson qu'il subira, l'idéal étant de manger le plus possible cru (cf. « les modes de cuisson »).

2 ▪ L'AGRICULTURE BIOLOGIQUE

Loin d'être une mode, elle devient à l'évidence une nécessité, pour l'homme et pour la Terre. Pour l'homme, qui doit revenir à la raison et ne plus transformer la Terre en une vaste usine à produire, sans trop se préoccuper du reste des habitants de la planète. Pour la Terre, que l'on épuise depuis un siècle par l'agriculture conventionnelle, indissociable des produits chimiques. Elle ne peut plus fournir ce qu'on lui demande, les sols s'étant épuisés à cause de l'exploitation à outrance qu'elle subit depuis des décennies. Il faut alors « l'enrichir », par des engrais chimiques, « protéger » les plantations affaiblies par un manque de minéraux (magnésium notamment) et « traiter » la production afin de la conserver et de la transporter. On ne parle plus de paysan, mais « d'exploitant agricole ». En effet, nos besoins sont de plus en plus importants et nous exploitons la terre afin d'en tirer le meilleur rendement possible. On veut nous persuader que si nous n'acceptons pas les manipulations génétiques (OGM), demain nous ne pourrons plus nourrir la planète. Mais, derrière ce discours, c'est le contrôle des ressources alimentaires et la rentabilité qui se cachent. Maîtriser le vivant, et particulièrement le règne végétal, c'est assurer à quelques grands monopoles mondiaux la maîtrise de l'approvisionnement en semences et en plants. Si l'une de ces sociétés peut breveter une plante après l'avoir manipulée génétiquement (OGM), elle lui appartient. Elle en détient la propriété et donc les droits, elle a le pouvoir de vendre ou non à tel ou tel producteur, mais surtout elle peut imposer sa loi économique dans ce qui est essentiel à l'homme pour sa survie: sa nourriture. C'est un pouvoir exorbitant et une injure à la vie: comment peut-on breveter le vivant?

Par ailleurs, un des dangers des OGM, dont personne ne peut garantir l'innocuité par manque de recul dans le temps, c'est que notre organisme ne reconnaît pas facilement une molécule qui n'existe pas habituellement dans la nature. Certains chercheurs pensent que cela peut induire des réponses immunitaires que l'on ne peut évaluer pour le moment. L'introduction d'une protéine spécifique dans un végétal implique souvent une réaction que l'on peut retrouver chez l'homme sous forme d'allergie ou de sollicitation anormale du système immunitaire. Aujourd'hui, personne ne peut dire les risques que nous courons à utiliser de tels produits sur le long terme. Certains gènes de résistance aux insectes que l'on essaye de transférer vers les plantes agissent en modifiant le fonctionnement du tube digestif de l'insecte. Rien ne prouve que ces gènes ne puissent avoir des conséquences sur l'être humain plus tard. Enfin, les OGM font courir un risque environnemental important puisqu'ils risquent de se disperser dans la nature et de «contaminer» d'autres espèces végétales ou animales (insectes polinisateurs entre autres) de façon irréversible – s'il n'est pas déjà trop tard – sans que nous sachions quelles en seront les conséquences pour la biodiversité.

C'est peut-être pour éviter toutes ces dérives que les précurseurs de l'agriculture biologique, qui pressentaient cette évolution, se sont toujours farouchement battus.

L'agriculture biologique n'est pas un retour en arrière; c'est une approche qui a vu le jour dans les années 1930 afin de s'opposer à la modernisation et, ensuite, à la politique productiviste mise en place après la Seconde Guerre mondiale dans le monde agricole. Partant d'un mouvement de pensée plutôt philosophique, elle s'est ensuite structurée autour d'objectifs et de critères bien précis:

– production respectant l'environnement, la biologie des sols, la rotation des cultures, les écosystèmes des zones de production,

et n'utilisant pas de produits chimiques et de synthèse, notamment pour les engrais, les désherbants, les pesticides et les insecticides;
- utilisation de fertilisants toujours naturels, comme le compost – fermentation naturelle de matières organiques animales et végétales – et d'oligoéléments, comme le manganèse, le cuivre, la silice, le fer;
- protection des plantations par des préparations naturelles éprouvées depuis longtemps comme la poudre de roche, les algues, les dilutions homéopathiques et par la fabrication de pièges mécaniques utilisés afin de neutraliser ou de repousser les insectes;
- respect des cycles lunaires et des saisons, afin de renforcer les plantations, surtout en *biodynamie*[1].

Au-delà de la seule agriculture, l'élevage biologique adopte ce même cadre avec, en plus, le respect de l'animal. Il lui est laissé un espace vital naturel et il est nourri de produits conformes à son espèce (pas de farines animales pour des ruminants!) issus de l'agriculture biologique, le plus souvent produits sur le lieu d'exploitation. Viandes, laitages, fromages, œufs ne subissent pas les mêmes traitements que pour la production conventionnelle. Antibiotiques et produits de synthèse sont proscrits et, en cas de maladie, les animaux sont soignés par l'homéopathie ou la phytothérapie; seuls les vaccins obligatoires sont autorisés. L'absence de stress, l'alimentation naturelle et le choix d'espèces plus rustiques n'ayant pas subi de croisements importants expliquent la bonne résistance aux maladies de ces élevages.

Des associations comme « Nature et progrès » ont mené un long combat pour que soit reconnue l'agriculture biologique qui a récemment pris un essor considérable à la suite des scandales retentissants de ces dernières années en matière d'alimentation et de santé.

La vigilance est de rigueur. Ici comme ailleurs il existe des abus, mais le contrôle strict et le cahier des charges européen, qui régit l'agriculture biologique, sont les garants de la qualité proposée.

1. Agriculture biologique qui prend en compte ces aspects et intègre le travail de la terre dans une dimension universelle. Cette approche est d'inspiration anthroposophique. (Rudolf Steiner)

Depuis 1991, une réglementation européenne est entrée en vigueur afin d'harmoniser ce type de production en Europe. En France, l'agriculture biologique est contrôlée, puis certifiée par cinq organismes indépendants agréés par l'État et qui sont, en 2011 : Agrocert, Certipaq, Ecocert, Qualité France, et SGS-ICS.

AB AGRICULTURE BIOLOGIQUE

Le producteur dûment certifié est alors libre de demander, ou non, au ministère de l'Agriculture l'autorisation d'utiliser le logo, propriété du ministère de l'Agriculture, afin de l'apposer sur ses produits. Il faut donc s'assurer, pour tout produit qui prétend être biologique, qu'il est bien certifié par un des organismes cités plus haut et que la mention est clairement portée sur l'emballage.

Depuis le 1er juillet 2010 un logo européen a fait son apparition dans le cadre de la politique d'harmonisation de la règlementation de l'agriculture européenne au sein de l'Union[1] ; il devient obligatoire dans toute l'Union, dans une période transitoire allant jusqu'à juillet 2012 et a pour but d'informer les consommateurs. Ce logo garantit que 95 % des produits entrant dans sa composition sont d'origine biologique, à l'exception du sel et de l'eau.

demeter

L'agriculture biodynamique, dont l'exigence de qualité est très élevée, possède son propre label « Demeter » qui répond à un cahier des charges rigoureux et à une philosophie très large où la nature est considérée dans sa totalité, comme un être vivant. Elle prend en compte l'influence des périodes de l'année, des saisons et des astres. Cela ne dispense pas les producteurs qui choisissent ce mode de production d'être certifiés par un organisme agréé.

Pour les pays francophones, l'agriculture biologique est certifiée par les labels suivants :

– Suisse : « Bourgeon » de Bio Suisse qui confie la certification à Bio. inspecta ;

1. Informations sur www.agencebio.org et Commision europénne www.organic-farming.europa.eu.

– Belgique : « Biogarantie » ;
– Canada : « Biologique Canada » ou « Canada Organic ».

Deux autres labels ont cours en Amérique du Nord : « Farm Verified Organic » et « USDA Organic ».

Quel avantage peut-on tirer à consommer « BIO » ? La qualité de l'aliment bio, souvent mise en avant par les pionniers de l'agriculture biologique, mais jamais démontrée scientifiquement, commence à être confirmée maintenant, grâce à l'étude Abarac 2000, menée conjointement par le Pr Henri Joyeux (chirurgien, cancérologue, nutritionniste à Montpellier) et le Dr Mariette Gerber, sous l'égide de l'INSERM.

Les résultats communiqués en 2004[1] par cette équipe font état de la supériorité des aliments cultivés ou des animaux élevés en agriculture biologique sur les produits issus de l'agriculture conventionnelle et raisonnée.

Quelques exemples :

« *Pêche jaune, variété Gladys : 2 à 3 fois plus de bétacarotène dans le lot de pêches AB.*

Produis toxique dans tout les lots de l'agriculture raisonnée et dans un lot pour l'agriculture conventionnelle.

Huile d'olive : présence anormalement élevée de vitamine E dans les lots agriculture raisonnée et agriculture conventionnelle (ajouts non officiels de tocophérol [Vit E]). Plus d'acide oléique dans les lots agriculture biologique. »

Ils démontrent déjà la supériorité qualitative (composition en oligo-éléments et vitamines) des produits issus de l'agriculture biologique sur ceux produits de manière conventionnelle et ceux qui sont issus de l'agriculture raisonnée (un peu moins de produits chimiques qu'en agriculture conventionnelle !). Même si la méthodologie a pu être contestée, cette première étude a le mérite de s'être penchée sur la qualité intrinsèque des aliments en fonction de leur mode de culture et de faire apparaître quelques disparités de composition.

1. Résultats sur : www.professeur-joyeux.com.

Dans les produits biologiques, le goût est préservé : il nous rappelle les fruits et légumes de nos jardins, arômes plus soutenues et textures plus agréable, car les fruits et les légumes contiennent moins d'eau. Quant à la viande, elle est, au dire des amateurs, beaucoup plus goûteuse. Tout cela est logique, car la richesse des sols, l'absence de produits qui « gonflent » l'aliment d'eau et de graisse, et le temps de maturation sont des atouts en faveur des produits bio.

Les produits biologiques sont rarement raffinés, même si cela est autorisé dans le cahier des charges. Étant donné la demande grandissante, une tendance, ces dernières années, voit se multiplier des produits biologiques raffinés. C'est dommage, puisque cela va à l'encontre de ce que nous préconisons quant à la qualité alimentaire. Mais, pour une majorité d'entre eux, ils sont complets, donc qualitativement plus intéressants comme nous l'avons vu au chapitre des glucides et des lipides.

La production biologique respecte un cahier des charges quant au mode de production et au mode de transformation. Lors de la fabrication d'un plat, d'une conserve, d'un biscuit ou d'un pain, les ingrédients utilisés doivent être issus de l'agriculture biologique pour pouvoir être labellisés.

Il est souvent opposé aux produits bio leur prix élevé. Certes, ce type de production nécessite un autre mode de fonctionnement qui diminue les rendements à l'hectare. Une main-d'œuvre plus importante et plus qualifiée est nécessaire, notamment pour des passages réguliers avec intervention mécanique et non chimique.

Pas de désherbant chimique : c'est donc mécaniquement que l'on opère ! Par ailleurs, en agriculture biologique, il y a des pertes de production plus importantes et, comme la politique de subvention est fixée à l'hectare, la plupart des producteurs « bio » ayant de petites unités, ils ne bénéficient pas des mêmes subventions que les grandes exploitations agricoles. Il est donc normal que le produit soit un peu plus cher. Toutefois, l'augmentation du nombre de producteurs et la multiplication des circuits de vente permettent d'accéder à ce type de produit plus facilement qu'avant et à un moindre coût.

Par ailleurs, si l'on considère que ces aliments sont souvent plus nutritifs (moins d'eau dans les légumes, plus de fibres dans les céréales non raffinées, moins de graisses et d'eau dans les viandes), la quantité consommée peut être notablement réduite. Si vous mangez des pâtes complètes ou même du riz semi-complet, vous ne consommerez pas en quantité dans votre assiette son équivalent raffiné, car le sentiment de satiété (grâce aux fibres) apparaît plus vite. Aller vers les produits biologiques, c'est changer d'habitudes. Au cours de la réforme alimentaire, il y a un rééquilibrage des aliments : consommer moins de produits animaux et de laitages au profit des végétaux, même s'ils sont sensiblement plus chers que leurs équivalents conventionnels, aura également un effet bénéfique sur le budget.

L'incidence non négligeable sur notre santé de la consommation d'aliments de qualité est aussi à mettre au crédit des produits « bio » : moins de fatigue, moins de maladies, moins de soins. Difficile à quantifier au quotidien mais, sur le long terme, ceci s'avère intéressant aussi bien pour nous en tant qu'individus, que pour la collectivité qui voit s'envoler les dépenses d'assurance-maladie. Aujourd'hui, l'État débourse presque un milliard d'euros par jour pour les dépenses de santé ! L'État, c'est nous, et ce sont nos choix qui feront changer les choses.

Il faut accepter de payer un peu plus cher pour notre qualité de vie et notre santé. Nous dépensons souvent tellement plus pour des futilités ou pour notre confort immédiat ! S'engager dans une nouvelle voie alimentaire est un geste citoyen qui a des conséquences sur notre santé, sur l'environnement et sur la société.

Enfin, l'impact sur notre environnement n'est plus à démontrer. Les catastrophes écologiques que nous subissons de plus en plus fréquemment sont en partie dues aux modifications d'envergure que nous avons fait subir aux sols depuis 60 ans :

– démembrement des parcelles pour en faire de vastes plaines de production, appauvrissement des sols qui deviennent imperméables comme de la terre glaise et ne laissent plus passer l'eau de ruissellement, avec pour conséquence les inondations brutales et longues que nous connaissons ;
– appauvrissement des nappes phréatiques exploitées pour alimenter des cultures très gourmandes en eau, comme le maïs, petite

céréale des contrées désertiques d'Amérique Centrale, qui est devenu une « éponge » à force de manipulations et qui réclame toujours plus d'eau ;
- pollution de ces mêmes nappes phréatiques par les lisiers des élevages intensifs, comme le porc ;
- pollution de l'air par l'épandage massif de produits phytosanitaires qui peuvent provoquer des cancers chez les agriculteurs[1]. Ce serait un des facteurs supplémentaires qui pourrait induire la survenue de certains cancers chez ceux qui consomment les aliments issus de ces productions. La liste est bien plus longue et cela devrait déjà nous inciter à réfléchir sur les choix que nous faisons en matière d'alimentation.

À la suite de consultations de cultivateurs et de leurs familles de la région Languedoc-Roussillon pour des cancers et des pathologies affectant le système endocrinien, le Pr Charles Sultan[2] a tiré la sonnette d'alarme en constatant :
- une forte augmentation des malformations congénitales chez les enfants exposés aux pesticides[3] ;
- l'explosion des cancers génitaux (prostate et testicules) avec une hausse de 300 % chez des populations de plus en plus jeunes (25-35 ans) ;

---

1. Une enquête de cohorte – AGRICAN (Agriculture et cancer) – est menée par la MSA (Mutuelle Sociale Agricole). Elle devait être terminée et publiée en 2005 or, en 2011 on n'en a toujours pas de nouvelles !
2. Chef du service d'endocrinologie pédiatrique et du service d'hormonologie du CHU de Montpellier. Unité d'Endocrinologie - Gynécologie Pédiatriques, Service de Pédiatrie 1, Professeur en endocrinologie pédiatrique. Responsable du groupe « INSERM » « pathologie moléculaire des androgènes ».
3. « *Evidence of effects of environmental chemicals on the endocrine system in children* » Rogan WJ, Ragan NB. Epidemiology Branch, National Institute of Environmental Health Sciences, Research Triangle Park, North Carolina 27709, USA. *Pediatrics.* 2003 Jul ; 112(1 Pt 2):247-52.

– la diminution de la spermatogenèse (-50 % depuis les années 1950).

Cette diminution corrélée au fait qu'il existe en dehors de l'effet cancérigène, un effet « oestrogénique » des produits toxiques, provoquant la stérilité et la féminisation des embryons mâles et que, sur 15 % de couples stériles, la moitié est liée à des stérilités masculines dans tous les pays occidentaux…

De plus en plus de produits chimiques présents dans notre environnement agissent comme des perturbateurs du système hormonal, allant même jusqu'à provoquer des anomalies congénitales. Dénommés perturbateurs hormonaux, les plus connus sont le fameux distilbène, le bisphénol-A ou encore les phtalates, pour ne citer qu'eux.

Leur action est de trois sortes :

– effet mimétique : le produit « mime », grâce à sa structure, une vraie hormone et bloque les clefs qui permettent à une cellule de recevoir l'information hormonale naturelle ;
– effet inhibiteur qui bloque l'action d'une hormone ;
– effet perturbateur du métabolisme hormonal.

En dehors des études menées sur l'homme à ce sujet, on constate dans la nature les effets délétères de la pollution environnementale. Il est plus facile d'observer les mutations opérées sur l'animal, dont le renouvellement des générations est plus court. Aux États-Unis, certaines populations d'alligators disparaissaient, faute de se reproduire (désintérêt des mâles pour leur femelle ou stérilité). Des scientifiques se sont intéressés à ce phénomène et ont constaté que l'exposition à des produits chimiques issus de traitement des cultures intensives retrouvés dans l'eau et dans les graisses de ces animaux agissait comme perturbateur hormonal[1].

1. « *Alligators, contaminants and stéroïde hormones* » Guillette LJ Jr, Edwards TM, Moore BC.Environ Sci. 2007 ; 14(6):331-47.Dpt of Zoology, University of Florida, Gainesville, FL, USA.

Enfin, pour terminer d'illustrer notre propos sur le sujet avec un exemple qui touche notre vie quotidienne et celle de nos enfants, nous vous proposons une enquête parue en décembre 2010 – « Menus toxiques » – sur les substances chimiques présentes dans notre alimentation. Cette enquête, menée à l'initiative de l'association Générations futures[1] et le réseau Health & Environment Alliance, avait pour but de déceler dans les aliments non bio, achetés dans les réseaux classiques de distribution, la présence de résidus chimiques potentiellement dangereux pour la santé. Les menus types ont été préparés sur la base des recommandations du ministère de la Santé dans le cadre de sa campagne Plan National Nutrition Santé (PNNS).

Les résultats montrent qu'en 24 heures un enfant peut être exposé, par son alimentation, à plusieurs dizaines de molécules chimiques soupçonnées d'être des perturbateurs endocriniens ou cancérigènes ; 128 résidus chimiques représentant 81 substances chimiques différentes, 47 substances cancérigènes suspectées et 37 perturbateurs endocriniens suspectés, dans la même journée. Pour les détails des résultats et la méthodologie employée voir le site[2].

Il ne suffit pas de faire des recommandations sur le nombre de fruits et de légumes à consommer par jour : il faut surtout s'intéresser à la qualité de l'aliment et aux traitements qu'il a subis. Faire de la prévention est tout à fait louable, pour les problèmes de santé à court terme – obésité, maladies cardiovasculaires et digestives, etc. – mais il faut également se pencher sur les effets à plus long terme de nos erreurs d'aujourd'hui. Il s'agit de la santé des générations futures, de nos enfants et de nos petits-enfants, peut-être même du devenir de l'espèce humaine.

Nous sommes certainement au début d'une large prise de conscience, non seulement du grand public, mais de chercheurs et de médecins qui font le constat de plus en plus clair que notre environnement, tel que nous le modifions depuis plusieurs années, a une réelle influence sur la genèse de nombreuses maladies.

1. Informations sur www.environnement-et-cancer.com.
2. Toutes les données de l'enquête sur www.menutoxiques.fr.

Il est grand temps de nous poser les bonnes questions pour l'homme et pour notre planète.

En résumé, consommer bio c'est :

– consommer vivant : BIO = VIE ;
– protéger la planète et notre environnement ;
– manger sainement ;
– préserver sa santé ;
– soutenir les petits producteurs ;
– apprécier le goût des aliments ;
– protéger le patrimoine naturel et ne pas laisser breveter le vivant ;
– refuser le monopole des grands groupes agroalimentaires.

Énergétique et aliments

Pour clore ce chapitre sur les aliments, nous aborderons un aspect assez méconnu dans notre culture occidentale : la dimension énergétique et subtile des aliments, propre à la tradition orientale et plus particulièrement taoïste. Au sein de cette tradition, et depuis plusieurs milliers d'années, la nature physique n'est pas dissociée de la dimension énergétique. L'homme est relié à l'univers dans un lien privilégié, de par sa verticalité, entre le « Ciel » (énergie céleste) et la « Terre » (énergie tellurique).

L'homme prend part aux échanges permanents d'énergie qui sous-tendent toute vie. Il reçoit et donne, transformant la matière en énergie à travers toutes les grandes fonctions physiologiques et subtiles qui l'animent. Bien difficile à percevoir ou à mesurer, cette énergie n'est vraiment observable que dans ses effets. La fatigue, comme « l'énergie » que nous ressentons, reflètent la nature de ces mouvements énergétiques.

Dans la tradition taoïste, souvent difficile à saisir pour un esprit occidental, la nature énergétique est figurée par le célèbre symbole taoïste du yin et du yang. Cette énergie est un mouvement permanent, un échange, une nature subtile faite d'oppositions et de complémentarité. Un cercle partagé en deux par une ligne sinueuse figure le mouvement et l'interpénétration de deux forces. Deux couleurs : rouge pour le yang et blanc pour le yin, symbolisent cette nature de l'énergie.

Mais un détail important, la présence d'un petit cercle de la couleur opposée à l'intérieur de chacune des parties, signifie que chacune de ces forces contient en elle-même la nature de l'autre. Malgré la complexité apparente du symbole, il exprime simplement la notion d'énergie universelle interdépendante et en perpétuel mouvement. Notre culture a tendance à opposer négatif et positif, blanc et noir, chaud et froid. La tradition orientale propose de compléter et d'unifier.

Tentons de définir la nature de ces deux aspects de l'énergie, sans les opposer. Dans le masculin, il y a une part de féminin, dans le froid une part de chaud, etc.

Nature et aspects du yin et du yang	
Yin	**Yang**
Féminin	Masculin
Passif - calme	Actif - agité
Hypo	Hyper
Froid	Chaud
Nuit	Jour
Lunaire	Solaire
Automne-hiver	Printemps-été
Eau	Feu
Intérieur	Extérieur
Vide	Plein
Aiguë	Chronique
Rond	Anguleux

Il est facile de classer, à la manière occidentale, sous deux aspects, le yin et le yang, mais cette classification reste figée et ne correspond pas à l'esprit dynamique taoïste qui met en rapport entre eux les aliments, les êtres vivants, le minéral pour les comparer et évaluer leur nature dans un contexte donné. Dans ces conditions, on ne peut pas affirmer que ceci est yang ou cela est yin, mais l'on comparera un élément par rapport à un autre. Ainsi, les légumes sont plus yin que les légumineuses, mais plus yang que les fruits.

Si nous ramenons cette approche à l'alimentation, nous rechercherons un équilibre entre le yin et le yang. Si notre alimentation est trop yin (alcool, excitants, sucres, graisses), il convient d'introduire des aliments plus yang (poisson, œufs, céréales, aliments salés naturellement). Pour les saisons, il est recommandé de consommer des aliments plus yin (fruits, légumes) au printemps et en été et des aliments plus yang (légumineuses, céréales, légumes racines) en automne et en hiver. Finalement, si nous observons les rythmes des saisons et que nous consommons ce qui est produit à chaque époque de l'année, nous respectons l'ordre naturel et l'équilibre énergétique des choses.

Classement des différentes catégories d'aliments selon leur nature : du plus yin au plus yang*

Yin	Yang
Alcools	Apéritifs - digestifs - vins - bière
Stimulants	Café - thé
Huiles	Noix - arachide - olive - tournesol - sésame - sucres : blanc non raffine - miel - rapadura
Fruits	Oléagineux (amandes, noix...) - acides – sucres.
Légumes	« Aériens » : tomate, aubergine, concombre... « Sols » : salades, choux, courge, potimarron, giraumon... « Racines » : carotte, navet, igname, radis, salsifis, patates douces...
Légumineuses	Fèves - soja - tofu - haricots - pois chiches - lentilles.
Céréales	Quinoa - maïs - seigle - riz - millet - blé - fonio - avoine - sarrasin - kasha.
Laitages	Yaourt - fromage blanc - beurre - lait de vache - fromages - lait de chèvre - lait de brebis.
Crustacés - Fruits de mer	Huîtres - moules - crevettes - langouste - homard.
Poissons	Truite - sole - saumon - sardine - thon.
Viandes	Porc - veau - bœuf - mouton - lapin - volaille - gibier : lièvre - sanglier - volatiles : canard, faisan, perdrix...
Œufs	
Épices	Des plus douces aux plus piquantes
Sauces	Gomasio (sésame et sel gris) - shoyu - miso - tamari.
Sels	Sel gris non raffiné, sel blanc.
Yang	

*(du haut vers le bas et de gauche à droite)

En résumé, les alcools, stimulants, huiles, sucres (raffinés) sont très yin.

Les fruits, légumes, légumineuses et céréales sont équilibrés entre yin et yang. Enfin, les laitages, crustacés, fruits de mer, poissons, gibiers, charcuteries, œufs, épices, sauces, sels, sont très yang.

Pour illustrer la notion de relativité entre yin et yang pour une catégorie d'aliments, nous pouvons prendre l'exemple des laitages. Le fromage blanc est plus yin que le lait de brebis ; il n'en reste pas moins vrai que le fromage blanc est yang par rapport au yaourt ou aux céréales en général.

Ce classement présente un inconvénient lorsqu'on entre plus en profondeur dans la diététique chinoise ; certains aliments, céréales notamment, peuvent être yin mais avoir une action yang lorsqu'elles sont transformées, subissant de nouvelles contraintes énergétiques.

Nous n'avons voulu donner ici qu'un aperçu de cette approche très intéressante de la tradition millénaire extrême-orientale. En fonction de notre tempérament, nous pouvons adapter notre alimentation afin qu'elle nous permette de rééquilibrer les excès ou les manques que nous constatons lors de déséquilibres physiques ou psychoémotionnels.

Ainsi, un lymphatique (plutôt yin) évitera de consommer trop d'aliments yin qui, selon la médecine traditionnelle chinoise, augmentent et aggravent l'humidité dans le corps. Mais il n'ira pas non plus dans l'excès inverse qui consisterait à consommer trop de sel (yang) avec les conséquences fâcheuses que l'on sait (rétention hydrique).

En revanche, un sanguin (plutôt yang) évitera de consommer avec excès des aliments trop yang qui aggravent le feu de ce tempérament. Il aura tout intérêt à rechercher des aliments plus yin qui atténueront cet excès : l'eau (yin) n'éteint-elle pas le feu (yang) ?

Être sensible à cette dimension énergétique permet de rééquilibrer l'alimentation en réduisant les apports excessifs d'aliments trop yin ou trop yang, au profit de ceux figurant au centre du tableau. Nous verrons d'ailleurs, au chapitre suivant, que cette approche rejoint les propositions qui sont faites en naturopathie, au cours de la réforme alimentaire, lorsque l'on recherche à équilibrer les catégories d'aliments classiques entre elles

Que les puristes de la médecine traditionnelle chinoise me pardonnent de ne pas développer tous les aspects de l'approche diététique dans cette tradition, mais cela pourrait faire l'objet d'un ouvrage complet, et le propos ici était de sensibiliser chacun à cette dimension si particulière de l'aliment. Celui qui souhaiterait approfondir cette approche aura tout loisir de le faire en puisant dans une littérature de plus en plus abondante et accessible ou en se formant dans les écoles qui dispensent des cours de médecine traditionnelle chinoise (MTC).

En résumé, la nature énergétique des aliments permet :

- d'équilibrer notre dimension énergétique ;
- d'être en harmonie avec notre environnement ;
- de vivre en suivant le rythme des saisons.

Maintenant que nous avons une notion plus précise de ce qu'est l'aliment, nous allons envisager la meilleure façon de l'utiliser par la diététique.

La diététique

Les moyens diététiques et hygiéniques naturels constituent l'essentiel de toute thérapeutique, parce qu'ils sont le mieux appropriés à la vie physiologique des tissus, à l'entretien des forces vitales, au renforcement des défenses organiques et à l'évolution de l'homme.

Dr Paul Carton (*Traité de médecine naturiste*, 1924)

De cette définition du père de l'hygiénisme et inspirateur du courant naturopathique, il ne reste de nos jours, en ce qui concerne la diététique, qu'une vague notion de régime où la restriction calorique semble l'emporter sur tout le reste. C'est tout juste si quelques comptages, standardisés par classe d'âge et catégorie d'aliment, permettent une approche plus sélective de l'alimentation. Mais la démarche actuelle en diététique reste en grande partie très mécaniste et quantitative.

Le Grand Larousse[1] donne cette définition : « Partie de la médecine et de l'hygiène qui s'occupe d'adapter le régime alimentaire aux besoins particuliers des individus. » Mais on ne parle pas ici de la qualité alimentaire et l'on peut lire ensuite : « La diététique s'est enrichie des connaissances relatives d'une part à la valeur énergétique des aliments, mesurée en calories, d'autre part aux vitamines et aux oligoéléments, qui sont des facteurs indispensables de la nutrition. » La notion énergétique s'entend ici dans son sens habituel où l'on calcule la « puissance » de l'énergie dégagée par un aliment lors de son utilisation par l'organisme et non sa valeur dynamique et sa capacité à

1. Grand Larousse en 5 volumes, Éditions Larousse, 1987.

soutenir notre force vitale, comme nous l'avons vu en énergétique. Il est fait mention des vitamines et des oligoéléments dont les apports sont évalués sur une échelle standardisée journalière et en fonction du poids de l'individu ; il s'agit davantage d'un comptage mathématique des apports nutritionnels.

La diététique en naturopathie

Notre approche de la diététique en naturopathie relève du bon sens et s'appuie sur l'observation de la nature et le respect de l'environnement, sur la connaissance du terrain et des besoins spécifiques à chaque individu. La qualité alimentaire et les associations correctes des aliments entre eux viennent compléter cette démarche. L'alimentation est l'un des piliers fondamentaux de la naturopathie et son premier outil. C'est une prise de conscience de l'importance de l'alimentation, qui s'attache à des valeurs de respect de la vie et qui donne un sens profond à la démarche naturopathique. En cela nous nous rapprochons d'une éthique de vie, au sens philosophique du mot et nous pouvons tenter de définir l'approche de la nutrition et de l'alimentation en naturopathie comme une « diète-éthique ».

Parler de régime implique une notion restrictive que nous n'aimons pas employer lorsque nous conseillons des changements alimentaires. L'expression « réforme alimentaire » est plus appropriée et convient mieux, car elle exprime un changement, lent mais durable, adapté à chacun afin qu'il trouve le mode alimentaire qui lui correspond le mieux.

Dans la période moderne récente, beaucoup se sont employés à mettre en place des régimes aussi variés les uns que les autres, des plus extravagants aux plus techniques, avec des succès souvent passagers et les échecs cuisants que l'on connaît.

Avant même d'envisager un changement, nous devons effectuer l'inventaire de nos habitudes alimentaires quotidiennes et évaluer l'état d'esprit dans lequel nous nous trouvons sur le plan psychoémotionnel. L'attirance pour certains aliments ou saveurs, ainsi que nos comportements vis-à-vis de la nourriture sont souvent le reflet des états émotionnels que nous traversons. Ainsi, ne modifier que l'alimentation sans tenter de remonter aux véritables causes qui perturbent notre comportement mène bien souvent à l'échec.

Si une personne est attirée par les aliments doux ou sucrés, et qu'elle a une attitude compulsive à l'égard de ce type d'aliments, il est inutile de les lui supprimer. Il est plus judicieux de lui apporter progressivement des glucides de meilleure qualité dans son alimentation et de rechercher la cause de ce déséquilibre. À l'origine d'un tel comportement, il peut y avoir une mauvaise gestion des apports alimentaires provoquant des carences aussi bien qu'une situation conflictuelle qui perdure et génère des phénomènes de compensation comme dans le syndrome de désadaptation. (cf. diathèse V de Ménétrier[1]).

Quelle est la tendance générale de notre alimentation ? Quelles catégories d'aliments dominent dans la composition de nos repas : glucides, protéines, graisses, laitages, légumes, crudités, céréales ? Comment sont répartis nos repas dans une journée ? Quelles sont les quantités consommées à ces repas ? Mangeons-nous avec plaisir ou pour faire plaisir à notre entourage ? Modifions-nous nos repas en fonction des saisons, des lieux où ils sont pris ? Quelles sont les saveurs qui nous attirent le plus : salées, sucrées, acides, amères, épicées ? Autant de questions qui nous permettent de mieux évaluer la situation qualitative de notre alimentation et de décider de la pertinence de certaines réformes à mettre en place.

Mais avons-nous vraiment le choix ?

Cerveau et alimentation : désir, plaisir, raison

Nous devons intégrer deux notions fondamentales de notre comportement face à l'alimentation : le désir et le plaisir. C'est ensuite

1. Cf. « Cerveau et alimentation ».

que la raison peut nous aider à gérer une situation difficile dans ce domaine.

Notre attitude face aux aliments trouve son origine au plus profond de cette partie du corps que nous connaissons le moins bien et qui nous accompagne depuis l'aube de l'humanité : le cerveau.

Il se compose de trois parties.

1. Le plus profond, appelé « cerveau reptilien ou archaïque », est détenteur du programme génétique lié à la reproduction de l'espèce et à sa survie. De là viennent nos pulsions, nos désirs, nos envies, nos comportements liés à la notion de survie dans la société. « Faire ma place, m'intégrer au groupe, à la société, marquer mon territoire, mon foyer » et, pour cela, manger et boire.

Ce cerveau nous relie aux débuts de l'humanité, où le seul objectif était de survivre. Depuis, rien n'a vraiment changé : les agresseurs n'ont plus le même aspect, mais leur présence est quotidienne. Contraintes sociales, professionnelles, culturelles, familiales nous donnent le sentiment qu'à un moment nous ne sommes plus maîtres de notre destin et que l'impression de combattre – c'est plus qu'une impression – nous envahit en permanence. Ce combat, c'est celui de la survie : « me laisser dominer ou dominer l'autre ». Notre cerveau archaïque se « rappelle », dans ses gènes, que tout combat se gagne aussi par la nourriture. D'ailleurs, à bien y réfléchir, n'est-ce pas pour cela que l'homme combat depuis toujours ?

L'inconvénient de cette partie du cerveau, c'est qu'elle n'est pas contrôlable : les envies, les pulsions se manifestent sans que nous puissions y faire grand chose et aucun apprentissage n'est possible.

2. Une autre partie, intermédiaire, du cerveau, appelée « cerveau limbique », nous met en contact avec la notion de plaisir ou de déplaisir. C'est le siège des émotions : « j'aime, je n'aime pas, c'est bon, c'est mauvais » et, en fonction des expériences, nous allons apprendre et pouvoir choisir. Nous nous rappelons et nous répétons ou évitons les situations agréables ou désagréables. Mais la force du cerveau précédent, archaïque, est souvent plus importante et il nous est difficile de résister, malgré l'expérience acquise, ce qui

peut expliquer nos erreurs alimentaires répétées. « Je mange ce qui me fait du mal, et je ne sais pas pourquoi ! »

3. Reste le cerveau supérieur, appelé « cerveau cortical », siège de la réflexion. À la différence des deux parties précédentes, nous ne trouverons pas, ici, l'énergie et le moteur de nos actions ou de nos comportements. Cette zone du cerveau analyse, informe, propose, invente, synthétise. C'est grâce au cerveau cortical que nous pouvons apporter des solutions face aux événements que nous vivons de façon trop émotionnelle ou impulsive. Il nous permet de réduire la charge émotionnelle et de calmer nos impulsions. Nous maîtrisons ainsi les effets pervers des situations qui engendrent bien souvent des désordres dans nos comportements alimentaires.

Il n'est peut-être pas rassurant de constater que nous sommes aussi dépendants de nos pulsions et de nos émotions, qui semblent avoir disparu chez tout homme civilisé, mais qui, à bien y réfléchir, sont présentes, endormies, refoulées et se manifestent quelquefois avec violence. Être civilisé, c'est se connaître pour mieux vivre avec les autres et ne plus percevoir ce sentiment d'insécurité dans lequel nous baignons trop souvent et qui génère l'impression incontrôlable d'être en état de survie. C'est donc un travail sur nous-mêmes que nous devons entreprendre, dès lors que nous engageons une réforme de notre hygiène de vie et de nos habitudes alimentaires.

Conscients des éléments qui précèdent, nous devons garder à l'esprit que tout changement ne peut s'effectuer qu'en intégrant ces notions de plaisir, de déplaisir, de pulsion, de désir, avec lesquelles nous devons cohabiter. Les maîtriser ou les refouler ne peut avoir que des conséquences désastreuses sur notre équilibre, tant physique que psychique ; il vaut mieux les connaître, puis les accepter, et enfin les gérer afin de réformer en douceur les habitudes prises auparavant.

Règle des 60-20-20 ou des 5 x 20

En naturopathie, à partir des besoins physiologiques communs à tout être humain, nous proposons une répartition générale des aliments qui est ensuite individualisée en fonction du tempérament, de la force vitale et des besoins spécifiques.

Elle s'appuie sur la répartition alimentaire traditionnelle de toutes les sociétés dont l'agriculture est à la base du fonctionnement social.

C'est le cas d'une grande majorité de populations. L'homme, à ses débuts, était chasseur et cueilleur, puis pasteur et enfin agriculteur en se sédentarisant pour constituer des groupes sociaux. Les groupes particuliers de chasseurs, de pasteurs ou de pêcheurs n'ont évidemment pas ce mode alimentaire traditionnellement lié à l'agriculture mais, par leurs échanges avec les autres groupes, ils rééquilibrent leur alimentation. Le pêcheur vend son poisson à l'agriculteur qui lui vend ses céréales.

À partir de l'observation de l'alimentation traditionnelle – certains diront ancestrale –, nous proposons une règle de répartition des aliments dite des « 60-20-20 ».

La règle des 60-20-20 consiste à répartir, en pourcentage, les deux grandes classes d'aliments, glucides et protides, en différenciant pour cette dernière les protéines animales des protéines végétales.

La répartition idéale dans une journée est la suivante :

- 60 % de glucides (G) ;
- 20 % de protéines animales (PA) ;
- 20 % de protéines végétales (PV).

On s'aperçoit ici que l'aliment d'origine végétale domine et qu'il correspond à 80 % de la ration quotidienne pour 20 % d'origine animale.

En saison chaude, on peut abaisser les apports en protéines animales à 10 % et augmenter les apports en glucides – notamment fruits, crudités – à 70 %, ce qui donnera une formule de type 70(G)-10(PA)-20(PV). Pendant la saison froide, l'apport en protéines végétales peut être augmenté jusqu'à 40 % en réduisant les apports en glucides, ce qui donnera la formule 40(G)-20(PA)-40(PV).

Exprimée autrement, la formule des 60-20-20 peut être proposée en 5 x 20, afin de mieux préciser les apports en glucides, soit :

- 20 % de légumes crus (crudités, salades)
- 20 % de légumes cuits (feuilles, racines)
- 20 % de fruits frais ou de fruits secs (trempés)

} = 60

- 20 % de protéines animales : poisson, œuf, viande, volaille, laitages
- 20 % de protéines végétales : céréales (3/4) associées aux légumineuses (1/4), soja et ses dérivés, oléagineux, algues.

Nous ne citons pas directement les lipides, puisqu'ils s'intègrent naturellement à ce schéma au travers des différents apports, en oléagineux (huiles ou graines) et produits animaux, laitage, beurre, œuf, viande et poisson. Afin de couvrir nos besoins en acides gras insaturés (végétal et poisson), il faut consommer en moyenne l'équivalent de trois à quatre cuillères à soupe par jour d'huile végétale, ou moins si l'on consomme du poisson gras ou des graines oléagineuses (cf. « les lipides »).

Afin de s'habituer à ces proportions, il est souhaitable, au début, de peser les aliments pour se rendre compte de ce que représentent ces pourcentages. Toutefois, nous ne sommes pas du tout favorables à un suivi au poids des aliments, qui est un cadre mathématique et statistique auquel nous n'adhérons absolument pas.

Il faut savoir qu'un adulte moyen (70 kg) consomme chaque jour en moyenne 1,4 kg de nourriture pour un sédentaire et 2,5 kg pour un actif. Bien souvent, ces quantités sont largement dépassées et sont trop importantes par rapport à nos besoins, particulièrement pour les sédentaires sans activité physique régulière.

Cette règle donne concrètement la répartition détaillée ci-dessous si l'on s'en tient aux aliments pesés et à titre d'exemple seulement.

Chez le sédentaire		Chez l'actif
	60 % (G)	
280 g	légumes crus	500 g
280 g	légumes cuits	500 g
280 g	fruits frais ou fruits secs	500 g
280 g	20 % (PA) Protéines animales : poisson, œuf, viande, volaille, laitages.	500 g
280 g	20 % (PV) céréales (3/4) associées aux légumineuses (1/4), soja et ses dérivés, oléagineux, algues	500 g
1 400 g (1,4 kg)	**TOTAL**	2 500 g (2,5 kg)

Pour les fruits secs, il faut considérer le poids après trempage ; pour les céréales et les légumineuses, il s'agit d'un poids sec avant trempage ou cuisson.

Nous donnons une illustration concrète de ces répartitions, mais il est évident que nous ne souhaitons pas tomber dans le piège d'une standardisation que nous dénonçons par ailleurs. Un actif de 60 kg ne consommera pas la même quantité d'aliments qu'un actif de 90 kg ; il faut, à l'évidence, adapter cette règle à notre anatomie et à notre activité. Cette répartition harmonieuse dans une journée répond aux besoins de base de la physiologie humaine ; il y a lieu de l'adapter en fonction des situations suivantes : enfance, adolescence, convalescence, grossesse, allaitement, travail sédentaire, travail physique, mais également en fonction des saisons.

Tempéraments hippocratiques et alimentation

À partir de cette approche générale, il est intéressant d'individualiser le type d'aliments, en fonction du tempérament hippocratique dominant (cf. « les tempéraments hippocratiques »).

Ainsi proposons-nous pour chaque tempérament une orientation alimentaire différente.

1 ■ Le lymphatique

Pour lui, l'alimentation doit être stimulante, échauffante (production de chaleur dans l'organisme) et légèrement épicée, afin de relancer les mécanismes de la digestion. C'est un des tempéraments où la viande, en petite quantité, ne nuirait pas trop, sauf le porc et les charcuteries trop salées aggravant les phénomènes de rétention d'eau dans l'organisme. Le lait doit être évité pour sa difficulté à être digéré, surtout chez ce tempérament digestif lent. Les fromages et les laitages fermentés (yaourt, kéfir), en petites quantités, sont acceptables car « prédigérés », donc plus facilement assimilables. En revanche, il ne doit pas trop consommer de crudités et surtout pas de fruits contenant trop d'eau (tomate, melon, pastèque, concombre...), ainsi que les aliments acides ou acidifiants (cf. « l'équilibre acido-basique ») surtout chez l'enfant, ce tempérament ayant une tendance naturelle à aller vers l'acidose. Les légumes verts (à fibres), les fruits, notamment la banane, les pommes, les châtaignes riches en potassium, doivent être consommés quotidiennement.

2 ■ Le sanguin

Pour lui, les aliments qui réchauffent et augmentent la toxémie, tels que la viande (surtout rouge), la charcuterie, le thé, l'alcool, le café, le lait (et non les laitages) sont à proscrire. Il est pourtant fréquemment attiré par ces aliments. Le sanguin devrait consommer des légumes verts (la chlorophylle active le catabolisme) ; c'est un respiratoire : il a besoin de cet élément essentiel pour fonctionner. L'usage ponctuel, en cure, d'une algue comme la spiruline ou la chlorelle peut lui être bénéfique en cas de surcharge pondérale. Les crudités, les œufs et les laitages sont à consommer avec modération.

3 ■ Le bilieux

Il doit éviter la viande et les œufs en grande quantité : sa sensibilité hépatique ne supporte pas une surcharge en aliments gras et trop riches en protéines. Il doit plutôt s'orienter vers les crudités, les légumes, les fruits et tout aliment qui « rafraîchit ». Les céréales et les légumineuses modérément consommées sont une bonne base alimentaire pour lui, à l'exception du sarrasin et de l'avoine, trop échauffant. Les huiles végétales de première pression à froid ainsi que les oléagineux seront régulièrement apportés dans son alimentation, notamment les huiles qui agissent favorablement sur le foie, comme l'huile d'olive et l'huile de carthame. Quant à la consommation d'eau, elle doit être plus importante ici que pour les autres tempéraments, le bilieux ayant besoin d'apaiser le « feu » permanent qu'il éprouve et l'eau est le plus sûr moyen d'agir dans ce sens.

4 ■ Le nerveux

Le mode alimentaire le plus approprié pour ce tempérament repose sur des apports plus importants en glucides comme les féculents, les céréales, les sucres à index glycémique bas (cf. « les glucides »), les fruits, sauf ceux qui sont trop acides. Cela permet d'apporter l'énergie nécessaire à l'organisme en général et au système nerveux en particulier qui, dans ce tempérament, est très sollicité. Les huiles riches en acides gras polyinsaturés sont particulièrement indiquées chez ce tempérament, afin de soutenir et protéger le système nerveux : noix, colza, chanvre, lin... Un aliment à proscrire est le lait et les laitages à cause des difficultés d'assimilation et d'élimination que rencontre le nerveux. Quant aux protéines, il doit, bien sûr, en consommer, mais les trouver plutôt dans le végétal par les associations céréales-légumineuses, le soja et ses dérivés ; dans l'animal, par les poissons, les volailles et les viandes blanches. Il ne peut se permettre une surcharge en produits trop intoxicants car sa difficulté majeure provient du manque d'élimination. Afin de ne pas mobiliser trop d'énergie pour la digestion, il est souhaitable qu'il mange souvent et en petite quantité (trois repas légers et deux en-cas, par exemple), mais sans se laisser aller à un grignotage permanent.

Diathèses et alimentation

De la même façon, nous considérons que l'alimentation sera différente selon que l'on se trouve dans une diathèse (Ménétrier) ou une autre[1].

Ainsi la diathèse I, dite hypersthénique-allergique, tend vers l'acidité ; il est donc souhaitable de réduire les aliments trop acidifiants, les excitants et les protéines en excès. Cette diathèse, dont le métabolisme est rapide et les réactions violentes (de type allergique), présente l'inconvénient de stocker les déchets générés par la transformation des aliments et leur utilisation par l'organisme. Les déchets de type acide, les plus fréquemment rencontrés, sont d'origine protéique (acide urique notamment).

Dans la diathèse II, dite hyposthénique-infectieuse, on doit veiller à ce que les aliments soient variés, et consommer des produits riches en vitamines et oligoéléments : les fruits, les légumes, et les céréales, ainsi que les huiles de bonne qualité, seront bénéfiques, notamment sur le plan immunitaire. Le paradoxe, ici, c'est que le besoin en glucides pour fournir de l'énergie est important, mais il faut être vigilant et ne pas trop en consommer, surtout les sucres raffinés. En effet, la digestion étant souvent ralentie dans cette diathèse, un excès de glucide entraînera immanquablement des fermentations intestinales. Cela aggrave l'état de la flore, favorise le développement de bactéries et engendre des débordements infectieux. Le système immunitaire sera de nouveau sollicité fortement, ce qui ne peut qu'aggraver cette diathèse.

1. Cf. chapitre « Le terrain, les diathèses ».

Pour la diathèse III, dite dystonique, évolution des deux précédentes, l'alimentation revêt encore plus d'importance. Ici, l'organisme subit le contrecoup d'une trop forte sollicitation dans les diathèses précédentes ; il fonctionne en dents de scie (dystonie). Le risque d'être confronté aux désordres métaboliques est plus important : cholestérol, diabète, hypertension, triglycérides font souvent leur apparition au cours du passage dans cette diathèse. La réforme alimentaire doit être sérieusement envisagée, notamment en apportant des glucides de bonne qualité à index glycémique bas, afin d'étaler leur assimilation et éviter les à-coups énergétiques.

Les aliments vivants, frais, riches en fibres, fruits, légumes (fibres), céréales, seront consommés régulièrement afin de favoriser le transit, permettre la synthèse des vitamines du groupe B et apporter de la vitamine C. Les huiles de première pression à froid, pour leur richesse en acides gras polyinsaturés, devront impérativement être consommées, notamment les huiles d'olive, de sésame, de carthame, de noix, de lin pour leurs actions sur le foie, les systèmes nerveux et cardiovasculaire. Il faudra éviter les excès de protéines animales, comme les viandes rouges, les fromages et le beurre, trop riches en acides gras saturés. Les poissons gras des mers froides, ainsi que les crustacés et les fruits de mer pourront être mangés régulièrement pour la qualité de leurs acides gras polyinsaturés (oméga-3) et leurs richesses en oligoéléments. La consommation d'alcool, de café, de thé devra être contrôlée et réduite au maximum, afin d'alléger le travail du foie. Cela évitera de stimuler artificiellement le système nerveux en difficulté (dystonie) et qui ne remplit plus ses fonctions de recharge énergétique. Dans la diathèse III, on constate une surcharge de l'organisme qui élimine plus difficilement, c'est pour cette raison qu'il faut réduire les apports alimentaires encrassants et augmenter les aliments susceptibles de soutenir les fonctions d'élimination et de régulation du système nerveux.

Pour la diathèse IV, dite asthénique, il s'agit d'une aggravation des dysfonctionnements rencontrés dans la diathèse précédente ; l'organisme est pris en défaut. Il est nécessaire de bien équilibrer les apports et de veiller à ce que des protéines et des glucides de bonne qualité soient journellement apportés afin d'éviter des pertes conséquentes dans la qualité des tissus et dans les réserves énergétiques.

Ici plus qu'ailleurs, il sera important de consommer des aliments riches en vitamines et oligoéléments, comme les céréales, les légumineuses, les fruits secs, les oléagineux, les fruits, les crudités, ainsi que les huiles de carthame, sésame, germe de blé, tournesol, noix, colza et, bien sûr, olive, protectrices des parois artérielles et de la cellule nerveuse.

Il est toujours plus intéressant d'ajuster au mieux nos apports alimentaires en fonction de notre tempérament et de notre diathèse, mais l'évaluation de la force vitale du moment est indispensable. Moins nous disposons de force vitale et plus les aliments qui sont consommés doivent être vivants (crus et peu transformés) et simples dans leur composition, afin de ne pas puiser dans nos réserves d'énergie déjà basses pour les digérer et les assimiler. Contrairement à une idée reçue, les « aliments riches » ne facilitent pas la récupération d'énergie. Il suffit de regarder les animaux : lorsqu'ils sont malades ou fatigués, ils jeûnent et dorment, meilleur moyen de récupérer de l'énergie !

Groupe sanguin et alimentation

Des découvertes récentes permettent un éclairage nouveau sur les raisons qui nous poussent à consommer des aliments, censés être néfastes pour nous, mais qui finalement n'ont pas d'incidence sur notre santé.

C'est un chercheur américain, le Dr Peter J. d'Adamo, à la suite des travaux de son père James d'Adamo, naturopathe D.N.[1], qui proposa une théorie basée sur l'affinité entre certains aliments et les groupes sanguins. Avancée dans les années 1970, cette hypothèse

1. J. Bastyr, University de Seattle, USA.

fut vérifiée aussi bien sur le plan préventif que curatif et donna lieu à un livre passionnant sur cette nouvelle approche : *4 groupes sanguins – 4 régimes*[1]. C'est en observant, grâce à l'anthropologie et la biologie, la chronologie de l'apparition des groupes sanguins au cours de l'évolution de l'homme qu'il a été possible d'établir un premier lien entre mode de vie, affinités alimentaires et groupe sanguin. Ainsi, le premier groupe qui serait apparu sur Terre, lorsque l'homme préhistorique arriva au sommet de la pyramide alimentaire, est le groupe O (comme Origine). Cet Homme, plutôt chasseur et cueilleur, présentait une grande capacité d'adaptation et se nourrissait de plus en plus de viande, ce qui explique, selon d'Adamo, que ce groupe, encore de nos jours, soit l'un de ceux qui supporte le mieux les protéines animales. En revanche, il devrait consommer modérément des céréales et des légumineuses. Sur le plan comportemental, le groupe O aurait tendance à être autonome, meneur et assez solitaire.

Puis l'homme se sédentarisa et se mit à cultiver, et le groupe A (comme Agriculteur) apparut dans une période qui se situe entre 40 000 et 10 000 ans avant J.-C. La tendance alimentaire naturelle de ce groupe est au végétarisme ; il devrait être attiré par une alimentation riche en légumes, céréales, légumineuses et sans trop de protéines animales. Le porteur du groupe sanguin A est plutôt sociable, communicant, avec un besoin marqué pour les échanges.

Le groupe qui apparut plus tard, entre 10 000 et 3 500 avant J.-C., fut le B, au sein des pasteurs nomades de l'Asie. L'alimentation devient plus équilibrée, omnivore, avec une capacité d'adaptation plus grande que les autres groupes et une consommation plus importante de laitages, due à leur condition de pasteurs. Sur le plan comportemental, le groupe B est adaptable, équilibré et capable d'inventer, de créer ; il aime se déplacer, c'est un peu un nomade.

1. Éditions Michel Laffont.

Enfin, entre 900 et 500 avant J.-C., apparaît le plus récent de tous : le groupe AB, celui de l'homme moderne. Il est capable de tout manger, mais sans excès, son système immunitaire est bon, mais paradoxalement souvent pris en défaut car il est assez ouvert, grâce aux apports des deux groupes dont il est issu. Il doit veiller à une hygiène de vie stricte afin de ne pas être dépassé par des agressions extérieures : microbes, pollution, stress. Ce groupe reste assez rare ; il est résistant, actif et adaptable, reflet des qualités nécessaires à la survie de l'homme moderne.

Nous avons souhaité aborder succinctement ce sujet afin d'interpeller le lecteur et les praticiens en naturopathie, pour montrer que tout ne doit pas rester figé sur des schémas anciens, considérant que tout est acquis et qu'aucune autre voie n'est envisageable. Ce serait retomber dans des systèmes dogmatiques et sectaires que nous reprochons nous-mêmes à ceux qui nous dénigrent.

Pour le naturopathe qui veut bien se remettre en question, l'approche par les groupes sanguins est très enrichissante. Elle peut en partie expliquer pourquoi certaines personnes peuvent mieux supporter des aliments carnés que d'autres ou pourquoi les laitages et les fromages sont mieux tolérés par certains individus et ne le sont pas par d'autres. Cela oblige à revoir ses classiques en naturopathie et remet en question l'idée que la viande et les laitages sont systématiquement à réduire, voire à bannir. Ici encore, l'intuition, l'écoute de ses besoins doivent être pris en compte pour mener au mieux un changement dans les habitudes alimentaires.

Ne s'agissant que d'une information dans le cadre de ce livre, il est vivement conseillé, à ceux qui s'intéressent à cette question, de lire le livre d'Adamo, qui va beaucoup plus loin dans les aliments compatibles, neutres ou incompatibles avec chaque groupe sanguin.

Il n'est pas toujours aisé de repérer notre tempérament ou la diathèse dans laquelle nous évoluons et l'aide d'un naturopathe peut être nécessaire. Toutefois, cela n'empêche pas d'engager un début de réforme alimentaire sur la base des éléments de physiologie, d'alimentation et de diététique que nous avons évoqués jusqu'à maintenant.

La réforme alimentaire

Tout bouleverser, passer d'une alimentation variée carnivore à une alimentation végétarienne, voire végétalienne, du jour au lendemain, n'a pas beaucoup de sens et risque quelquefois d'avoir des conséquences désagréables sur notre état général. Nous verrons plus loin quelles sont les différentes approches proposées en matière de diététique alternative mais, avant d'intégrer dans la durée un mode alimentaire nouveau, il convient de passer par des étapes incontournables, afin de ne pas aller à l'échec lors d'une réforme en profondeur.

Lorsque nous mangeons « normalement », c'est-à-dire comme la plupart de nos concitoyens, habitués à des aliments raffinés, préparés industriellement, lorsque nous supportons le très sucré ou le très salé, lorsque notre alimentation contient une dominante de corps gras saturés et de protéines animales, des laitages et des fromages en excès, un peu d'alcool, des excitants et une eau très minéralisée, l'organisme tente de s'adapter. Le corps peut manifester sa difficulté à faire face par des réactions physiques très diverses : difficultés à digérer, à récupérer, à se reposer, à éliminer, à se défendre contre les agressions virales et microbiennes, difficultés face aux sollicitations psychologiques et aux situations de stress. L'alimentation doit normalement nous soutenir, elle ne doit pas être un facteur supplémentaire de désadaptation.

Dès que nous prenons conscience de l'importance de l'alimentation et de notre mode de vie pour notre santé et que nous décidons de changer nos habitudes, nous devons commencer par inventorier les aliments que nous consommons au quotidien.

Sont-ils de bonne qualité ? Sans raffinage, pas de conservateurs, pas de colorants, pas d'antibiotiques (viandes, poissons), pas de produits chimiques et de pesticides utilisés dans leur production ?

Quelle est la répartition entre les catégories d'aliments ? La proportion entre glucides, protéines et lipides est-elle proche de celle qui nous est proposée plus haut ? Quelle est la répartition dans les apports au sein d'un même groupe (glucides : fruits, céréales, légumes...) ? Quelles saveurs nous attirent le plus : salées, sucrées, acides, amères, épicées ?

Quelles sont les quantités ingérées chaque jour ? A-t-on véritablement besoin de ces quantités en fonction de notre activité ?

Pour établir ce bilan on peut utiliser un tableau où l'on note tout ce qui est consommé dans une journée, tant sur le plan de la qualité (le riz blanc n'aura pas la même valeur que le riz complet) que de la quantité :

	Petit-déjeuner	**Matinée**	**Midi**	**Après-midi**	**Dîner**
Légumes crus					
Légumes cuits					
Fruits/secs/frais					
Protéines végétales[1]					
Protéines animales					
Huiles et oléagineux					
Laitages/fromages					
Eau					
Alcools					
Autres boissons					
Café, thé,					

Ce tableau peut être étendu à une semaine complète, afin de prendre en compte les différences entre les repas et les habitudes prises au travail, à la maison, en week-end ou lors de sorties au restaurant par exemple.

1. Dans les protéines végétales, il faut inclure les céréales et les légumineuses.

Nous pouvons également observer si, au cours de nos repas, plusieurs catégories d'aliments entrent en concurrence et procéder ainsi à un ajustement ultérieur des associations entre les aliments.

La première condition du changement est liée à notre volonté : souhaitons-nous changer ? Cela ne doit pas entraîner de frustration, mais plutôt un enthousiasme et une envie de découvrir une autre façon de se nourrir. L'envie, le plaisir, la curiosité, la joie seront autant d'impulsions garantes de la pérennité des changements mis en place.

La deuxième condition est de bien s'informer sur les possibilités de trouver les produits (approvisionnement quotidien ou hebdomadaire, magasins, marchés, supermarchés spécialisés dans les produits biologiques et la diététique) afin de ne pas « courir » après ces produits et d'abandonner, faute d'une bonne organisation.

Enfin, la troisième condition, lorsque l'on vit en famille, est de s'assurer que les changements que nous allons introduire dans notre foyer ne seront pas de nature à engendrer des conflits. Nous pouvons être convaincus de la nécessité de modifier un mode de vie en général et un mode alimentaire en particulier, mais cette conviction n'est pas forcément partagée, au début, par tous les membres du foyer. Il vaut mieux dans ce cas, plutôt que d'imposer, informer, expliquer et mettre en œuvre pour soi-même les premières réformes. Si les conséquences des changements sur nous-mêmes sont observables après quelque temps, si la curiosité pousse les petits comme les grands à vouloir goûter, tester les nouveaux aliments, ce sera là un moyen bien plus efficace d'amener la famille vers de nouvelles habitudes.

Une fois ces conditions remplies, et l'inventaire de nos comportements alimentaires terminé, il est nécessaire d'établir les priorités et l'ordre dans lequel nous interviendrons.

Avant même de changer la qualité des aliments, il est souvent plus important de modifier la répartition entre catégories d'aliments. Si nous consommons trop de viande (midi et soir, par exemple) et très peu de poisson ou d'œufs, il est judicieux de ramener la prise de viande à une fois par jour. On remplacera la deuxième prise par un poisson, des fruits de mer ou des œufs. Une période d'un mois peut être envisagée pour ce premier changement.

Pour d'autres, c'est l'excès de glucides, au détriment des protéines, qui posera problème. Ainsi, nous rencontrons des personnes qui consomment beaucoup de pâtes, de riz, de féculents, de pain, de légumes, et très peu de viande, de poisson, d'œufs ou même de soja. Dans ce cas, il est indispensable d'introduire une source de protéines chaque jour à l'un des repas. Soit une protéine végétale, ce qui semble plus facile pour une telle personne (association céréales-légumineuses, soja et dérivés...), soit une protéine animale en proposant prioritairement et dans l'ordre : les poissons, les produits de la mer, les œufs, les volailles et un peu de viande.

Dans tous les cas, il faut tendre vers un équilibre de la répartition alimentaire et tenter de se rapprocher de la règle des 5 x 20 (ou 60-20-20) en modifiant légèrement les quantités selon les saisons.

Une fois ces premiers ajustements réalisés, nous pouvons passer à une approche qualitative des produits consommés.

Avant toute chose, il est prioritaire d'effectuer un premier changement en remplaçant toutes les eaux de boisson et les eaux de nos préparations (thé, café, soupes) par des eaux très peu minéralisées. Comme nous l'avons vu plus haut, l'eau n'a d'intérêt que par ce qu'elle emporte en drainant l'organisme et non par ce qu'elle apporte. L'eau nous accompagne dans un changement d'alimentation ; elle fluidifie le sang, la lymphe et les liquides extracellulaires dans lesquels baignent nos cellules. Ainsi, les échanges s'opéreront mieux, et nos changements alimentaires futurs n'en seront que plus bénéfiques.

Ensuite, le premier geste, et de loin le plus facile à réaliser, est de remplacer toutes les huiles raffinées et les margarines hydrogénées, par des huiles vierges de première pression à froid, biologiques de préférence. C'est, en effet, un aliment de base qui, malgré les faibles quantités ingérées, est primordial afin de garantir l'intégrité de nos cellules (membrane cellulaire), le fonctionnement hormonal, le transport et le stockage des vitamines liposolubles (A, D, E, K) et les réserves énergétiques. Varier les huiles et consommer dans la même semaine au moins trois à quatre huiles différentes est un premier objectif. Trois à quatre cuillerées à soupe par personne et par jour, complétées par l'équivalent d'une poignée d'oléagineux sont suffisantes pour couvrir nos besoins quotidiens en acides gras insaturés. Réduire les graisses animales – beurre, crème, fromage, viandes grasses – au profit des huiles végétales est un acte de prévention à long terme. Nous n'avons pas besoin de plus de 10 g de beurre par jour !

À ce stade, le sel raffiné doit être remplacé par du sel de mer gris. Sa richesse en oligoéléments permet des apports non négligeables qui n'en seront que plus bénéfiques pour l'organisme, alors que le sel raffiné présente l'inconvénient de retenir les liquides dans nos tissus sans nous apporter de biocatalyseurs.

Ensuite, la qualité des sucres doit être améliorée ainsi que les quantités ingérées afin de les réduire. Il s'agit de supprimer le plus possible tous les sucres raffinés (sucre blanc, desserts sucrés, pâtisseries industrielles, bonbons, viennoiseries, sodas) pour les remplacer par du sucre non raffiné, du rapadura, du miel, du sirop d'érable ou d'agave et par des biscuits et gâteaux à base de sucres complets. Dans ce même ordre d'idée, pour ceux qui ont l'habitude de boissons sucrées – sodas, cocktails –, il est préférable de passer aux jus de fruits naturels, sans sucre ajouté. Il faut bannir les édulcorants de synthèse dont les molécules chimiques donnent un goût sucré aux aliments tout en leurrant l'organisme qui continue à sécréter des hormones comme l'insuline alors qu'il n'y a pas véritablement de sucre dans le sang (épuisement du pancréas).

Lorsque l'on a bien avancé dans ces premiers changements, c'est le moment d'introduire progressivement des céréales semi-complètes, puis complètes, afin de remplacer les céréales raffinées et leurs dérivés.

Ainsi, le riz blanc, les pains blancs, les pâtes blanches, les biscuits, les biscottes, les farines pour la pâtisserie et les préparations salées (quiches, tartes salées, pizzas...) sont remplacés par du riz semi-complet, des pains semi-complets, des pâtes semi-complètes, des biscuits et des biscottes complètes ou à base d'autres farines comme l'épeautre, le petit épeautre, le kamut, le sarrasin, le riz. La farine blanche sera éliminée au profit de la farine bise, de type 65, que l'on remplacera ensuite par une farine plus complète.

À ce stade, l'organisme, qui n'est plus habitué depuis longtemps à des aliments aussi complets, riches en fibres, peut réagir avec quelques conséquences sur le transit intestinal, provoquant parfois des ballonnements, des colites, et une accélération du transit. Ceci est normal : il ne faut pas abandonner, mais simplement alterner les aliments raffinés utilisés auparavant avec les nouveaux aliments récemment introduits. Cette période est le moment idéal pour essayer de nouvelles céréales comme l'épeautre, le seigle, le quinoa, le kamut, le sarrasin, souvent moins riches en gluten ou en fibres (quinoa) et atténuer ainsi les effets du changement. Il est aussi possible de mélanger peu à peu les différents types de farines (T65, T85...) ; ainsi une préparation pour pâte à tarte pourra, au début, ne contenir qu'un quart de farine bise, puis la moitié, puis les trois-quarts jusqu'à ce qu'elle soit bien tolérée.

Cela peut s'appliquer de la même façon aux pâtes, que l'on mélangera, en prenant soin de les cuire séparément (les pâtes à base de farine blanche cuisent plus vite que les pâtes semi-complètes). Pour peu qu'elles aient la même forme et une sauce en accompagnement, les enfants et les maris ou... les épouses ne s'en apercevront même pas ! Pour mener à bien ce changement, plusieurs semaines sont nécessaires, voire deux à trois mois. Il est souhaitable de mettre en œuvre ces modifications très doucement afin de ne pas perturber trop fortement l'organisme et, du coup, renoncer ensuite à toute réforme.

Après ces premiers pas, où les huiles, les sucres et les céréales ont été remplacés avec succès et que l'habitude est prise, on peut envisager une période de changement plus fondamental sur le plan qualitatif en recherchant des aliments sains, issus de l'agriculture biologique ou biodynamique. Que ce soit pour la viande, les œufs, les laitages ou les légumes, les céréales et les fruits, une meilleure qualité des nutriments apportés à l'organisme évitera les surcharges en éléments toxiques comme les résidus de pesticides, les antibiotiques, les dioxines, ou les additifs de synthèse.

À ce moment, la réforme étant bien engagée, il est nécessaire de franchir un nouveau cap, en éliminant progressivement les aliments trop toxiques comme les viandes en excès, l'alcool, les excitants comme le café, le thé (noir) et le maté qui contiennent des alcaloïdes et qui ralentissent, voire inhibent l'absorption du fer. Pour ceux qui auraient des difficultés à éliminer totalement le thé ou le café, certains succédanés de café peuvent aider à passer le cap. Des tisanes toniques, à base de romarin, de thym, de menthe, peuvent également soutenir ce moment difficile du sevrage. Le thé vert (non fermenté) contient moins de théines (alcaloïdes) et est riche en antioxydants ; il peut être bu en quantité raisonnable (une à deux tasses par jour) surtout au printemps et en été. Sa nature plutôt yin est moins favorable aux personnes fatiguées en hiver. Enfin, le « thé » rouge *Rooïbos (Aspalathus linearis)*, originaire d'Afrique du sud, riche en antioxydants, ne contient pas du tout de théine et peut être consommé sous ses multiples formes à tout moment de l'année. Certaines préparations de plantes, à bases d'épices et d'herbes aromatiques vendues sous la dénomination « yogi tea », sont également intéressantes et stimulantes en fonction des besoins et des périodes de l'année.

Les grands amateurs de café et de thé noir auront certainement du mal à se séparer de leur breuvage ; il est surtout important qu'ils gardent les moments de plaisir attachés à ces boissons et qu'ils réduisent les prises « réflexes » ou habituelles. Les alcaloïdes contenus dans le thé et le café deviennent toxiques par accumulation dans l'organisme lorsqu'ils sont consommés quotidiennement en quantité importante et ralentissent l'absorption du fer (plus de deux fois par jour).

Tous ces changements constituent la mise en œuvre de la première phase d'une réforme alimentaire qui peut durer de plusieurs mois à un an. Il ne faut pas qu'elle engendre de la frustration mais, au contraire, qu'elle apporte une satisfaction profonde et un mieux-être indéniable. La santé en général s'en ressent, le sommeil, l'énergie quotidienne, l'humeur et l'état psychologique seront bien différents au fur et à mesure que cette nouvelle façon de se nourrir prendra place dans notre vie.

Une deuxième phase de la réforme peut être engagée, en introduisant la notion de biocompatibilité des aliments entre eux qui se concrétise par l'association et la dissociation des aliments afin d'optimiser leur assimilation.

La théorie du Dʀ Shelton – dissociations

Les grandes classes d'aliments n'ayant pas les mêmes compositions chimiques, leur digestion et leur assimilation par l'organisme ne suivent pas le même processus de dégradation.

C'est ce que le Dʳ Herbert M. Shelton[1] a démontré, dans les années 1930 à 1950, en étudiant la biochimie des aliments et leur décomposition au cours de la digestion. Le Dʳ Shelton, grande figure du courant hygiéniste nord-américain, a posé les bases de la théorie des associations et des dissociations alimentaires. Après avoir soigné, pendant des années, des patients considérés comme perdus par la médecine officielle et après avoir vérifié le bien-fondé de sa théorie, le Dʳ Shelton n'a eu de cesse de répéter combien il était important de bien connaître les associations alimentaires néfastes pour notre digestion et, par conséquent, pour l'assimilation des nutriments. La méthode du Dʳ Shelton fut éprouvée dans un cadre thérapeutique, dans plusieurs centres de santé naturelle qu'il avait créés et

1. *Les combinaisons alimentaires et votre santé*, Dʳ H.M.Shelton, Éditions Courrier du Livre.

supervisés, et est tout à fait applicable dans un cadre préventif en naturopathie. Ce peut être une étape supplémentaire au cours de la réforme alimentaire

Les glucides sont digérés en milieu alcalin, comme nous l'avons vu dans la physiologie digestive, et les protéines dans un milieu acide. On comprend déjà ici que ces deux grandes catégories d'aliments ont quelques difficultés à cohabiter au cours d'un même repas et surtout dans le bol alimentaire au cours de la digestion.

À partir de ce constat, il est préférable de choisir une classe d'aliments principale par repas. Soit il est en majorité composé de glucides et il comporte des crudités, des légumes ou des céréales seules, soit il est composé en grande partie de protéines et il contient une seule source de protéines : œuf, viande, poisson ou soja et ses dérivés ou encore une association céréales-légumineuses. Dans ce cas, il est souhaitable qu'il y ait une seule source de protéines au cours du repas afin de ne pas les mélanger car elles sont beaucoup plus difficiles à digérer. Toutefois, la présence d'une petite quantité de glucides sous forme de légumes ou de pain au cours d'un repas protéique favorise les processus de digestion des protéines, par stimulation des enzymes digestives. On peut raisonnablement associer l'équivalent de 10 % de glucides avec des protéines au cours du même repas.

En dehors de ces deux grandes classes d'aliments très incompatibles, glucides et protides, le Dr Shelton proposait d'éviter certaines associations comme les fruits acides (tomate, oranges, kiwi, pamplemousses) avant des protéines. Cela peut paraître paradoxal, puisque les protéines sont digérées en milieu acide, mais le fait de consommer une salade de tomate avant un plat de viande ou une sauce tomate acide en même temps modifie le niveau d'acidité de l'estomac (pH – cf. « l'équilibre acido-basique »). Celui-ci reçoit des aliments déjà acides ; les capteurs qui se trouvent dans l'estomac relevant que le milieu est suffisamment acide ne transmettent pas d'information et le pH de l'estomac ne se modifie pas. Les sécrétions d'acide chlorhydrique sont alors insuffisantes, ce qui ne permet pas de déstructurer correctement les protéines. Dans ce cas, les aliments acides ont un peu joué le rôle de leurre. Plus loin, dans la partie basse du tube digestif, des putréfactions se produisent, car les protéines y séjournent trop longtemps, faute d'avoir été suffisamment déstructurées dans l'estomac.

Ces mêmes fruits acides, associés à des aliments glucidiques comme les farines, le pain, les pâtes, les féculents, peuvent avoir d'autres conséquences sur la digestion. Un aliment acide modifie le pH de la bouche qui est alcalin (basique). Comme les glucides commencent à être digérés dans la bouche (enzymes salivaires et mastication), si son pH est modifié artificiellement par un aliment acide, cela ralentit le processus de digestion par réduction de la sécrétion de l'amylase salivaire. Les conséquences immédiates seront des fermentations dans la partie basse du tube digestif, avec ballonnements et gêne dans l'abdomen.

Fermentations ou putréfactions, ces deux phénomènes génèrent invariablement des modifications de la flore intestinale. Nous proposons, pour éviter ces problèmes, de consommer les fruits, surtout acides, en dehors des repas, vers 10-11 heures ou 16-17 heures, sauf en hiver où il est déconseillé de consommer des aliments crus dans cette période de la journée. Le cas de la tomate et des sauces tomate est particulier dans la mesure où il est difficile de consommer ces aliments aux heures proposées. Il est donc souhaitable de ne les consommer qu'avec des repas légers, de crudités ou de légumes verts et d'éviter de les associer aux céréales, légumineuses, pâtes ou féculents. Certaines personnes ne rencontrent pas d'inconvénient en consommant des aliments acides mais pour celles qui ont fait l'expérience de la suppression ou de la dissociation de tels aliments et qui en retirent un certain bénéfice sur le plan digestif, il est souhaitable qu'elles conservent cette habitude.

Le Dr Shelton constata que des perturbations survenaient aussi lorsque les corps gras étaient consommés en excès avec des protéines ou des laitages, comme par exemple du fromage, du beurre, de l'huile associés à de la viande ou à des œufs. En effet, tout corps gras en excès – « ça baigne dans l'huile ! ou dans le beurre ! » – a tendance à former une gangue de graisse autour des protéines. Ainsi

« protégées », elles sont beaucoup plus difficiles à attaquer par les acides ou les enzymes chargées de les digérer.

De la même façon, le lait consommé pendant un repas coagulera dans l'estomac et la fraction de graisse qu'il contient provoquera le même phénomène.

Les conséquences, au niveau digestif, seront identiques à celles qui ont été évoquées plus haut lorsque les protéines sont incorrectement dégradées.

Enfin, le Dr Shelton recommandait de consommer seuls les melons, les pastèques et les concombres qui perturbent notablement la digestion chez une majorité de personnes, quel que soit l'aliment qui y est associé.

Chacun, en fonction de sa sensibilité, adaptera ces propositions. Dans les grandes lignes, moins on mélange d'aliments au cours d'un même repas et plus on tend vers une dissociation des grandes classes d'aliments, plus on améliore la digestion et l'assimilation des nutriments. Sans que cela ne devienne obsessionnel, il est intéressant de constater les bénéfices que l'on retire en appliquant ces préceptes.

Pour résumer, voici les règles de base de la dissociation proposées par le Dr Shelton :

Éviter d'associer au cours d'un même repas :

Glucides	et protéines
Protéines	et protéines
Acides	et protéines
Acides	et glucides
Lait, laitages	et protéines
Consommer melons, pastèques, concombres seuls	

Enfin, pour que la réforme alimentaire s'inscrive dans un cadre plus large, en respectant les rythmes biologiques et saisonniers, deux notions viennent compléter et harmoniser ce nouveau mode de fonctionnement : la chronobiologie et le respect du rythme des saisons.

Chronobiologie journalière

La chronobiologie est une science qui étudie les rythmes biologiques du vivant. C'est le chercheur et savant J.J. Dortous de Mairan (XVIIIe siècle) qui, le premier, mit en évidence l'existence de rythmes circadiens. Il fit une expérience qui consista à laisser une plante (*Mimosa pudica* ou sensitive) pendant 24 heures dans le noir le plus complet et à observer ses mouvements. En absence de toute lumière, la plante, grâce à son « horloge interne » s'ouvrait et se fermait de la même façon qu'à l'air libre, respectant les rythmes jour/nuit. Depuis, de nombreuses expériences et études menées sur le vivant et l'être humain ont démontré la réalité de cette horloge biologique.

Nous retrouvons ce principe en médecine traditionnelle chinoise à partir de l'observation des rythmes journaliers du passage de l'énergie dans les grands méridiens. Pour la tradition taoïste, l'énergie vitale est acheminée dans tout l'organisme à partir de canaux – méridiens – qui suivent un trajet précis. Chacune de ces voies est affectée à un ou plusieurs viscères qui, eux-mêmes, alimenteront d'autres organes et assureront leurs fonctions physiologiques. L'énergie Qi ou force vitale n'est pas distribuée avec la même intensité et la même régularité pendant 24 heures. Elle est affectée à chaque méridien à des périodes précises, ce qui permet de savoir qu'à ce moment l'organe concerné est au maximum de son activité. Ces rythmes, connus depuis des milliers d'années par les taoïstes, permettent d'établir une horloge biologique et ainsi d'optimiser les processus d'assimilation et d'élimination qui nous intéressent particulièrement en naturopathie. Connaître ces rythmes permet de manger aux moments les plus favorables et de laisser à l'organisme des périodes sans aliments, où les grandes fonctions d'élimination s'opèrent.

À partir de ce principe, nous pouvons nous représenter une journée de 24 heures, divisée en quatre quarts qui correspondent à une période de six heures chacun, pendant laquelle certaines fonctions physiologiques sont au maximum de leur activité.

En observant les flèches à l'extérieur du cercle, nous constatons que les phases d'assimilation se situent dans les 12 heures du jour et les phases d'élimination dans les 12 heures de la nuit.

Les noms des méridiens sont indiqués à l'extérieur du cercle, à proximité de l'heure où le pic de l'énergie est le plus élevé. L'heure de référence est l'heure solaire, à laquelle il convient de rajouter, selon les pays ou les saisons, 1 heure en hiver ou 2 heures en été.

CHRONOBIOLOGIE – Heure solaire*

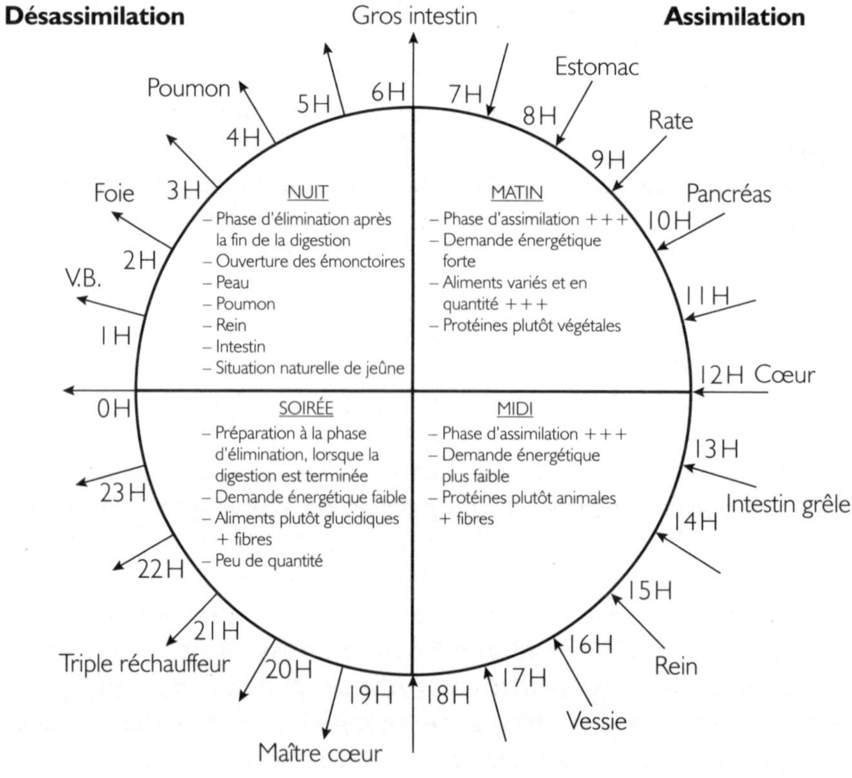

Un dicton populaire plein de bon sens nous rappelle que ces notions étaient connues depuis longtemps chez nous : « Petit-déjeuner de roi, déjeuner de prince, dîner de mendiant ». Idéalement, le petit-déjeuner devrait être le repas le plus important de la journée, le déjeuner serait assez copieux et le repas du soir beaucoup plus léger et pris le plus tôt possible en soirée (18-19 heures – heure solaire), afin de mettre le tube digestif au repos et de permettre à l'organisme de procéder à l'élimination des toxines. C'est une des clefs du rééquilibrage alimentaire et le simple fait d'introduire ces nouveaux rythmes peut améliorer notre état général. Ainsi, le sommeil est de meilleure qualité, la récupération plus importante, l'énergie de la journée plus grande et les fonctions digestives sont plus performantes.

À bien y regarder, il s'agit de remettre « les pendules à l'heure » et de revenir aux rythmes naturels de tout organisme vivant. Nous travaillons la plupart d'entre nous pendant la journée et nous nous reposons la nuit ; pourquoi faudrait-il mettre du carburant dans une voiture qui ne roule pas le soir et partir faire de la route sans faire le plein le matin ? Le bon sens et l'observation de la nature, l'écoute de nos besoins et l'attention que nous portons à notre corps sont autant d'atouts qui nous permettront de réussir la réforme alimentaire.

Le rythme des saisons

> *Le mouvement naturel du QI (énergie) est la germination au printemps, la croissance en été, la récolte en automne et la conservation en hiver ; l'homme devrait adapter son activité à ce mouvement.*
>
> Ling Shu, 44[1].

Nous avons vu combien la notion d'énergie est chère à la tradition orientale. L'interdépendance entre l'homme et son environnement,

1. Cité par E.Marié in *Précis de Médecine Chinoise*, Éditions Dangles.

les saisons et les aliments, a pour vecteur cette énergie. Elle s'exprime à travers les effets qu'elle produit sur les rythmes biologiques et naturels, les cycles journaliers, lunaires et saisonniers. Chacun de nous possède une affinité avec une saison ou une autre. Souvent, nous nous sentons bien en été ou en hiver, moins bien en automne ou au printemps ou l'inverse : cela dépend du degré d'affinité que nous avons avec l'énergie de ces périodes et de ce que nous recevons ou que nous perdons à ces moments.

Respecter le rythme des saisons, c'est accepter l'harmonie naturelle et suivre au mieux le mouvement énergétique auquel l'homme est soumis depuis des millénaires. Depuis un siècle ou deux, nous tentons de maîtriser ces rythmes en cultivant des aliments très variés tout au long de l'année (les tomates en hiver !) et en menant nos activités à l'encontre de ces rythmes. Ainsi, l'hiver est un moment de repos : les animaux, comme les végétaux, se replient et récupèrent, alors que nous travaillons intensément. L'été, c'est le moment où tout est prêt à être récolté ; nous voyons grandir les plantes et les animaux.

Nous devrions faire le plein de vitalité et travailler, comme le faisaient nos ancêtres, dans les champs au moment des moissons. C'est le contraire qui se produit : nous prenons des vacances ! Il n'est pas étonnant ensuite que l'automne et l'hiver ne nous soient plus très favorables.

Même si les temps changent, même si notre société moderne nous permet de profiter encore plus des loisirs et d'un bien-être souvent bien illusoire, à tout moment de l'année et sous toutes les latitudes, il serait plus raisonnable de revoir nos rythmes de vie. L'homme a sa place dans la nature, dans son environnement et même s'il le modifie depuis toujours et qu'il tente de le modeler à l'image de ses aspirations et de ses besoins, il est des lois immuables qu'il doit respecter.

Respecter le rythme des saisons c'est :

• au printemps :

– se préparer à l'été avec une activité modérée ;
– nettoyer son organisme (drainage et monodiète) ;

– consommer par exemple : des légumes verts/des graines germées, des céréales comme le petit-épeautre, le blé, le millet, des poissons semi – gras, de la viande blanche (pour les consommateurs de viande), des huiles comme l'huile d'olive, de carthame, de germe de blé ;
- en été :
– avoir une activité intense aux moments de la journée où cela est le plus facile : matin, fin de journée et soirée ;
– reconstruire ses réserves, consommer des aliments riches en vitamines : des crudités, des salades, des fruits bien mûrs, des baies, des céréales légères comme l'orge, le seigle, le riz, le quinoa, des poissons maigres, des viandes blanches ou des volailles, des huiles comme l'huile de tournesol, de colza, d'olive ;
- en automne :
– avoir une activité qui peut être encore importante, mais qui prépare à l'hiver ;
– nettoyer l'organisme et se détoxiquer (2e période de l'année où cela est possible) ;
– consommer des aliments plus riches en minéraux : des légumes/fruits (courgette, potiron, aubergine) et des fruits de saison (raisin, baies, fruits rouges, châtaigne), des céréales comme le riz, le maïs, des poissons semi – gras, de la viande blanche, des huiles comme l'huile de noix, de noisette ;
- en hiver :
– ralentir ses activités, prendre des vacances pendant les mois de décembre et janvier (quel changement !) ;
– reconstruire ses réserves fondamentales ;
– consommer des aliments riches en minéraux : protéines, acides gras (un peu d'acides gras saturés dans les contrées froides) : des légumes, des racines et des feuilles (pomme de terre, patate douce, carotte, betterave, choux), des fruits secs, des oléagineux, des amylacés (châtaigne, banane), des céréales : épeautre, avoine, sarrasin, kasha, kamut, avec des légumineuses : lentilles, pois, fèves, soja, des poissons gras, des crustacés et des fruits de mer, des laitages et des fromages avec modération, de la viande rouge,

modérément, des huiles comme l'huile de pépins de courge, de lin, d'olive, de soja.

Respecter ces rythmes saisonniers est un pas important pour préserver notre équilibre énergétique. C'est reprendre notre place au sein de notre environnement, en harmonie avec les lois de la nature.

Ce long chemin de la réforme alimentaire doit respecter le rythme de chacun et surtout ne pas apporter de frustration. C'est ce qui est accompli dans le plaisir qui a le plus de chance de réussir dans la durée.

Résumons, à ce stade, les différentes étapes de la réforme.

Étapes	Les différentes phases de la réforme alimentaire
1	Répartition des grandes classes d'aliments entre les repas et fréquence de leur consommation journalière
2	Changement de la qualité de l'eau, des huiles, du sel et des sucres
3	Introduction progressive des céréales semi-complètes et complètes
4	Introduction d'aliments qualitatifs : bio, vivants et locaux
5	Élimination des toxiques : alcool, café, thé, maté
6	Introduction des principales dissociations alimentaires
7	Respect de la chronobiologie quotidienne
8	Respect du rythme des saisons

Aller plus loin dans le changement

À ce stade, la réforme alimentaire pourrait être considérée comme suffisante et elle l'est pour beaucoup d'entre nous. L'individualisation reste nécessaire ; ce sera le fruit d'un travail effectué conjointement avec un naturopathe, qui répondra avec précision à chaque demande.

Certaines personnes souhaitent pousser le changement plus loin en supprimant les apports en protéines animales. Elles deviennent alors végétariennes, avec quelques variantes. Soit elles ne suppriment que la viande, la volaille et la charcuterie tout en gardant le poisson, les œufs et les laitages, soit elles éliminent tous les produits animaux pour ne garder que les sous-produits animaux comme les œufs et les laitages. D'autres vont jusqu'à supprimer tout aliment et sous-produits animaux, œufs et laitages compris : elles deviennent alors végétaliennes.

Ces changements radicaux font partie d'une troisième phase dans laquelle chacun est libre de s'engager. J'ai pour ma part expérimenté pendant 30 ans le régime végétarien avec une période végétalienne de dix ans au tout début puis, il y a quelques années j'ai introduit de nouveau dans mon alimentation le poisson et les produits de la mer.

L'expérience me commande ici de faire quelques recommandations aux personnes qui souhaiteraient prendre cette voie.

L'homme, par la structure de son tube digestif, est omnivore (qui se nourrit d'aliments très divers), avec une plus grande facilité à digérer les végétaux, les céréales, les fruits, les légumes et les légumineuses. Il ne peut se contenter de ne manger que des aliments carnés, car son tube digestif est trop long. Celui des carnivores exclusifs (félins, par exemple) est nettement plus court, ce qui évite la putréfaction des protéines car elles ne peuvent séjourner longtemps à l'intérieur du tube digestif. L'homme n'a pas non plus le tube digestif d'un ruminant, plus long et plus complexe, qui permet la digestion par fermentation des glucides et des végétaux – qu'il soit dit au passage combien c'est une hérésie de nourrir des vaches ruminantes avec des protéines animales (farines animales) alors que leur organisme n'y est pas préparé. Enfin, l'homme n'a pas non plus de jabot qui lui permettrait de stocker des graines et des céréales crues, afin de déclencher un processus enzymatique identique à la germination.

L'homme, compte tenu de son histoire et de sa socialisation, a pu passer du chasseur-cueilleur qu'il était au début, au pasteur et agriculteur qu'il est devenu ensuite, par une longue adaptation aux aliments qu'il a rencontrés tout au long de son évolution. Jusqu'à un siècle en arrière, sa survie dépendait plus des récoltes, des moissons et des laitages que de la viande et des produits animaux qui n'étaient qu'accessoires et rares. On se souvient encore du temps, pas si éloigné, où la viande était consommée le dimanche ou lors des jours fastes, consacrant des fêtes religieuses ou rituelles. L'animal n'a jamais été un élément de base de l'alimentation pour l'homme. La domestication des animaux a d'abord permis de rendre moins pénibles les travaux des champs, de fournir de la laine, du lait et, accessoirement, de la viande.

Les 60 dernières années ont vu augmenter considérablement la production d'animaux destinés à la consommation dans les pays occidentaux[1], à tel point que certains pays se sont retrouvés en surproduction, allant même jusqu'à abattre des cheptels entiers pour réguler le marché! Pendant ce temps, les pays les plus pauvres avaient tout juste de quoi nourrir leur population. Nous importons les productions végétales de ces pays pour nourrir nos propres animaux: soja, manioc, maïs; près de 50 % des terres cultivables des pays émergents servent à nourrir le bétail des pays occidentaux! Pour nourrir nos cheptels, il faut une quantité considérable de céréales[2] qui seraient bien mieux employées à nourrir des populations défavorisées qui ne mangent quasiment pas de viande et dont la nourriture de base se résume à quelques céréales ou légumes racines. Jean Ziegler[3], rapporteur spécial sur le droit à l'alimentation aux Nations Unies résume ainsi la situation: « Étant donné l'état actuel de l'agriculture dans le monde, on sait qu'elle pourrait nourrir 12 milliards d'individus sans difficulté. Pour le dire autrement: chaque enfant qui meurt de faim est assassiné. »

1. Chaque jour en France 3 millions d'animaux sont abattus pour la consommation. Ce n'est plus de l'élevage au sens traditionnel, c'est de l'industrie.
2. Pour produire 1 kg de viande de bœuf, il faut 10 kg de protéines végétales.
3. Sociologue, écrivain et polémiste suisse. « Réfugiés de la faim », article du *Monde diplomatique*, mars 2008.

Enfin, il faut rappeler les conditions particulièrement abominables dans lesquelles sont élevés ces animaux. On ne respecte plus ces bêtes considérées comme des marchandises. L'élevage en batterie des volailles se fait sur quelques centimètres carrés (ce qui équivaut à la surface d'une feuille A4 par animal) avec des tapis roulants et des lumières. Elles s'allument toutes les heures pour simuler « une journée d'une heure » avec le tapis roulant, en fonction pour permettre une petite activité, puis en arrêt dans le noir complet pendant une heure pour simuler la nuit. Dans une journée de 24 heures, l'animal aura « vécu 12 jours » ! Ces conditions où l'espace est saturé et les déjections omniprésentes engendrent des risques sanitaires pour les animaux qui sont vaccinés et traités intensément avec des antibiotiques afin d'éviter de trop grosses pertes. Rappelons que tout produit de synthèse massivement introduit dans un organisme est dans un premier temps éliminé, mais très vite stocké dans les graisses. Seuls les animaux élevés selon le cahier des charges de l'agriculture et de l'élevage bio, dans le respect de l'animal et ne subissant pas de traitements intensifs, ne sont pas concerné par cette problématique.

Pour toutes ces raisons, il peut être légitime de ne plus vouloir consommer d'animaux et de devenir végétarien.

D'autres motivations d'ordre religieux ou culturel sont parfois à l'origine de ce choix.

I ▪ Végétarisme

Le Dr Carton a été l'un des premiers à préconiser le régime végétarien hypotoxique pour soigner ses malades. Lui-même fut guéri d'une tuberculose pulmonaire, alors qu'on le donnait pour perdu, grâce à un changement complet d'alimentation, passant des excès de la suralimentation hyperprotéinée que la diététique de l'époque prônait en pareil cas (12 œufs par jour et quelques bols de sang !) à une alimentation majoritairement végétarienne.

La viande et les produits animaux (charcuterie, volaille, poisson) sont, certes, riches en protéines, mais ont l'inconvénient d'apporter des acides gras saturés, à l'exception des poissons, et de solliciter fortement l'organisme pour la digestion, l'assimilation, et l'élimination des déchets de type acide. Plus la consommation de produits carnés est élevée, plus les risques pour la santé sont importants à terme. Toutefois, certains organismes supportent mieux ce type d'aliments, comme nous l'avons évoqué pour les groupes sanguins (groupe O notamment).

Si, au bout d'une réforme alimentaire, il est envisagé de passer à un mode d'alimentation végétarien, des précautions doivent être prises.

Premièrement, on ne peut passer d'une alimentation omnivore ou majoritairement carnée à un régime végétarien strict du jour au lendemain.

Dans un premier temps, il faut progressivement réduire, dans l'ordre suivant, la consommation des charcuteries, du gibier, des viandes, des volailles, puis des crustacés, des fruits de mer, et enfin du poisson. Cette réduction peut s'envisager sur plusieurs mois, en fonction de l'objectif à atteindre. S'il s'agit d'un changement définitif, il est préférable de prendre son temps et d'étaler cette période de transition sur plusieurs mois, voire sur une année. Rappelons que le but n'est pas de supprimer les protéines de notre alimentation, ce qui serait préjudiciable à notre santé, mais de changer la source de ces protéines. Il faut donc, pendant cette période de transition, introduire ou augmenter les autres sources de protéines. Ainsi, il est nécessaire d'intégrer l'association céréales (3/4) et légumineuses (1/4) au cours du même repas pour éviter le facteur limitant (cf. « les protéines »), de renforcer la consommation d'œufs de bonne qualité (bio), et, pour ceux qui le souhaitent, de continuer très modérément à consommer les laitages (fromage de brebis ou de chèvre principalement). Le soja et ses dérivés (tofu, préparations à base de soja, desserts) ainsi que les sauces comme le tamari et le shoyu sont des compléments intéressants, tout comme la levure de bière maltée, en s'assurant qu'elle contient de la vitamine B12.

Il ne faut toutefois pas abuser du soja et de ses dérivés qui restent riches en purines, déchets acidifiants pour l'organisme.

Au cours de la semaine, à raison d'un repas à dominante protéique par jour, on procédera à cette répartition :
– céréales + légumineuses : 2 à 3 fois par semaine
– œufs : 2 à 3 fois 2 œufs par semaine
– soja et dérivés : 2 à 3 fois par semaine
– fromage de brebis/chèvre : 1 à 2 fois par semaine

Les œufs et certaines préparations sucrées à base de soja peuvent aussi être envisagés au petit-déjeuner. Les autres apports en protéines sont plus intéressants à midi que le soir pour une majorité d'entre nous.

À chaque repas, on peut compléter les apports en protéines avec les sauces soja fermentées, de la levure de blé et de la spiruline en paillette.

Bien sûr, ce schéma est le reflet d'une réforme arrivée à son terme. Pendant la période de transition, certains repas comporteront de la viande ou du poisson.

Pour les enfants, il est souhaitable de ne pas opérer un tel changement avant l'âge de 16 ans, sauf si l'on est correctement et valablement conseillé et suivi par un praticien compétent.

Au début, l'organisme peut réagir à ce type de modification alimentaire, ce qui est logique. Si nous accumulons pendant des années des éléments toxiques dont notre organisme se libère avec difficulté, lorsque l'alimentation s'allège, il est en situation de le faire. Ainsi, les toxines accumulées seront éliminées par les grandes portes de sortie que sont les émonctoires, intestin, rein, poumon et peau avec, parfois, des difficultés passagères. Des crises d'élimination sont possibles et le naturopathe sera le meilleur conseiller pour accompagner ces périodes qui, si elles sont bien gérées, ne présentent aucune difficulté particulière.

Il est indéniable que le régime végétarien bien compris et mis en œuvre avec une certaine rigueur, avec un apport régulier en protéines végétales et en vitamine B12, génère une énergie importante. Il n'est plus nécessaire de mobiliser une grande partie de nos forces pendant des heures afin de digérer des aliments aussi complexes que la viande. Cette énergie est alors mobilisée par d'autres systèmes afin d'assurer leur fonction. Des sportifs de haut niveau, dont on peut mesurer les résultats sur la ligne d'arrivée, optent de plus en plus pour cette approche alimentaire et visiblement en tirent un bénéfice certain. Notre plus grande championne de cyclisme en France à la carrière exceptionnellement longue est végétarienne : un bel exemple dans le sport !

Le végétal est vivant, la viande n'est pas, comme nous le croyons, un aliment absolument essentiel à la vie ; c'est, rappelons-le quand même, un aliment mort, en décomposition.

Certains disent que nous devenons ce que nous mangeons, et que la consommation excessive de viande rend agressif, ce qui reste à vérifier ! Voulons-nous être des moutons, des porcs, des vaches ou des volailles ?

Pour tous ceux qui veulent s'initier au végétarisme en se faisant plaisir, nous conseillons l'ouvrage de Valérie Cupillard[1], *L'assiette végétarienne*, pour de délicieuses recettes, faciles à réaliser.

2 ▪ Végétalisme

Henry-Charles Geffroy (1895-1981) fut également une grande figure du courant hygiéniste. Gazé par de l'ypérite (gaz moutarde) au cours de la Première Guerre mondiale et très affaibli, il se releva de cette douloureuse expérience grâce à un régime plus draconien que celui du Dr Carton, en éliminant de son alimentation tout produit et sous-produit animal : plus de laitages, plus d'œufs ; seuls les aliments issus du règne végétal sont consommés. Le blé complet, sous toutes ses formes, est très régulièrement employé ; pour H.-C. Geffroy, cet aliment est très proche, dans sa composition, de notre milieu interne. Les travaux entrepris depuis par le Dr Seignalet n'avaient pas encore vu le jour et l'on ne soupçonnait pas à l'époque les per-

1. *Assiettes végétariennes, au fil des saisons* 350 recettes, 2003, Éditions La Plage.

turbations que pouvaient entraîner une trop grande consommation de blé.

Un courant de pensée se développe alors avec le végétalisme, les livres et les publications de H.-C. Geffroy sont diffusés et, dans les années 1950-1960, des magasins à l'enseigne la « Vie Claire » s'ouvrent à son initiative.

Cette approche, que j'ai moi-même connue et expérimentée dans les années 1970, me semble très intéressante, mais je ferais quelques réserves. Sans remettre en question la doctrine de M. Geffroy, que je respecte, je pense que le végétalisme est un outil thérapeutique ponctuel qui permet à des organismes très affaiblis ou intoxiqués de se réparer, en leur donnant les moyens nécessaires à leur rétablissement, sans mobiliser trop d'énergie. Cependant, la mise en pratique quotidienne du végétalisme me semble difficile à bien des égards et présente certains risques de carence. Socialement difficile à réaliser – j'ai pu le constater pendant dix ans –, il est encore plus délicat à mettre en œuvre sur le long terme sans courir de risque pour notre santé. Aucune erreur n'est permise, chaque jour les bonnes associations doivent être respectées, des compléments alimentaires naturels apportés (levure de bière, spiruline) et les écarts absolument exclus. Le végétalisme est un puissant outil de désintoxication et de revitalisation ; il doit être apprécié et utilisé à sa juste valeur. C'est pour moi un excellent régime hypotoxique à pratiquer en cure, sur des durées limitées de quelques semaines tout au plus.

3 ▪ Macrobiotique

Inspirée de la tradition orientale japonaise, la macrobiotique, mouvement philosophique et pratique qui porte un regard particulier sur l'alimentation et la santé, a été fondée par Georges Oshawa[1]. Atteint

1. De son vrai nom Yukikazu Sakurazawa (1893-1966), fondateur du mouvement macrobiotique qui connut une forte extension à travers le monde au XXe siècle. Auteur de nombreux ouvrages dont *Le zen macrobiotique*, Éditions Vrin, 1961, Paris.

d'une tuberculose, il fut soigné par un maître japonais qui appliquait les principes ancestraux de l'équilibre entre yin et yang, transposés à une méthode de soins qui s'appuyait sur l'équilibre entre le sodium et le potassium dans l'organisme. Oshawa, convaincu par cette approche, s'intéressa à l'alimentation et à la santé en y intégrant une démarche spirituelle basée sur le principe unique, fondement de la cosmogonie orientale.

La macrobiotique touche à la dimension spirituelle, hors de tout contexte religieux. Les orientaux, dans leur culture, ne dissocient pas le physique de l'énergétique et du spirituel ; tout doit être considéré en fonction de notre environnement immédiat, du monde où nous vivons et de l'univers. La macrobiotique s'inscrit dans cette perspective. Macrocosme et microcosme ne font qu'un, tout est interaction entre matière et énergie, tout est conscience. Manger est un acte sacré, qui doit être accompli en conscience. Cette dimension, particulière à la macrobiotique, demande un investissement personnel et intime où chacun est libre de s'engager ou non selon ses objectifs.

Toutefois, on peut dire que la macrobiotique a apporté à l'occident la connaissance d'aliments nouveaux, comme les algues, le soja et ses dérivés, et a permis de souligner l'importance des céréales comme le riz. Cette approche a introduit la prise de conscience et le respect de l'aliment au moment de son ingestion, notamment par la mastication qu'il est conseillé d'effectuer de nombreuses fois.

Dans les années 1960, la rigueur imposée par cette doctrine a pu engendrer quelques frustrations chez certains de ceux qui s'étaient engagés dans cette voie. Le caractère parfois un peu dogmatique de cette approche et les dissensions que cela a pu provoquer ont réduit son influence. Toutefois, les successeurs d'Oshawa, en Amérique du Nord, et parmi eux Michio Kushi, continuent de propager les principes de la macrobiotique notamment pour son intérêt thérapeutique.

Encore une fois, il nous semble que cette méthode est intéressante ponctuellement, comme outil de détoxication de l'organisme et surtout de revitalisation (riz complet). Son application au quotidien est envisageable, surtout dans sa dimension énergétique, et afin d'intégrer une plus grande conscience dans l'acte de se nourrir. Manger en conscience nourrit deux fois plus : la matière et l'énergie du vivant sont complètement assimilées.

4 ■ La méthode Kousmine

Enfin, comment ne pas terminer avec la méthode de madame la Doctoresse Catherine Kousmine[1], qui a effectué tout au long de sa vie un travail extraordinaire de synthèse sur le lien qui existe entre l'alimentation et les pathologies comme le cancer ou la sclérose en plaques. Sa profession de médecin lui a permis de vérifier, sur de nombreux malades, l'impact d'une hygiène alimentaire sérieuse prenant en compte la qualité des aliments, leur répartition et les processus de digestion. Sa méthode, qui pourrait servir de conclusion à ce chapitre, se résume en cinq points définis comme les « cinq piliers de la santé[2] » dans l'ouvrage de la Doctoresse Kousmine.

1. **Rétablir une véritable hygiène** alimentaire : moins de sucre, moins de graisses, moins de protéines. Plus de céréales, de légumes, de fibres et plus d'acides gras insaturés. Ce dernier point est essentiel dans les découvertes de la Doctoresse Kousmine.
2. **Rééquilibrer** les apports en vitamines, en oligoéléments et en minéraux dans l'organisme.
3. **Conserver** un bon équilibre acido-basique.
4. **Veiller** à une bonne hygiène intestinale : transit et flore intestinale corrects.
5. **Éliminer** la toxémie profonde, qu'elle soit générée par l'organisme ou provoquée par des produits de synthèse.

Il ne s'agit pas seulement d'un régime alimentaire, mais bien de la mise en œuvre de toute une méthodologie essentielle au maintien d'un bon équilibre de notre santé.

1. Médecin et chercheur (1904-1992).
2. C.Kousmine, Éditions Jouvence, 1993.

Hors du cadre thérapeutique dans lequel exerçaient la Doctoresse Kousmine et les médecins qui pratiquent sa méthode actuellement, son approche nous permet de garder à l'esprit l'essentiel de ce que nous recherchons dans la mise en place d'une réforme alimentaire bien menée.

Tout changement d'habitude nous pose souvent un problème qui est lié au temps d'adaptation à la nouvelle situation ou à nos résistances inconscientes au changement ; il en est de même pour la réforme alimentaire. Toucher à l'aliment, c'est toucher à la survie de l'espèce et, tout simplement, à notre vie. C'est parfois remettre en question des pans entiers de notre histoire personnelle en lien avec nos croyances, notre éducation ou notre culture et nous n'y sommes pas toujours préparés. Lorsque nous sommes convaincus de la nécessité d'un tel changement, nous mettons parfois la barre trop haut dès le départ. Pour certains, ce sera une motivation, pour d'autres un obstacle. Nous devons trouver le rythme qui nous convient le mieux et ne pas appliquer une méthode si nous n'y adhérons pas. Il est indispensable que nous soyons à l'écoute de nous-mêmes, de nos propres besoins, afin de nous sentir bien dans ce que nous entreprenons. Le plaisir et la joie de s'engager dans une nouvelle voie, dont nous avons conscience qu'elle est importante pour nous, doivent être les principaux moteurs d'une telle démarche.

Les étapes d'une réforme alimentaire réussie :

• Préalable

Inventaire des habitudes alimentaires.

Répartition des apports habituels en quantité et qualité.

• Conditions

Volonté, conviction, enthousiasme.

Pratique, approvisionnement.

Adhésion de l'entourage, sans rien lui imposer.

• Mise en œuvre

1re Phase :

– Rééquilibrer les apports entre glucides/protéines/lipides.

- Diversifier les apports dans une même catégorie d'aliments.
- Se rapprocher de la règle des 60-20-20 ou des 5 x 20.
- Changer l'eau de boisson (moins minéralisée).
- Changer les huiles et les margarines pour des HPPF[1] vierges.
- Remplacer le sel raffiné par du sel gris de mer.
- Remplacer les sucres raffinés par des sucres complets.
- Remplacer progressivement les céréales raffinées par des céréales semi-complètes et complètes.
- Varier les types de céréales et réduire le blé.
- Changer la qualité des aliments et passer au biologique.
- Réduire les excitants, les alcools et la viande.

2e Phase :
- Associations/dissociations selon Shelton.
- Respecter la chronobiologie journalière.
- Respecter le rythme des saisons.

3e Phase optionnelle – aller plus loin :
- Végétarisme.
- Végétalisme.
- Macrobiotique.
- Méthode Kousmine.

Quelques conseils pratiques sont nécessaires afin d'optimiser ces changements, d'une part quant aux erreurs à ne pas commettre dans la préparation des repas, d'autre part quant aux mauvaises conditions à éviter au cours des repas.

5 ■ Les erreurs à ne pas commettre dans la préparation des repas

Quelques points sont à respecter pour la préparation des repas afin de prendre des habitudes qui nous seront bénéfiques, avec le temps, dans la mise en œuvre d'une réforme alimentaire.

1. HPPF : huile de première pression à froid.

- Éviter les repas avec trop de mélanges = Digestion compliquée, lente et laborieuse.
- Éviter de surcharger en matières grasses = Ralentissement de l'évacuation des aliments hors de l'estomac.
- Éviter de boire en mangeant = Dilution des enzymes digestives.
- Éviter de terminer par un dessert sucré = Fermentations, flatulences.
- Éviter les fruits en fin de repas = Difficulté à digérer (pour certaines personnes). Il est préférable de les consommer avant ou à distance des repas.
- Éviter de boire trop de lait = Retarde la digestion des autres aliments (caillage dans l'estomac). Usage en petite quantité ou pour le trempage des céréales.
- Éviter l'association de graisses + aliments à index glycémique élevé = Forte sollicitation du pancréas, stockage des graisses et des sucres en graisse.
- Éviter l'association acides + glucides (ex : jus d'orange + gâteau ou sauce tomate + pâtes) = Mauvaise insalivation avec modification du pH salivaire = Irritation des muqueuses.
- Éviter les excès de sucres raffinés (les remplacer) = Fermentation ++.
- Éviter les excès de protéines (surtout animales) = Putréfaction ++. Se souvenir qu'une seule source de protéines au cours d'un même repas est préférable.

Afin de donner à l'organisme les conditions les plus propices à cette grande entreprise que sont la digestion et l'assimilation des aliments, il convient d'éviter les situations difficiles au cours des repas. La convivialité doit être de règle pour ce moment de partage et de rencontre qu'est le repas, mais n'oublions pas que ce moment est tout aussi important pour notre santé.

6 ■ Les conditions à éviter au cours du repas

• Manger trop vite

Il vaut mieux manger moins en quantité et mastiquer plus.

« Il faut boire les solides et mâcher les liquides. » (Proverbe chinois).

On ne devrait avaler les aliments qu'une fois réduits pratiquement à l'état liquide par la mastication. Quant aux liquides, à part l'eau, ils doivent séjourner quelques instants dans la bouche pour s'imprégner d'enzyme salivaire.

• Manger trop le soir

L'organisme doit digérer rapidement le soir afin de passer en phase d'élimination au cours de la nuit, ce qu'il ne fait pas correctement si le repas du soir est trop important et tardif.

• Manger dans un environnement stressant

Éviter télévision, téléphone, discussions tendues, émotions, bruits, car nos sens et notre système nerveux sont accaparés par des informations qui ne sont pas en lien avec ce que nous faisons.

Penser à ce que l'on mange, regarder, apprécier n'empêchent pas de partager dans la convivialité. Manger avec la conscience que nous sommes en train de nourrir notre corps et notre esprit.

• Manger trop lorsque l'on est fatigué ou malade

La digestion demande beaucoup d'énergie, qui n'est alors pas consacrée à la récupération ou à notre système immunitaire.

7 ■ Règles à respecter entre les repas

• Espacer le temps entre deux repas

Trois heures au moins sont nécessaires avant de manger à nouveau, six heures est idéal. Tout aliment introduit avant cette période risque fort de perturber les processus de digestion en cours.

• Ne pas manger ou grignoter (entre les repas)

À l'exception des fruits, vers 10h-11h et 16h-17h, si le besoin s'en fait sentir. Si des efforts physiques importants sont nécessaires, des petits en-cas énergétiques peuvent être programmés toutes les deux heures ou moins si l'effort est intense. Ainsi les fruits secs et les oléagineux seront les bienvenus pour les sportifs et les travailleurs de force. Mais l'intellectuel qui fournit un effort important peut également bénéficier de ces apports.

Pratique quotidienne de la cuisine

La diététique doit prendre en compte la manière dont sont transformés les aliments au cours de leur préparation. Il y a des transformations que nous ne maîtrisons pas, lorsque nous achetons des plats déjà préparés ou conservés, mais pour une grande partie de ce que nous consommons, il nous est possible d'en choisir le mode de cuisson.

Le choix et la qualité des aliments que nous utilisons quotidiennement font déjà partie de notre pratique de la cuisine. Nous devons essayer dans la mesure du possible de trouver des aliments qui répondent aux critères de qualité et de conservation que nous connaissons maintenant. L'idéal serait d'acheter quotidiennement ce que nous consommons le jour même ou le lendemain. Tout aliment conservé plusieurs jours au réfrigérateur perd ses propriétés et s'appauvrit en vitamines et oligoéléments. Les vitamines sont très instables, sensibles à la lumière et à l'oxygène, elles s'oxydent rapidement. Les marchés ou les magasins ayant un bon rayon de produits frais et primeurs, d'autant plus s'ils sont biologiques, sont de bonnes sources d'approvisionnement ainsi que les associations qui regroupent des producteurs locaux (AMAP[1]).

Une fois acquise cette habitude d'acheter au jour le jour, il est indispensable d'avoir en cuisine les aliments non raffinés dont nous avons largement parlé : sucre non raffiné, farines complètes ou semi-complètes, huiles vierges de première pression à froid et sel gris de

1. Associations pour le maintien d'une agriculture paysanne - www.reseau-amap.org.

mer doivent être à la base de toute pratique alimentaire nouvelle, ainsi que les aromates ou épices, trop souvent délaissés.

Il est vrai que les contraintes sociales modernes, le travail, les obligations diverses et la vie de famille ne nous laissent plus beaucoup de temps pour nous investir dans la préparation des repas. Bien souvent, ils sont vite préparés et sans trop de recherche ; nous oublions le rôle essentiel de l'aliment. L'intention exprimée au moment de préparer le repas doit être agréable, bénéfique, et dirigée vers les convives. Même s'ils sont habitués à ces repas, ils doivent être étonnés et découvrir de nouvelles saveurs, de nouvelles présentations, de nouveaux parfums qui aiguiseront leur curiosité et ouvriront leur appétit. C'est déjà une première étape de la digestion qui commence !

La préparation d'un repas se rapproche d'un rituel qui doit laisser une large place à la magie de la transformation des aliments – une véritable alchimie –, à l'évocation de lieux, de souvenirs ou de projections que l'on peut faire soi-même, en espérant les transmettre à ceux qui partageront ce repas le moment venu.

Le repas quotidien doit rester simple, éviter les mélanges et la complexité bien souvent difficile à gérer sur le plan gustatif et surtout digestif. Cela ne veut pas dire morosité, répétition, absence de saveur et de présentation. Un simple plat de pâtes avec une jolie sauce au basilic et quelques feuilles fraîches posées dessus peut tout changer !

Au moment de décider du menu, il faut choisir une dominante au repas : sera-t-il plutôt protéique ou plutôt glucidique ? Une fois l'option arrêtée, il s'agit de trouver la base principale du repas en décidant quel type d'aliment répond le mieux au choix qui a été fait.

La composition du repas doit se résumer à un plat principal contenant suffisamment de nourriture et d'aliments complémentaires entre eux. Il faut éviter les mélanges trop compliqués afin de ne pas générer de perturbations digestives. Une entrée, sous forme de crudités ou de fruits, est toujours possible, les aliments crus favorisant la sécrétion des enzymes digestives. En revanche, une entrée à base de protéines, comme les œufs, le poisson ou la charcuterie alourdit considérablement la digestion.

Le fromage et les desserts sont inutiles, dans la mesure où les apports principaux ont été faits par l'entremise du plat principal. Pour ceux qui souhaitent terminer par une note douce, les fruits cuits, les compotes ou les desserts à base de soja sont plus appropriés que les laitages et les entremets industriels.

La présentation et le parfum ont beaucoup d'importance : la vue et l'odorat déclenchent déjà les processus de sécrétion enzymatiques. L'effort que l'on fournit à préparer des plats agréables à regarder et dont le parfum et le goût sauront attirer ceux qui les mangent est toujours récompensé. Mais l'usage de produits de synthèse, d'additifs de toutes sortes, ne saurait remplacer la nature. La vanille naturelle n'est pas la vanilline de synthèse : la copie n'est jamais l'original ! Alors, n'hésitons pas à user des saveurs que la nature met à notre disposition : les épices et les aromates modifient, soutiennent, renforcent, contrastent le goût des aliments ; de plus, leur valeur thérapeutique n'est plus à démontrer. Ces condiments, utilisés de tout temps et dans toutes les cultures, jouent un rôle gustatif indéniable, mais ils sont surtout apéritifs, bactéricides, digestifs, carminatifs, antispasmodiques... thérapeutiques !

Épicé ne veut pas dire pimenté et il n'y a pas que le poivre, comme nous l'avons si longtemps vu sur nos tables. N'ayons pas peur de découvrir le curcuma, la coriandre, la cardamome, le fenugrec, le cumin, la muscade, la cannelle, le safran, le girofle, le gingembre, les graines de moutarde, pour les épices. Utilisons le thym, la sarriette, la menthe, le persil, le romarin, le laurier-sauce, la sauge, le basilic, la coriandre fraîche, pour les herbes et plantes aromatiques. Quelles saveurs, quels parfums, quels voyages pour chacun d'entre nous ! Ne nous en privons pas au moment du repas.

La présentation, le lieu, l'ambiance feront alors que les conditions seront propices à l'alchimie de ce moment essentiel qu'est le repas.

Mais avant de déguster, sachons choisir la meilleure façon de cuire les aliments.

I ■ Méthodes de cuisson

Devons-nous cuire nos aliments ? La réponse se situe à plusieurs niveaux. Si nous observons la nature, les aliments devraient être consommés tels quels, après cueillette, moisson, récolte, chasse ou abattage. L'homme, depuis qu'il a découvert le feu, a évolué avec cet élément puissant ; il s'est aperçu, au cours des âges, que la cuisson favorisait peut-être l'assimilation et la digestion de certains aliments. Il a pu également purifier l'aliment et éviter des troubles digestifs graves, voire mortels. La cuisson permet d'éliminer certains germes ou des fractions toxiques d'un aliment. L'habitude de la cuisson a donc été logiquement intégrée dans un processus d'évolution et de socialisation de l'homme. Son organisme s'est adapté et il est vrai qu'il est maintenant indispensable de cuire des aliments comme les céréales ou les féculents (pomme de terre, igname, patate douce) qui ne pourraient pas être digérés autrement. Toutefois, les céréales et les légumineuses germées permettent de consommer « vivant » sans altération par la cuisson.

D'un point de vue énergétique, le feu est de nature yang : il permet d'atténuer un excès de yin dans certains aliments crus, notamment ceux qui contiennent beaucoup d'eau.

Malgré l'intérêt indéniable que peut représenter la cuisson, on constate que plus les aliments sont consommés crus, plus ils gardent leur vitalité et les éléments essentiels qui les composent comme les vitamines et les oligoéléments. Dans la mesure du possible, et le plus souvent, il est préférable de manger cru ou légèrement cuit, *al dente* diraient nos amis italiens. C'est d'ailleurs comme cela que l'on procède dans la cuisine extrême-orientale : les légumes restent très souvent croquants car le « passage par le feu » a été très court.

Il faut savoir que la cuisson détruit rapidement les vitamines : entre 60 °C pour la vitamine C et 100 °C pour les autres, et que les oligoéléments et les minéraux subissent des modifications dans leur structure à partir de 100 °C. Pour peu que la cuisson soit faite dans l'eau et que celle-ci soit jetée ensuite, il y a eu dilution et perte d'une partie importante des minéraux. Tous ces nutriments essentiels disparaissent alors de notre assiette.

Des tests ont été menés en 1930, par Paul Kouchakoff, de l'institut de chimie de Lausanne, qui mit en évidence une corrélation entre les aliments cuits et la réaction immunitaire de leucocytose. Ces travaux sont cités par le Dr Lylian Le Goff dans son excellent livre *Nourrir la Vie* [1]. Il est étonnant de constater que notre système immunitaire est activé dès qu'il reçoit des aliments cuits, *a contrario* il ne réagit pas lorsqu'on ingère des fruits et des légumes crus. Le taux de globules blancs double avec l'ingestion d'aliments cuits normalement et quadruple avec la consommation d'aliments cuits en autoclave (cocotte-minute).

Soit une échelle de 5 à 20 : 5 étant le taux normal de globules blancs, c'est celui que l'on retrouve chez un individu ayant consommé des fruits et légumes crus. Le taux est de 10 à 15 après ingestion d'aliments cuits et passe à 20 quand les aliments sont cuits en autoclave.

Plus nous cuisons les aliments, plus nous détruisons les enzymes – nécessaires à leur digestion – qu'ils contiennent, plus l'organisme réagit à cette situation, d'une part en produisant plus d'enzymes au cours de la digestion, d'autre part en réagissant sur le plan immunitaire, car certaines molécules, modifiées par la cuisson, ne sont pas reconnues. C'est ce que l'on appelle la leucocytose alimentaire. Les leucocytes sont, rappelons-le, des globules blancs. Ce faisant, l'organisme épuise ses propres capacités enzymatiques qui lui feront défaut ensuite sur le long terme.

Par ailleurs, les mélanges protéines-glucides engendrent au cours de la cuisson des phénomènes de caramélisation ou de brunissage qui ont fait l'objet d'études. Le premier à les avoir étudiés, à partir des réactions entre sucres et protéines, fut le professeur de médecine L.C. Maillard, en 1913. Il donna son nom à la réaction qu'il observa

1. Éditions Roger Jollois, 1997.

et qu'il décrivit dans un article[1] publié à l'Académie de médecine. La « réaction de Maillard » est un phénomène que l'on observe lorsque, sous l'effet de la chaleur, un mélange de sucres et de protéines (beurre+sucre par exemple) brunit juste avant de brûler. Les molécules issues de ce phénomène sont des dérivés chimiques très nombreux et pour certains extrêmement toxiques comme les oxydes et peroxydes hautement cancérigènes. Cette réaction est bien connue de l'industrie agroalimentaire qui l'utilise afin de « brunir » des aliments pour les rendre plus attrayants et goûteux. Il faut se méfier de ce processus dont on soupçonne qu'il peut être un des facteurs impliqués dans la cancérogenèse.

Cette question du cru ou du cuit réglée, il s'agit de faire le bon choix quant au moyen de cuisson.

Nous pouvons discerner deux types de cuisson, selon que l'on recherche un assèchement des aliments, pour les rendre plus yang, ou leur apporter plus d'eau et les rendre plus yin. Les cuissons humides conservent ou accentuent la nature yin de l'aliment, alors que les cuissons sèches produisent l'effet inverse. Ainsi, un riz qui est cuit selon la méthode pilaf, dans une poêle avec réduction de l'eau jusqu'à assèchement total, donne un riz plus yang, alors que sa cuisson à l'eau ou à la vapeur lui confère une nature plus yin.

CUISSONS HUMIDES (yin) :	**CUISSONS SÈCHES (yang) :**
à l'eau, évidemment ! à la vapeur à la cocotte-minute à l'étouffée	à la poêle au four au feu (barbecues) en friture

Il faut savoir que le seul fait de cuire l'aliment, quel que soit le mode retenu, apporte un peu de yang (feu). C'est bien là toute la subtilité de l'approche énergétique orientale.

1. *Genèse des matières humiques et des matières protéiques*, L.C.Maillard, 1913, Paris.

Le four à micro-ondes n'est pas cité, volontairement ; il fera l'objet d'une explication particulière en fin de chapitre.

2 ■ Les cuissons humides

La cuisson à l'eau est, certes, la plus courante, mais elle présente l'inconvénient d'élever la température au-delà de 100 °C (ébullition), et d'engendrer les modifications évoquées précédemment. De plus, ce mode de cuisson a tendance à diluer les composants complexes des aliments, qui leur donnent leur saveur et leur aspect. Les pigments sont dissous, les fractions aromatiques diffusées par évaporation, il ne reste, bien souvent, que des fibres et des glucides pour le végétal, ou des protéines et de la graisse pour l'animal. Cette cuisson est à éviter au maximum, pour toutes ces raisons. Seule la préparation des légumineuses (lentilles, pois, haricots) après trempage est quasi obligatoire par ce mode de cuisson.

Il faut lui préférer la cuisson à la vapeur qui présente l'avantage de ne pas diluer les composants de l'aliment. Cette méthode permet de conserver aux aliments un aspect et un goût bien plus appréciables. L'inconvénient réside dans la température de l'eau, qui dépasse également le seuil des 100 °C, ce qui porte préjudice aux nutriments essentiels. En revanche, on peut tirer avantage de cette cuisson pour « laver » des aliments issus de l'agriculture conventionnelle. Les résidus de pesticides, les produits de conservation, qui sont des molécules lourdes, sont extraits par cette vapeur d'eau et retombent dans l'eau de cuisson, dans la partie basse du cuiseur à la vapeur. Malheureusement, les minéraux intéressants subissent le même sort et, dans ce cas, il n'est pas souhaitable d'utiliser l'eau qui a servi à la cuisson. Dans le cas où les aliments cuits à la vapeur sont de qualité biologique, il est, en revanche, avantageux de réutiliser l'eau pour une soupe ou la cuisson de céréales, par exemple.

Parfois, l'usage de la vapeur peut être intéressant pour dégraisser des viandes dont la quantité de graisses saturées serait trop importante. Cela présente aussi l'avantage de libérer certaines toxines et produits chimiques, antibiotiques, médicaments divers utilisés dans les élevages intensifs et qui ont la propriété de se fixer dans les graisses de l'animal. Encore une fois, ce problème ne se présente pas dans le cas des viandes issues d'élevages labellisés agriculture biologique (AB).

La cuisson en autoclave, plus connue sous le nom de cocotte-minute, pose un réel problème. Cette cuisson provoque une différence de pression importante : elle élève la température très fortement, en quelques minutes ; il s'ensuit une forte déstructuration des aliments.

Reste, pour la cuisson humide, la cuisson à l'étouffée à basse température (- de 100 °C) et qui a toutes nos faveurs. Ce mode opératoire est, selon nous, le plus intéressant, même s'il nécessite des ustensiles plus spécifiques, fabriqués en acier 18/10 (18 % de chrome, 10 % de nickel et 72 % de fer). L'usage de ces ustensiles, conçus avec un fond épais (semelle « sandwich » d'au moins 5 mm), permet une grande conductivité de la chaleur sans pour autant élever son niveau au-delà de 100°. La cuisson est douce, l'aspect, le goût et la valeur nutritive des aliments sont préservés. Le principe consiste à déposer les aliments dans la casserole, en y ajoutant très peu d'eau ou un corps gras en très faible quantité, juste au fond, afin de déclencher la cuisson. Le couvercle souvent transparent couvre la casserole : il permet d'observer et de surveiller la cuisson. Les aliments libèrent leur propre eau qui s'évapore, se condense sur le couvercle et retombe : c'est avec cette eau que l'aliment va cuire. Il est préférable de ne pas lever le couvercle pendant la cuisson, afin d'éviter toute oxydation et évaporation. C'est une habitude facile à acquérir même si parfois, au début, on a tendance à lever le couvercle pour vérifier et... goûter !

Cette méthode a, en plus, l'avantage d'être économique : il n'est pas nécessaire de mettre le feu au maximum, bien au contraire, puisque la semelle – le fond de la casserole – a précisément pour rôle d'accumuler la chaleur et de la diffuser. Il est conseillé d'éteindre avant la fin de la cuisson qui continuera doucement pendant de longues minutes. On oppose souvent à cette méthode le prix élevé du matériel employé, mais il faut savoir que sa qualité en fait des ustensiles dont la longévité dépasse les dix ans, voire, pour certaines marques de renom, plusieurs décennies ! L'investissement initial est largement amorti, y compris sur le plan de la santé. Le respect de la qualité de l'aliment et la très faible déperdition subie au cours de la cuisson ne peuvent avoir que des conséquences bénéfiques sur notre santé.

Une variante de cette méthode est la cuisson en papillote ; l'inconvénient principal est l'usage du papier d'aluminium qui présente un risque de dépôt de particules d'aluminium dans l'aliment. De même, les papiers sulfurisés ont une forte teneur en soufre. Pour une cuisson en papillote naturelle, il reste la méthode traditionnelle des feuilles de bananier, que nous n'avons évidemment pas tous à portée de main en fonction de l'endroit du globe où nous nous trouvons !

3 ■ Les cuissons sèches

La plus courante de ces cuissons est incontestablement la cuisson à la poêle ou, pour ses variantes, au wok, à la pierre, au grill (*la plancha* en Espagne). Le principe en est souvent le même : sur une plaque métallique ou une pierre, on dépose un corps gras, selon les habitudes régionales (huile ou beurre) et, dès que la température est élevée, on saisit l'aliment. Bien souvent utilisée pour la cuisson des viandes, des poissons ou des crustacés, cette méthode présente l'inconvénient de la température élevée et de la transformation des corps gras, notamment du beurre, en substances souvent cancérigènes comme l'acroléine (beurre noir) au-delà de 130 °C, ce qui est le cas ici.

Toutefois, il est possible d'utiliser ce mode de cuisson pour les céréales, lorsque l'on souhaite éviter une cuisson humide. Dans ce cas, il est nécessaire de procéder selon la méthode dite « pilaf », qui consiste à déposer les céréales (riz par exemple) dans la poêle avec un corps gras, de préférence de l'huile résistant aux hautes températures (arachide ou olive). Pendant les premières minutes, il est recommandé de remuer en permanence les céréales, à l'aide d'une spatule en bois, jusqu'à ce que les premières graines prennent une couleur plus opaque, voire blanche. À ce moment, on verse sans tarder de l'eau que l'on aura pris soin de garder à portée de main, afin de recouvrir toutes les céréales. La cuisson s'effectue à la suite de l'évaporation de l'eau et il est nécessaire d'en rajouter régulièrement, jusqu'à ce que les grains soient bien cuits. Le but est de laisser s'assécher les céréales pour qu'elles commencent à adhérer légèrement à la poêle, sans brûler. On arrête alors la cuisson et l'on consomme immédiatement. C'est le principe de la cuisson de la *paella*.

La cuisson au four, quel que soit le four, en terre, au bois, à gaz, tandoori (Inde), repose sur le principe de la chaleur sèche confinée dans un endroit clos. L'inconvénient, une fois de plus, provient de l'élévation de la température (jusqu'à 280 °C) ; en revanche, il n'existe pas de phénomène de dilution évoqué plus haut puisqu'il n'y a pas d'eau ou très peu. Le four peut servir à la cuisson des viandes et des poissons, sans en altérer la nature et en permettant un dégraissage important, ce qui n'est pas négligeable, dans la mesure où les graisses ne sont pas consommées ensuite. Il permet aussi la cuisson du pain pour ceux qui veulent s'adonner à sa fabrication (il existe maintenant des machines à pain) et, bien sûr, des aliments plus complexes comme les tartes salées et sucrées, les gâteaux et les pâtisseries maison. L'usage de ce mode de cuisson doit rester modéré, mais correctement utilisé, sans exagérer le niveau de température ; il reste tout à fait acceptable.

Une variante très particulière de cette cuisson, qui allie la chaleur sèche à l'humidité de l'aliment qui cuit dans son propre « jus », est la cuisson au sel, souvent utilisée dans les pays méditerranéens pour le poisson qui est entièrement recouvert de gros sel et enfourné. Cette méthode mérite d'être citée car l'aliment cuit ainsi doucement, ne perd pas ses qualités nutritionnelles et sa saveur est préservée ; de plus, elle est soulignée par la présence du sel. Celui-ci forme une croûte qui est retirée, ainsi que la peau, qui ne sont pas consommées.

Dans certaines régions, on utilise un ustensile en terre cuite, en deux parties, appelé « diable », qui permet de cuire à l'étouffée et au four.

Récemment, des fours solaires ont fait leur apparition sur le marché. En dehors de l'intérêt écologique et économique que représentent de tels appareils – énergie renouvelable à l'infini et absence de pollution –, si la température est trop élevée, on rencontre les mêmes inconvénients qu'avec une cuisson au four classique. La maîtrise du niveau de température est importante et il semblerait que ces fours cuisent lentement, sans une élévation exagérée de la température de cuisson. À suivre...

La cuisson au feu de bois ou au charbon, notamment au barbecue, accentue les inconvénients des méthodes précédentes par les températures élevées, par la carbonisation des aliments, ce qui est très cancérigène, et par la transformation des graisses en benzopyrènes, hautement toxiques et cancérigènes. Le seul moyen acceptable de cuire des aliments au barbecue est d'utiliser des plaques qui ne mettent pas la source de chaleur directement en contact avec les aliments ou d'utiliser des grilles penchées avec gouttière, ce qui permet de récupérer les graisses qui ne tombent pas directement sur le charbon. Il existe également des appareils à base de pierres de lave qui accumulent la chaleur produite par une source au gaz, ce qui réduit déjà notablement les inconvénients du barbecue à charbon classique. Ce type de barbecue, très utilisé en Amérique du Nord, n'est pas très répandu en Europe. Le côté convivial de ce mode de cuisson ne doit pas en faire oublier les dangers encourus pour la santé ; il faut donc rester prudent avec cette méthode et ne pas en abuser. Rappelons que les barbecues présentent également un danger de brûlures très graves, lors d'un retour de flamme, notamment au visage et pour les enfants en bas âge qui se trouvent à leur hauteur immédiate.

La cuisson en friture, très employée dans certains pays, présente des inconvénients liés à la modification des corps gras sous l'effet de la chaleur et à la présence en excès de ces corps gras dans l'aliment qui a frit. La température de friture dépasse bien souvent les 180 °C et peu de corps gras résistent à de telles chaleurs. Seules les huiles d'olive, d'arachide, de palme et de coprah peuvent supporter ces températures élevées. Les graisses animales, notamment de porc, comme le saindoux, résistent bien aussi, mais elles ont l'inconvénient d'être saturées, donc de porter préjudice à notre système cardio-vasculaire. Il faut être vigilant et changer très régulièrement le bain des fritures surtout si, par mégarde, elle a brûlé (point de fumage) au cours de la cuisson. Cette méthode doit être l'exception et les aliments cuits de cette façon seront bien égouttés, voire « séchés » sur un papier absorbant, afin de retenir le maximum de corps gras.

D'autres méthodes ancestrales de conservation permettent une cuisson des aliments sans chaleur : c'est le cas de la macération dans le vinaigre ou le citron pour les poissons et les condiments. Dans ce premier cas, l'acidité du vinaigre peut présenter quelques inconvénients pour les personnes sensibles ou acidifiées. Pour certaines viandes ou poissons, on utilise le fumage, le séchage et la salaison. Dans le cas du fumage, notamment au charbon de bois, cela présente des risques similaires à ceux évoqués pour le barbecue. On constate, chez certaines populations de pêcheurs (en mer Baltique) où des aliments fumés sont quotidiennement consommés, une élévation des risques de cancer du tube digestif (estomac notamment). Enfin, les aliments séchés ou salés ont une teneur élevée en sel et présentent les inconvénients évoqués à propos du sel.

Le four à micro-ondes, bien que largement répandu dans nos sociétés modernes, est un appareil dont il faut se méfier. Issus de la technologie militaire des radars de la Seconde Guerre mondiale, ces appareils qui émettent des micro-ondes ne chauffent pas, mais agitent les molécules des aliments, ce qui provoque un échauffement très rapide. En effet, la fréquence utilisée – 2 450 MHz – correspond à une alternance de polarité de 2 450 000 000 de fois par seconde. Ce n'est plus de l'agitation, c'est un véritable ouragan. Mais que deviennent les molécules de nos aliments une fois passées par un tel mouvement ? Des études, comme celle qui fut publiée dans *The Lancet* (mars 1990), revue internationale de renom dans le monde médical, démontraient que les protéines étaient notablement modifiées et qu'elles ne reprenaient pas leur structure initiale qui leur permettait d'être reconnues par l'organisme. Sans parler de la destruction des vitamines due à une élévation brutale et très importante de la température. Par ailleurs, des chercheurs (au Japon en 1968) ont pu constater que certains lipides, sous l'effet des micro-ondes, généraient des oxydes (radicaux libres), accélérant ainsi les processus de vieillissement cellulaire.

Un test intéressant, appelé cristallisation sensible, permet d'observer la structure des molécules agencées entre elles sous la forme d'une arborescence. Lorsque l'on effectue ces tests sur des aliments, par exemple du lait, selon le mode de cuisson, cette arborescence se modifiera sensiblement, ce qui est en soit normal, comme nous l'avons vu plus haut. Le passage au micro-ondes déstructure totalement cette arborescence. La valeur nutritive et la valeur énergétique de l'aliment sont considérablement perturbées; c'est le plus sûr moyen de passer de l'aliment vivant à l'aliment mort!

Le procédé particulier d'échauffement est dangereux car l'aliment ne semble pas très chaud extérieurement, alors qu'il l'est très fortement à l'intérieur. Des accidents, avec brûlure de l'œsophage et de l'estomac, sont fréquents, notamment chez des jeunes enfants pour qui l'on a fait chauffer le biberon aux micro-ondes.

Si tout cela ne suffisait pas, il faut savoir que la pollution électromagnétique issue de ce type d'appareil, malgré les blindages et maillages des vitres, reste élevée et nocive pour notre environnement. Les fuites sont toujours possibles: ce four confiné et blindé, où des processus extrêmement violents sont mis en œuvre, ne résiste pas toujours à l'épreuve du temps: joints, soudures, finissent par laisser s'échapper ces micro-ondes qui sont redoutables pour notre santé.

Afin de gagner quelques minutes, faut-il prendre de tels risques pour notre environnement et notre santé?

Le four à micro-ondes est à bannir mais, si vous en possédez un, ne le donnez pas: ce serait vraiment un cadeau empoisonné!

4 ▪ Les ustensiles de cuisine

Nous avons abordé les principales méthodes de cuisson et, avant de conclure, nous devons évoquer les ustensiles et matériaux utilisés.

Certains ustensiles comme les casseroles émaillées, en inox, en aluminium ou recouvertes d'une matière anti-adhérente doivent être exempts de tout éclat ou rayure, car cela entraîne une diffusion de certaines molécules métalliques toxiques qui peuvent s'accumuler dans l'organisme ; il faut donc veiller à la qualité de ces ustensiles. L'idéal est d'utiliser de l'acier 18/10, alliage très stable qui ne subit aucune altération à la chaleur et qui n'induit aucun phénomène de catalyse. L'usage des plats en verre est aussi intéressant pour la stabilité que présente ce matériau. Il est souvent reproché aux plats en fonte ou en terre cuite de retenir des traces d'aliments et de ne pas être très hygiéniques. À l'époque où la bactérie est traquée de toutes parts, ce qui ne l'empêche pas d'être de plus en plus résistante et de s'adapter, on peut se poser la question de savoir si les petites traces d'aliments et les bactéries engendrées par celles-ci ne jouent pas un rôle de stimulation de notre système immunitaire. En effet, lorsqu'elles sont absorbées, après avoir été détruites et atténuées par la cuisson, n'agissent-elles pas un peu comme un vaccin naturel ? Que les plus inquiets se rassurent : les plats en terre cuite doivent être vernis... mais le vernis utilisé pendant quelques années contenait du plomb, alors maintenant on vernit, mais sans plomb ! (comme l'essence).

Les ustensiles en cuivre, un peu pour les mêmes raisons, ne sont plus utilisés, sauf s'ils sont vernis. Mais on s'est aperçu que l'usage des marmites en cuivre non vernies était finalement intéressant. Par un phénomène de catalyse au moment de la cuisson, des microparticules de cuivre se retrouvent dans l'aliment, ce qui lui permet une meilleure conservation. Le cuivre, comme oligoélément, est un bactéricide important. Les Anciens ne le savaient peut-être pas, mais leur pratique quelque peu empirique était bien souvent plus proche d'une réalité dont nous nous éloignons trop souvent de nos jours.

Un dernier conseil en matière de cuisine et de cuisson : il est important de bien évaluer ses besoins au cours du repas – quantité, nombre de convives – afin d'éviter d'avoir à réchauffer des aliments cuits une première fois. Surtout s'il s'agit de céréales ou de féculents (pommes de terre notamment) qui, après refroidissement, ne retrouvent pas toujours leur structure d'origine. La qualité de l'aliment est alors altérée et cela est bien dommage.

Saveurs et émotions

En médecine traditionnelle chinoise, toute attirance marquée pour une saveur révèle une perturbation d'un axe énergétique et des viscères placés sous sa dépendance. Ainsi, il est possible au praticien qui connaît cette particularité, non pas de supprimer la catégorie d'aliments en cause – sucrés, salés, acides... – mais, au contraire, de soutenir un moment cette attirance par des aliments plus adéquats. Il recherche, en même temps, les causes de cette perturbation en agissant, soit sur l'équilibre énergétique, soit sur la charge émotionnelle importante qui « vide » cet axe énergétique. L'usage des élixirs floraux de Bach (cf. « les élixirs floraux »), dans ce cas précis, peut être très intéressant, car chaque viscère est en lien direct avec des émotions fondamentales.

La saveur d'un aliment, par sa nature énergétique, soutiendra tel ou tel viscère et c'est pour cela que la cuisine traditionnelle chinoise équilibre les cinq saveurs au cours du repas. Ainsi, nous devrions consommer des aliments, des sauces ou des condiments porteurs des principales saveurs que sont l'acide, l'amer, le doux, le salé et l'épicé, afin de préserver l'harmonie énergétique.

Saveur	Viscères concernées	Émotions perturbatrices
Doux	Rate – estomac	Difficulté d'adaptation
Salé	Rein – vessie	Peur – angoisse
Acide	Foie – vésicule biliaire	Colère – ressentiment
Amer	Cœur – gros intestin	Absence de joie
Épicé - piquant	Poumon – gros intestin	Tristesse

Ce n'est pas en consommant un aliment où domine une saveur que nous allons résoudre un problème émotionnel. C'est lorsque nous réglerons la source de cette perturbation émotionnelle que nous n'aurons plus autant besoin de cette saveur.

Quant à la notion de poids, je ne l'ai pas abordée volontairement, car elle pourrait faire l'objet d'un ouvrage complet, dans l'approche naturopathique. Lorsque nous mettons en œuvre tous les conseils alimentaires proposés dans le cadre de la réforme alimentaire, et que la dimension psychoémotionnelle, souvent inhérente au surpoids, est réglée, le résultat ne se fait pas attendre. La prise de poids est une réaction d'adaptation excessive face à des sollicitations qui ont un retentissement sur notre psychisme et nos émotions. Les excès de sucres et de graisses, surtout s'ils sont raffinés, ne peuvent qu'aggraver la situation. La mise en pratique des conseils proposés dans la réforme alimentaire, l'application de certaines règles que nous aborderons dans la cure de désintoxication et un bon équilibre psychoémotionnel, ne peuvent qu'avoir des répercussions favorables sur cette problématique.

L'aliment peut être notre médicament, avançait Hippocrate ; il peut être aussi poison, comme le soulignait Paracelse : « Tout est remède, tout est poison, cela dépend de la dose ». Il est vecteur de vie, mais aussi de mort ! N'est-il pas surprenant de constater que la moitié de la planète meurt de ses excès alimentaires – obésité, diabète, maladies cardiovasculaires pour ne citer que les moins graves –, alors que l'autre moitié meurt de maladies par carence et malnutrition, engendrant des baisses importantes de l'immunité avec le cortège des grandes épidémies que l'on connaît dans ces pays ?

Rééquilibrer notre alimentation avec la conscience que cela est bénéfique pour nous-mêmes est indispensable mais, ne l'oublions pas, beaucoup d'autres peuples sur la planète sont aussi concernés par nos erreurs alimentaires. Nous faisons partie d'une seule et même famille, dont certains membres souffrent et meurent du « trop » et d'autres du « pas assez ». Les combats écologiques sont de plus en plus médiatisés mais les révolutions et les changements durables commencent peut-être par l'attitude que nous avons à notre égard et le respect que nous portons à notre propre vie. Changer nos modes alimentaires, notre hygiène de vie, c'est également faire un pas de plus chaque jour pour la planète et ses habitants.

La diététique, en naturopathie, dépasse le simple cadre des apports journaliers et du comptage des calories. Chacun d'entre nous est différent par ses origines, son fonctionnement, sa culture, sa constitution, son groupe sanguin, ses activités et ses attirances ou ses rejets de certains aliments. Même si se nourrir répond à un besoin vital de survie, même si le plaisir y est souvent associé, il existe derrière l'aliment une notion de destruction, de maladie, voire de mort. Dans certains pays, l'erreur alimentaire ou l'absence d'aliments ne pardonnent pas. Dans les pays modernes, il semble que tout étant parfaitement aseptisé, contrôlé, labellisé, rien ne peut arriver. Or, nous avons vu, au travers des nombreux scandales de ces dernières années, ce que l'homme est capable de générer sur le plan alimentaire. Nous constatons également que le discours officiel ne va pas toujours dans le sens de la santé pour tous ; il passe d'abord par des intérêts économiques et géopolitiques qui nous échappent souvent.

En nous faisant miroiter, pour nous rassurer, que tout est sous contrôle, on nous parle de sécurité alimentaire, de traçabilité, de veille sanitaire comme si nous étions en guerre contre un ennemi irréductible. Depuis que l'homme est sur cette planète et même bien avant lui, les bactéries étaient présentes. Comme lui, elles se sont adaptées et s'adapteront. Mais jamais l'homme, depuis le début de son histoire, n'a autant modifié son environnement et son alimentation. Il se trouve dépourvu face aux grands maux de la civilisation, perdant chaque jour un peu plus pied face aux maladies dites « nouvelles », qu'il engendre peut-être lui-même en ne respectant plus les grandes lois naturelles.

Plutôt que de vouloir maîtriser encore plus la nature et de s'en éloigner plus sûrement, ne devrait-il pas revenir à un équilibre plus juste, en la respectant ?

Entre la nature, les aliments qu'elle nous a toujours généreusement fournis et notre corps qui en a tellement besoin, il doit y avoir une réconciliation. Savoir ce qui est bon pour nous, c'est aussi savoir ce qui est bon pour la Terre. Il est temps de retrouver de vraies valeurs, dans le respect de la vie et de notre planète. C'est, sur le plan alimentaire, ce que nous appelons la « diète-éthique ».

En résumé, la diététique, c'est :
- connaître nos besoins propres sur le plan alimentaire ;
- savoir dissocier les grandes classes d'aliments ;
- respecter la chronobiologie journalière ;
- respecter le rythme des saisons ;
- mettre en place progressivement une réforme alimentaire de qualité ;
- utiliser les bonnes méthodes de cuisson ;
- retrouver le plaisir de bien se nourrir par les saveurs, les parfums, les goûts et l'aspect ;
- rééquilibrer notre alimentation afin de partager avec ceux qui en ont le plus besoin.

Les trois cures naturopathiques

Après avoir cerné au mieux le terrain, déterminé la nature et l'origine de la toxémie, évalué le niveau de la force vitale, le naturopathe propose trois cures qui permettent de détoxiquer l'organisme, renforcer l'énergie vitale et stabiliser durablement l'état de santé.

Trois phases se succèdent, qui sont généralement proposées dans l'ordre suivant :

- une phase de drainage et d'élimination : la cure de **détoxication** ;
- une phase d'apport et de reconstruction : la cure de **revitalisation** ;
- une phase d'équilibre et d'ajustement : la cure de **stabilisation**, qui se prolongera par les nouvelles habitudes acquises au cours des deux premières cures, tant au niveau alimentaire que de l'hygiène de vie.

Certains praticiens proposent une cure anti-radicalaire ou anti-oxydante ; pour nous, elle ne peut être dissociée de la cure de détoxication qui vise à réduire le niveau de la toxémie. Les radicaux libres font aussi partie de la toxémie : ils ne peuvent être considérés séparément. Il est vrai que l'élévation importante du niveau de radicaux libres dans l'organisme nécessite qu'on s'y attarde plus spécifiquement. L'utilisation d'antioxydants naturels – vitamines, oligoéléments, molécules organiques – présents dans l'alimentation et la réduction de la source de production des radicaux libres font partie de la cure de détoxication.

Les hygiénistes du XXe siècle ne concevaient ces cures qu'avec l'engagement ferme du sujet et leur imposaient une discipline alimentaire et une hygiène de vie des plus sévères. Pour certains tempéraments déterminés, cela ne présentait aucune difficulté ;

pour d'autres, l'abandon de la cure était inéluctable. Les hygiénistes ne s'appuyaient que sur la réforme alimentaire et les techniques naturelles (exercice, respiration) à l'exclusion de tout support comme la phytothérapie, l'aromathérapie, l'oligothérapie, les techniques manuelles ou le soutien psychologique, partant du principe qu'avec de la volonté, un organisme sain et remis en bon état pouvait faire face à toutes les situations. Même si nous ne renions pas ces fondements que nous encourageons toujours dans la pratique, nous pensons qu'il est important de soutenir celui qui s'engage dans une telle démarche avec tous les outils naturels mis à notre disposition.

Le naturopathe, hygiéniste moderne, doit prendre en compte les paramètres alimentaires, les habitudes de vie, le contexte familial et socioprofessionnel, le psychisme, les émotions, l'énergétique et les données modernes de la biologie. Les conseils individualisés qu'il met en place tiennent compte de la personnalité de chacun, de ses objectifs et du contexte dans lequel il vit, afin de lui permettre de réussir, dans le temps, les changements mis en œuvre.

Mettre en place ces trois cures, et surtout les deux premières, la détoxication et la revitalisation, relève d'un travail d'individualisation. Toutefois, de grandes règles sont applicables pour tous, que nous pouvons, dans un premier temps, mettre en pratique.

La cure de détoxication

Le but de cette première phase est de réduire notablement la source de la toxémie et de permettre à l'organisme d'éliminer celle-ci par ses propres moyens. Afin de faciliter ce processus, la naturopathie s'appuie, le cas échéant, sur des agents naturels comme les plantes, l'eau ou les oligoéléments.

Les phases de la détoxication, qui doivent être d'une courte durée (quelques jours à trois semaines selon les cas), sont réparties sur trois périodes.

I ▪ Première période

Mise en place des mesures incontournables qui impliquent un changement dans les habitudes alimentaires et dans l'hygiène de vie.

- Assèchement des principales sources de la toxémie que l'on trouve bien souvent dans l'alimentation; réduction, voire élimination momentanée des aliments «toxiques», comme les protéines animales en excès, les sucres raffinés, les laitages, les graisses saturées, l'alcool, les excitants: café, thé fermenté, cacao, maté. Dans certains cas, les aliments plus spécifiques, qui présentent, pour quelques-uns d'entre nous, un problème d'intolérance et donc d'assimilation, comme le blé, le seigle, les aliments acides et le lait, sont également réduits ou évincés. Il est évident que nous n'arrêtons pas tout, mais seulement la catégorie d'aliments ou l'aliment qui pose problème. Il est courant de voir des personnes ayant une alimentation excessivement carnée et grasse, mais il arrive aussi à l'inverse de trouver des individus qui consomment beaucoup trop de glucides, y compris de bonne qualité, au détriment des protéines, qu'elles négligent. Il s'agit donc, à l'occasion de ce premier réajustement, de rééquilibrer les apports selon les règles évoquées en diététique naturopathique.
  Cette phase peut se comparer à une baignoire qui déborde: nous pouvons nous mettre à éponger le sol en laissant le robinet couler, mais il est plus judicieux de le fermer avant toute intervention. C'est ce que nous faisons en asséchant la source de la toxémie. Il est curieux d'observer fréquemment des personnes qui suivent un traitement pour telle pathologie digestive ou tel trouble métabolique en délaissant complètement l'aspect diététique. Le médicament y pourvoira… un certain temps!
- Mise au repos progressive de la fonction digestive, afin de libérer l'énergie nécessaire pour que l'organisme, à travers les émonctoires, effectue un travail profond d'élimination. La mise en place de monodiètes de un à plusieurs jours permet au tube digestif de réduire son activité au minimum puisqu'il ne transforme plus qu'un seul type d'aliment dans la même journée.

Il n'a que très peu d'enzymes à produire et le foie, peu sollicité, peut se consacrer à d'autres tâches de détoxication.

En fin de chapitre, nous vous proposerons quelques exemples de monodiètes ainsi que le protocole à suivre pour leur mise en œuvre.

- Réduction des quantités ingérées, rééquilibrage des proportions entre grandes classes d'aliments au cours d'un même repas et associations correctes viendront compléter ce dispositif que vous connaissez à travers la réforme alimentaire.
- Introduction d'aliments plus spécifiques à la détoxication, en fonction du but recherché. Ces aliments peuvent être naturellement intégrés à la ration journalière afin de favoriser les processus d'élimination, sans pour autant solliciter fortement l'organisme. Vous trouverez également en fin de chapitre quelques aliments spécifiques par système. Des plantes absorbées sous forme de tisane sont d'un bon soutien pour ceux qui ont le temps d'en consommer plusieurs fois par jour. (cf. « quelques plantes à connaître »).

LISTE DE QUELQUES ALIMENTS FAVORISANT LA DÉTOXICATION[1]

FOIE/VESICULE BILIAIRE (aliments riches en soufre) : artichaut, arachide, ail, agrumes ananas, asperge, brocoli, cresson, carotte (modérément), citron, aubergine, céleri, fruits rouges, flocons d'avoine, germe de blé, salades vertes, mâche, pissenlit, radis, radis noir, raisin, tomate (bien mûre).

REIN (aliments riches en potassium) : avocat, chicorée sauvage, chou, potimarron, giraumon, cassis, cresson, cerfeuil, champignons, fenouil, fenugrec, figue, fruits rouges, orge, pissenlit, poireau, raisin.

1. Cette liste est inspirée de l'excellent livre du Dr Jean Valnet, *Se soigner par les légumes, les fruits et les céréales*, Éditions Le livre de poche pratique, et nos propres ajouts en fonction de la composition de certains aliments en sels minéraux.

INTESTIN (certains aliments riches magnésium) : abricot (séché en bio ++), algues, amande, aubergine, banane séchée (trois fois plus efficace que fraîche), cajou, carotte, cerfeuil, cerise, chou, épinard, figue, figue de barbarie, papaye, fruits rouges, noix, noisette, olive, oseille, pêche, pourpier, pissenlit, prune, raisin, pollen, tomate (bien mûre).

2 ■ Deuxième période

Une fois la première phase mise en œuvre, elle peut être renforcée à l'aide de techniques plus ciblées, utilisées ensemble ou indépendamment les unes des autres. Le but recherché dans cette deuxième période est d'ouvrir les portes de sortie de l'organisme que sont les émonctoires. Nous avons fermé le robinet plus haut, en asséchant les sources de la toxémie ouvrons maintenant le siphon afin de favoriser l'évacuation du trop-plein.

- Le drainage humoral manuel, connu aussi sous le nom de drainage lymphatique, est pratiqué par des professionnels ; il permet de relancer la circulation de la lymphe. Le Dr Émil Vodder[1] fut le premier à découvrir l'importance d'un drainage du système lymphatique par des pressions précises et régulières sur le parcours de la lymphe. En dehors de son rôle essentiel dans la fonction immunitaire, la lymphe permet la filtration et l'excrétion des déchets, ainsi que l'évacuation des liquides retenus dans nos tissus (œdème). Sous l'effet de ce drainage, il se produit une relance de tout le processus de détoxication et l'organisme peut se libérer en profondeur de la toxémie. La lymphe, stimulée dans son mouvement par des pressions manuelles très précises, draine toutes nos humeurs, sang, liquides extra et intracellulaire. Le drainage ne peut être appliqué que manuellement ; la précision et la sensibilité

1. Né en 1896 au Danemark, il créa avec sa femme un institut où il enseigna sa méthode pendant plusieurs décennies. Il est mort en 1986.

du toucher qu'il nécessite ne peuvent, en aucun cas, être remplacées par une machine. Mais les bienfaits incontestables d'une telle technique, même appliquée régulièrement, ne sauraient suffire si une réforme alimentaire et une qualité optimale de l'eau de boisson n'en sont pas les corollaires.

- Les bains chauds (41° Celsius ou 105° Fahrenheit maximum) sont pour certains tempéraments un outil de choix, dans la mesure où ils permettent de stimuler les glandes sudoripares et d'augmenter ainsi la sudation. La peau vient alors en aide au rein afin de le soulager et la toxémie cristalloïdale est évacuée par cette sortie de secours. Le Dr Alexandre Salmanoff[1], prestigieux médecin russe dans les années 1920, étudia longuement les capillaires et la stase veineuse ; il fut l'initiateur des bains chauds en thérapeutique hygiéniste.

  L'eau chaude du bain agit comme un stimulant des circulations veineuse et lymphatique, et dilate les capillaires au cœur des tissus, d'où l'importance de ces actions dans la phase d'élimination. Des tissus vers les capillaires, puis des capillaires vers le sang veineux et la lymphe, les toxines sont ensuite drainées vers le rein et la peau. Enfin, cette technique permet de libérer le diaphragme, dont nous avons assez peu parlé. Ce muscle puissant situé sous la cage thoracique agit comme un stimulant viscéral, puisqu'il appuie fortement sur le foie, la rate et l'intestin. S'il est bloqué, notamment sous l'influence de stress répétés ou par le manque d'exercice, il ne peut accomplir sa fonction de « masseur naturel » des principaux viscères abdominaux. Les bains chauds permettent une relance de cette fonction essentielle et particulièrement intéressante au moment de la détoxication.

  Certaines personnes ne supportent pas les bains chauds : les tempéraments sanguins et parfois bilieux, lorsqu'ils sont très mar-

1. Diplômé des universités de Moscou, Berlin et Padoue, il fut un temps le médecin de Lénine. Il réorganisa toute la médecine thermale en Russie, puis émigra en France dans les années 1920. *Secrets et sagesse du corps*, Éditions Gallimard, 1950. *Le miracle de la vie*, Éditions Gallimard, 1960.

qués, les hypertendus, les cardiaques sous traitement ainsi que les femmes enceintes. Les bains hyperthermiques sont aussi contre-indiqués chez les individus présentant des varices, de l'œdème ou des hémorroïdes de façon sévère.

Contrairement à ce qui se passe si l'on pénètre brutalement dans un bain dont la température dépasse 37 °C et où il se produit un phénomène de vasoconstriction (les vaisseaux se resserrent et se contractent), dans la technique du bain chaud cet inconvénient n'existe pas. On pénètre dans un bain à 35 °C ou 36 °C et l'on augmente la température, très progressivement, jusqu'à 40 °C ou 41 °C, sans dépasser ce qui est supportable. Le bain dure de 15 à 20 minutes au maximum, au cours desquelles la transpiration va se déclencher. Il est bon de laisser aller ce processus à son terme en restant allongé ou assis, chaudement couvert (peignoir, drap de bain épais...). Il est recommandé d'être entouré lorsqu'on pratique cette technique, afin que quelqu'un puisse intervenir en cas de vertige ou de malaise, si le bain n'est pas bien supporté. Il est toujours préférable de procéder par étapes successives, en plusieurs bains qui seront pris à une température supportable, sans engendrer de sensations désagréables.

Cette technique, souvent oubliée des naturopathes, est un moyen de proposer à ceux qui le supportent un moment de soin et de prise en charge agréable et bénéfique.

Le hammam est un bain de vapeur chaud, pratiqué couramment dans les pays arabes. Il peut remplacer les bains chauds, mais son efficacité n'est pas tout à fait la même. Il reste, toutefois, une alternative intéressante et peut être pratiqué régulièrement pour aider l'organisme à évacuer les toxines par les glandes sudoripares. Il est recommandé de procéder de façon progressive et de boire abondamment pendant et après la séance de hammam (eau peu minéralisée) pour compenser les pertes hydriques et faciliter la détoxication.

La bouillotte chaude, posée sur la zone du foie, à droite sous les dernières côtes, est un moyen efficace de décongestionner cet organe et de relancer la circulation sanguine dans cette zone.

Le bain chaud du dos et des reins, dans une très petite quantité d'eau au fond de la baignoire est efficace dans les crises douloureuses provoquées par des calculs rénaux, surtout pour des tempéraments réchauffés (sanguin et bilieux), qui supporteraient mal la chaleur d'un bain complet.

- À l'inverse, les « bains froids » préconisés par l'abbé Sebastian Kneipp (cf. « les origines et l'évolution de la naturopathie ») – et qui sont très populaires en Allemagne et en Autriche encore de nos jours – sont intéressants pour stimuler, de l'intérieur, le processus calorifique de l'organisme. Réagissant à une application localisée d'eau froide, le corps génère de la chaleur et un phénomène de mise en mouvement des humeurs vers les émonctoires principaux se produit. Intestin et rein sont alors particulièrement sollicités. Pratiquées dans une pièce chaude, en étant suffisamment couvert pour ne pas avoir froid, les applications s'effectuent sur les jambes ou les avant-bras ou encore sur le visage (migraines) pendant quelques minutes jusqu'à ce que la peau rougisse légèrement.

  Un autre usage de l'eau froide a été fait dans le passé par Louis Kuhne[1], par des applications au niveau du pubis et du périnée ainsi qu'aux plis de l'aine. Pour Kuhne, la chaleur de la zone abdominale repousse à la périphérie de l'organisme la toxémie non éliminée qui est stockée sous forme de masse graisseuse, d'enkystements ou de cristaux. L'eau froide permet un rééquilibrage thermique et stimule la mise en mouvement des humeurs, ouvrant les émonctoires intestin et rein qui assurent à nouveau une bonne élimination de la toxémie. Cette technique, reprise aujourd'hui sous le nom de « bain dérivatif », est proposée dans une version plus moderne par France Guilain[2], notamment grâce à l'application de poches de gel froides au niveau du périnée, ce qui présente l'avan-

1. *La nouvelle science de guérir,* L.Kuhne, 1893, Éditions La Vie Claire, 1956.
2. *Le Bain dérivatif, cent ans après Louis Kuhne*, F. Guilain, Éditions du Rocher, 2000.

tage d'une mise en œuvre plus confortable et plus adaptée à notre vie moderne. Toutefois, cette technique est contre-indiquée chez les personnes dévitalisées et épuisées ainsi que chez les porteurs de stimulateurs cardiaques (pacemaker).

- L'hydrothérapie du côlon (ou irrigation du côlon) est une pratique qui consiste à faire circuler une importante quantité d'eau dans le côlon, grâce à un appareillage spécifique à double circulation d'eau, afin d'évacuer les dépôts fixés sur certaines zones de la muqueuse intestinale. Ces dépôts, constitués d'un amalgame de déchets principalement issus de la dégradation des glucides (souvent raffinées) et des lipides, forment une sorte de vernis qui se fixe sur la paroi intestinale. L'hydrothérapie du côlon, pratiquée en toute sécurité par un professionnel compétent, permet ainsi à l'intestin de retrouver un meilleur fonctionnement, tant au niveau de l'absorption des nutriments que de l'élimination de la toxémie colloïdale.
- La réflexologie plantaire, par des manœuvres de massage précises et une pression sur les points réflexes qui se trouvent sous la voûte plantaire et au-dessus du pied, permet de stimuler les différents organes qui participent au processus de détoxication. La stimulation des émonctoires mais également la régulation du système neuroendocrinien au cours d'une séance renforcent la capacité d'élimination de l'organisme.
- L'usage du « bol d'air Jacquier » ou oxygénation biocatalytique[1] (OBC) favorise une meilleure oxygénation cellulaire, améliorant ainsi l'assimilation et l'élimination. Le bol d'air Jacquier est un appareil qui propulse une brume issue de la peroxydation de l'huile essentielle de pin des Landes ou du Portugal (*pinus pinaster* ou *pinus maritima* Δ *Pinene*). Cet appareil mis au point par René Jacquier[2] permet de produire une molécule d'oxygène naissant

1. Amélioration de l'oxygénation cellulaire par une réaction chimique produite à partir d'un composé organique naturel.
2. Ingénieur chimiste français, 1911-2010.

(O^1) qui n'est pas oxydante, contrairement à O^2. Il faut se placer à environ 10 cm de l'appareil et respirer pendant 3 à 9 minutes les vapeurs émises. La forme particulière de l'oxygène naissant n'en fait pas un oxydant, bien au contraire : elle permet une action anti-radicalaire non négligeable[1]. En dehors de l'oxygénation cellulaire recherchée, on constate une amélioration de la fonction pulmonaire, ce qui permet un rééquilibre entre les acides et les bases (système tampon). À raison de deux inhalations par jour, pendant deux à trois semaines, l'oxygénation biocatalytique est, en elle-même, une véritable cure. Les résultats surprenants obtenus dans de nombreux domaines thérapeutiques et l'intérêt que représente une telle technique dans la prévention devraient interpeller un peu plus le monde de la santé.

- L'usage des plantes, avec les conseils d'un professionnel compétent, est un précieux allié dans la cure de détoxication. Les plantes, judicieusement utilisées, une à la fois de préférence, aident à stimuler les fonctions d'élimination. Afin d'en augmenter l'efficacité, il est possible de les absorber sous forme d'extrait fluide de teinture-mère ou de macérât glycériné. (cf. « les plantes »).
- Les élixirs floraux du Dr Edward Bach, même s'ils sont destinés à aider ceux qui se sentent envahis par des états émotionnels persistants, sont de précieux alliés. Toute émotion récurrente et prégnante renforce le stress, ce qui perturbe certaines fonctions physiologiques (cf. « les élixirs floraux »).
- Les techniques manuelles : massages, Sensitive Gestalt Massage (SGM®), Shiatsu, Do In, favorisent la libération des tensions tissulaires et une stimulation énergétique. L'action bénéfique des techniques manuelles se ressent par un état de profonde relaxation, un sommeil récupérateur et des fonctions physiologiques améliorées. Ces processus sont indispensables au cours de la cure de détoxication.

---

1. Mercier B, Prost J, Prost M." « *Antioxidant activity of bol d'air bbreathing sessions in Wistar rats-first studies* ». *Int J Occup Med Environ Health*. 2008 ; 21(1):31-46.

3 ■ Troisième période

Au cours de cette période, l'aspect psychoémotionnel peut être abordé. Les blocages psychologiques, les émotions refoulées, les stress répétés sont autant de facteurs qui peuvent nuire au processus de détoxication. L'avis et le suivi par un praticien spécialisé dans ces domaines sont essentiels. Des techniques comme la sophrologie, la relaxation, le Training Autogène de Shultz, l'hypnose Ericksonienne, donneront des résultats rapides et tangibles. Il est néanmoins possible de pratiquer soi-même, après l'avoir apprise, une technique de relaxation par la visualisation ou la respiration.

Enfin, il ne faut pas sous-estimer l'importance de l'exercice et du mouvement au cours de la cure de détoxication. La sédentarité participe à l'augmentation du niveau de la toxémie (stagnation des humeurs et stockage), l'exercice permet de libérer les tissus, notamment les muscles et, ainsi, de favoriser l'évacuation des toxines. Par ailleurs, le mouvement facilite la circulation énergétique, ce que les orientaux cultivent depuis des millénaires. Une technique comme le yoga en est l'illustration même : elle allie le mouvement à la respiration et à la maîtrise du corps. D'autres approches, comme le Taï Qi Quan (Taï Chi) ou le Qi Qong, appelées gymnastiques de santé en Extrême-Orient, sont pratiquées quotidiennement afin de rester en bonne santé. Les hygiénistes attachaient, eux aussi, beaucoup d'importance à l'exercice, et la gymnastique faisait partie des outils régulièrement proposés dans leurs cures. Quelques mouvements d'étirement le matin au réveil, la marche quotidienne et la pratique régulière d'une activité physique (sans excès) – jardinage, marche, natation, Pilates[1], anti-gymnastique… – sont autant d'aides à la détoxication, à la portée de tous.

---

1. Technique mise au point par Joseph Pilates aux États-Unis dans les années 1920, qui repose sur un travail en profondeur des muscles posturaux. Elle s'inspire à la fois de la gymnastique, de la danse et du yoga.

La cure de détoxication ne peut pas être systématiquement entreprise en première intention. Il se peut que la force vitale ne soit pas suffisante pour supporter le travail engagé et que les processus d'élimination ne puissent pas être menés à leur terme. Si la cure est engagée malgré tout, l'organisme forcera les processus d'élimination et il épuisera encore plus sûrement ses réserves énergétiques. Le bénéfice attendu de cette cure se transformera en un inconvénient majeur : la baisse de la vitalité et donc l'aggravation, à moyen terme, de la toxémie.

Dans les années 1970 à 1980, j'ai le souvenir de naturopathes ou de conseillers en magasins de diététique (certainement pas assez formés à l'époque) qui ne juraient que par le drainage et proposaient systématiquement des draineurs comme le célèbre « artichaut/radis-noir »... bon pour le foie ! Sur le long terme, à trop vouloir se drainer, on finit par se déminéraliser et perdre ses réserves. Le naturopathe ne doit pas être un « fou du drainage », mais plutôt un « traqueur de toxémie » !

Une fois la toxémie identifiée et le niveau de vitalité évalué, il se pose le choix, soit de détoxiquer, soit de revitaliser, soit encore de pratiquer les deux cures simultanément. C'est le rôle du naturopathe d'individualiser le conseil et d'accompagner chaque personne en fonction de ses propres paramètres.

Pour faciliter la présentation, nous avons développé les différentes étapes possibles au cours de la cure de détoxication, mais il n'y a pas un protocole identique pour tout le monde. Seul le but qui sous-tend la démarche, la détoxication, reste le même. Chacun, en fonction de ses capacités et de ses objectifs, trouvera, seul ou avec l'aide du naturopathe, la meilleure façon de mettre en œuvre cette cure.

Enfin, pour clore cette partie, il faut signaler que l'idéal est de pratiquer cette cure, soit au printemps, saison qui correspond, en médecine traditionnelle chinoise, à l'axe énergétique « Foie/Vésicule biliaire », soit à l'automne, saison qui correspond à l'axe énergétique « Poumon/Gros intestin ».

Deux pratiques très spécifiques à la cure de détoxication peuvent compléter celles que nous venons d'évoquer précédemment : le jeûne et la monodiète.

4 ▪ Le jeûne

Le jeûne, c'est-à-dire l'arrêt complet de toute nourriture solide, pendant plusieurs jours, permet d'accomplir un travail très profond de détoxication, certains diront de purification. En dehors des avantages incontestables que présente une telle technique, elle a pour inconvénient de ne pas convenir à tous, surtout pour les individus affaiblis ou dont le niveau de la toxémie est trop élevé. Elle peut générer des troubles importants au début de sa mise en œuvre, lorsque les toxines sont évacuées en grande quantité. La toxémie stockée au niveau tissulaire est libérée dans le flux des liquides humoraux, elle sature les émonctoires et surtout le foie débordé par un tel afflux. Les nausées, la migraine, la transpiration abondante dans les premiers jours sont le reflet de cette situation. Sa mise en œuvre répond à un protocole très strict qu'il convient de respecter ; aussi est-il préférable de pratiquer cette méthode en étant bien entouré par des praticiens compétents ou sous surveillance médicale. De plus en plus de centres proposent des cures de jeûne et de randonnée, ce qui permet une première expérience dans un cadre serein et sécurisé.

5 ▪ La monodiète

Cette pratique, plus facile à mettre en place, présente moins de risques que le jeûne ; son efficacité se révèle tout aussi intéressante. Son principe consiste à ne consommer qu'une seule catégorie d'aliments, voire un seul aliment, au cours d'une même journée ou pendant plusieurs jours. Le but est de mettre au repos le tube digestif et le système immunitaire (hyperleucocytose) car moins les aliments sont mélangés, moins notre organisme a besoin d'énergie pour les digérer. La digestion se faisant rapidement, les fonctions d'élimination se déclenchent plus tôt et se prolongent ensuite. L'avantage de cette technique, c'est l'apport en nourriture, à la différence du jeûne, ce qui évite la fatigue. Les activités habituelles, sauf si elles sont très physiques et intenses, peuvent se poursuivre au cours de la monodiète.

En période d'activité normale, cette pratique peut être mise en œuvre à raison d'une journée tous les dix jours ou une fois par semaine, notamment au printemps et à l'automne. Intégrée à la cure de détoxication, et si la vitalité le permet, une monodiète peut durer plusieurs jours (régime 7 de la macrobiotique, à base de riz complet) ou plusieurs semaines (cure de raisin, deux à trois semaines). Il se produit un phénomène de lyse : c'est la fragmentation de certaines molécules toxiques (dépôts adipeux, cristaux, colles) qui deviennent solubles et peuvent être ainsi éliminées. C'est ce même processus de lyse qui est recherché au cours du jeûne, et qui intervient en général dès les premiers jours. Avec la monodiète, on y parvient, selon les cas, à partir du troisième ou du quatrième jour. Toutefois une monodiète d'un jour, pratiquée régulièrement, a des effets bénéfiques en stabilisant le niveau de la toxémie et en le faisant baisser.

Lorsqu'on n'a jamais pratiqué de monodiète, il est préférable, pour débuter, de choisir une catégorie d'aliments plutôt qu'un seul aliment. On peut commencer par des céréales (riz, quinoa, millet, sarrasin...), des légumes ou des fruits, ensuite on passera à un seul aliment. Les pratiques les plus courantes s'appuient sur le riz (complet ou demi-complet), le quinoa, le sarrasin, les raisins frais (en saison), les pommes ou les légumes de saison. Pour les fruits et les légumes, si le cru est bien supporté, c'est un avantage supplémentaire pour leur richesse en vitamines. Bien évidemment, une monodiète de viande, de fromage ou de chocolat est exclue ! Le niveau de toxines qu'apporte ces aliments s'oppose au but recherché.

La mise en œuvre d'une monodiète de plusieurs jours est simple. Trois jours avant de débuter on prend soin de réduire les apports en protéines animales (viandes, poissons, œufs, fromages...). Deux jours auparavant, on arrête les protéines végétales (soja, légumineuses) pour ne consommer, la veille du premier jour, que des légumes, des céréales et des fruits. Les fibres, ainsi consommées la veille, ont un effet d'entraînement qui libère les matières présentes dans l'intestin. Il est possible, la veille au soir, de boire un demi-verre ou un verre de chlorure de magnésium (en plusieurs prises espacées de 15 minutes), ou une bouteille d'une eau très magnésienne comme Miers-Alvignac[1] (50 cl), afin de provoquer une légère chasse intestinale.

Le premier jour de la monodiète, dès le matin, il ne faut plus consommer que le ou les aliments choisis, sans aucun autre aliment ou boisson comme le café ou le thé fermenté. Il est nécessaire de se préparer psychologiquement, la veille, et de prévoir, en pratique, le temps de préparation des aliments, surtout pour les céréales et les légumes. Pour ces derniers, sont autorisés les aromates, épices (sauf piments et poivres), l'oignon et l'ail cuits, en petite quantité. Éventuellement, un filet d'huile d'olive ou de carthame peut être ajouté.

Les cuissons, les présentations et les assaisonnements doivent être variés, afin de ne pas se lasser et de tenir jusqu'à la fin de la monodiète. Il ne doit pas y avoir de restriction sur les quantités et l'on doit manger à satiété. Pendant cette pratique, il est indispensable de boire plus que d'habitude et surtout entre les repas. Tisanes, eaux peu minéralisées seront consommées régulièrement, afin de faciliter le drainage naturel des humeurs. Si cela est possible, massages, drainage, relaxation et repos sont les bienvenus.

La monodiète est un moment que l'on peut mettre à profit pour avoir un rapport privilégié avec l'aliment et se concentrer sur la mastication et le goût ; cela permet petit à petit d'adopter la même attitude avec les autres aliments consommés quotidiennement. Cette technique doit être appliquée dans de bonnes conditions, avec le moins de stress possible et en conscience. Une monodiète ne peut pas être triste et rébarbative ; elle doit pouvoir nous apporter de la satisfaction, ne serait-ce qu'à travers l'énergie et le bien-être qu'elle peut nous procurer.

Lorsque la monodiète est terminée, le lendemain, on réintroduit les aliments consommés la veille du premier jour, c'est-à-dire les

1. Vendue en pharmacie ou en magasin de diététique. www.miers.org.

légumes, les fruits et les céréales. Le deuxième jour, on introduit les protéines végétales et le troisième jour, éventuellement, les protéines animales (en commençant par le poisson, les œufs, puis la viande blanche et la viande rouge en dernier).

Pendant la monodiète, si l'on rencontre quelques difficultés à poursuivre, il est préférable d'arrêter et de reprendre quelque temps plus tard.

Au cours de toute cure et surtout pendant la détoxication de l'organisme, des réactions, que nous appelons crise curative ou crise d'élimination, peuvent apparaître. La peau, l'intestin, le poumon ou le rein évacuent plus ou moins fortement les déchets que l'organisme stockait depuis longtemps. Plus la vitalité est importante, plus cette capacité à éliminer sera grande. Il n'y a pas lieu de s'inquiéter outre mesure de cette situation qui peut durer quelques jours. L'avis du naturopathe sera précieux, à ce moment, et c'est à lui de réajuster la cure en fonction de la situation et des éventuelles réactions.

Lorsque les symptômes qui avaient justifié de mettre en place une cure de détoxication disparaissent ou se réduisent notablement et que le but semble atteint, l'étape suivante, la cure de revitalisation, si elle semble nécessaire, peut être commencée.

La cure de revitalisation

Même si, au cours de la détoxication, et plus certainement vers la fin, une sensation de vitalité ou d'énergie est ressentie, il est intéressant de conforter cette situation. La cure de revitalisation permet de combler des carences, soit anciennes, soit liées à la détoxication où certaines réserves ont pu être réduites du fait d'une élimination trop importante ou mal contrôlée.

Nous devons donner à la notion de carence un sens plus large que sa seule connotation nutritionnelle. S'il est vrai que la présence dans l'organisme des nutriments essentiels, des vitamines et des oligoéléments participe fondamentalement à notre santé, oublier les autres facteurs, émotionnels, environnementaux et énergétiques, reviendrait à oublier la dimension holistique de l'homme et sa place au sein de son environnement.

La cure de revitalisation suit la cure de détoxication, mais elle peut aussi la précéder si cela semble opportun. C'est une période qu'il faut mettre à profit pour engager les changements qui nous permettront de nous assurer une vitalité constante. Pour cela certains comportements sont nécessaires.

- Revoir nos modes de vie et prendre plus de temps pour nous. Réserver des moments, de quelques minutes à une heure par jour, pour prendre soin de nous : bain, respiration, détente, massage, promenade, seul, sans contraintes, sont d'excellents choix. Mais la lecture (non professionnelle) ou un hobby quelconque où nous trouvons du plaisir peuvent tout aussi bien faire l'affaire.
- Tenter d'éliminer la source des conflits qui génèrent en nous frustration, ressentiment, peur, colère, tristesse, afin qu'ils n'aient plus la même influence sur nous et, par voie de conséquence, sur notre organisme.
- Reprendre des activités qui nous conviennent sur le plan personnel et qui nous changent de notre quotidien professionnel ou familial. Ainsi, les activités artistiques, comme le dessin, le chant, la musique, l'écriture, la danse, révèlent notre créativité et libèrent ce que nous gardons en nous-mêmes sans jamais oser l'exprimer. Cela peut nous faire retrouver une vitalité étonnante. Réaliser enfin ce que nous avions toujours rêvé d'accomplir : quel bonheur et quelle énergie ! Nous avons suffisamment d'énergie pour faire face à nos obligations quotidiennes, même si elles ne nous conviennent pas, alors imaginons le potentiel que nous pouvons dégager si nous commençons à réaliser nos rêves !
- Réévaluer nos temps de récupération et mettre en adéquation nos besoins avec nos plages de repos. Le sommeil, lorsqu'il n'est pas perturbé, est une des meilleures sources de vitalité. L'ignorer et utiliser des stimulants pour « combattre » le sommeil est une erreur lourde de conséquences. Nous avons un besoin physiologique de

sommeil très variable d'un individu à l'autre et nous devons absolument respecter la demande de notre organisme.

- Rétablir un tant soit peu le contact avec la nature et nous relier à elle le plus simplement possible. Si nous habitons en ville, dans un appartement, quelques plantes, un parc, des fleurs, un fleuve, la mer, un lac, sont autant d'éléments qui nous permettent de renouer avec elle. Le soleil se lève, il pleut, il vente : réservons quelques instants pour mieux percevoir ces moments et les apprécier. L'énergie qui circule en nous est identique à celle que nous ressentons au contact de la nature. Faute de nous en souvenir, nous finissons par nous en éloigner. Nos modes de vie, lieux clos, voiture, bureau, vêtements synthétiques, nous coupent littéralement de cette source infinie d'énergie. Ceux qui vivent à la campagne le savent bien : la nature est la première source d'équilibre et de santé, donc de vitalité.
- Mettre en place des habitudes stimulantes en pratiquant des exercices quotidiens afin que l'organisme ne souffre plus de sédentarité. Lorsque cela est possible, marcher pour aller au travail ou faire ses courses, plutôt que prendre son véhicule. Monter à pied quelques étages, marcher, nager, s'étirer et pourquoi ne pas pratiquer un sport dans lequel nous trouvons du plaisir ? Seul ou en équipe, selon notre caractère, mais sans compétition, car nous subirions alors de nouveaux stress inutiles.
- Trier dans nos relations celles qui sont importantes pour nous et celles qui le sont moins. Toujours être disponibles pour les autres, être sollicités sans cesse, trop donner de nous-mêmes, épuisent nos réserves. Partager, aimer et être aimés nous rend fort. Aller vers le vrai, trouver l'amitié sincère ou l'amour profond ne sont évidemment pas faciles, mais de notre ouverture et de la sincérité de nos actions dépendront nos rencontres. Si nous élargissons notre regard et que nous allons vers ce qui nous plaît, nous croiserons forcément les personnes qui partagent les mêmes aspirations que nous. Les échanges n'en seront que facilités et nos relations certainement plus profondes et satisfaisantes.

L'amour, la tendresse, l'épanouissement dans la sexualité, dans le respect de soi et de l'autre, sont autant d'expériences importantes qui nous permettent de retrouver un équilibre psychique durable.

- Bien sûr, continuer à s'alimenter correctement, en prenant soin de consommer les aliments de qualité et le plus vivants possibles. Les protéines, ne l'oublions pas, jouent un rôle de construction et participent au bon fonctionnement de notre système hormonal. Les lipides permettent à nos réserves énergétiques d'être stables ; ils favorisent l'absorption de certaines vitamines liposolubles et soutiennent le système neuroendocrinien. Quant aux glucides, leur qualité optimale assure le carburant essentiel à notre vitalité. Des aliments très énergétiques comme les graines germées, les oléagineux, les fruits secs, les algues, le pollen et les aliments crus en général sont d'excellents revitalisants.
  L'eau, les oligoéléments, les vitamines sont tout aussi précieux.

Si nous respectons les règles de base que nous avons abordées ensemble dans la réforme alimentaire et que nous restons vigilants sur la qualité des aliments, nous pouvons revitaliser notre organisme sans aucun complément alimentaire (vitamines, complexes minéraux...). L'aide tout à fait temporaire que peuvent procurer les compléments alimentaires naturels (Plasma de Quinton®, gelée royale, algues…) ne doit pas faire oublier la réforme radicale que nous devons mettre en œuvre pour nous assurer d'une santé à toute épreuve.

Dans la cure de revitalisation, l'usage de plantes stimulantes ne peut être une fin en soi ; c'est avec modération et ponctuellement, une fois le niveau de vitalité évalué, que l'on peut y avoir recours. Ginseng, pollen, propolis, romarin, thym, sauge, *echinacea*, eleutherococoque, cannelle, fenugrec peuvent être des aides ponctuelles. Si la force vitale n'est pas encore suffisante, rien ne sert de la stimuler : on ne tire pas sur la réserve, on remplit plutôt le réservoir. Pour cela, nous recommandons l'usage de quelques plantes reminéralisantes riches en silice comme la prèle, le bambou tabashir, l'ortie et les algues.

En cas de carence minérale avérée, on peut utiliser des compléments à base de minéraux assimilables comme le Plasma de Quinton®, remarquable solution d'eau de mer qui est similaire en tout point à la composition de notre plasma sanguin, ou l'hydroxydase, seule eau en bouteille qui préserve la forme ionisée des minéraux et oligoélements qui la composent. Attention toutefois : les insuffisants rénaux et les hypertendus devront prendre conseil auprès d'un praticien, car ces eaux sont très riches en sodium.

Enfin, il convient de rétablir, si cela s'avérait nécessaire, l'équilibre de la flore intestinale par un apport ponctuel en ferments lactiques, faciles à trouver parmi les spécialités proposées sur le marché. Toutefois la complexité de notre flore intestinale et des nombreuses souches qui la composent ne permet pas toujours une réelle efficacité aux apports massifs en probiotiques.

On peut pallier cet écueil grâce à une approche remarquable qui a été effectuée à partir de la souche LB (*Lactobacillus acidophilus LB*). La préparation d'un « actibiotique », complexe élaboré à partir de la fermentation de *Lactobacillus acidophilus,* permet un apport respectueux de l'écologie intestinale. L'actibiotique reste stable dans le milieu intestinal et stimule la flore résidente (effet bifidogène) tout en inhibant la croissance des micro-organismes potentiellement pathogènes. Ce type d'apport permet à nos propres souches de se renouveler et de se développer harmonieusement dans les proportions où elles se trouvent habituellement et qui sont variables d'un individu à l'autre. Par ailleurs, la souche LB présente l'avantage de favoriser la production d'immunoglobulines et de gamma-interféron et, ainsi, de jouer un rôle important dans la restauration du système immunitaire[1].

L'état de notre intestin, on ne le dira jamais assez, conditionne notre état de santé et notre vitalité. Les aliments lactofermentés (choucroute, légumes, kéfir, petit-lait, yaourt) jouent un rôle prépondérant pour rétablir la flore intestinale et la stabiliser. Attention tout

1. Laboratoire Parinat.

de même aux organismes trop acidifiés sur lesquels ces aliments, consommés régulièrement, peuvent être aggravants.

Le bol d'air Jacquier, pour les mêmes raisons évoquées dans la cure de détoxication, est un outil important dans cette phase de reconstruction, particulièrement par son pouvoir antioxydant.

L'utilisation de l'eau sous forme de douches froides très courtes, pour ceux qui les supportent, ou de douches écossaises (alternance de chaud et froid) sont également de bons stimulants, notamment de la circulation sanguine.

Comme cela a été dit plus haut, la cure de revitalisation peut aussi être intégrée à la cure de détoxication, certaines personnes affaiblies ne pouvant fournir l'effort nécessaire pour mener à bien un processus d'élimination. L'aide et les conseils du naturopathe sont alors indispensables afin de mettre en place une stratégie cohérente et adaptée à chaque situation.

La cure de stabilisation

Classiquement intégrée aux enseignements naturopathiques, cette cure est plutôt une période d'ancrage des acquis. Les changements et les nouvelles habitudes prises au cours des deux premières cures doivent s'intégrer dans la durée : c'est donc plus d'une nouvelle manière de vivre dont il s'agit ici, que d'une cure.

La stabilisation consiste à appliquer durablement les préceptes de l'hygiène vitale que nous avons intégrés grâce à nos expériences.

La conscience de notre corps et de ses grands mécanismes – assimilation, élimination –, la compréhension des mécanismes perturbateurs de notre organisme, la prise de conscience de ce qui nous est favorable et défavorable, tout cela permet la mise en place de nouveaux modes de fonctionnement.

La stabilisation est certainement un idéal de vie, où le corps, l'alimentation, l'environnement et les activités de chacun sont en parfaite harmonie. But bien difficile à atteindre si l'on considère toutes les contraintes auxquelles nous devons faire face. Mais tendre vers cet objectif et se donner les moyens d'y parvenir est une démarche qui mérite d'être entreprise.

Il n'y a donc pas de véritable cure de stabilisation, modélisable grâce à de nouvelles techniques ; c'est la phase où le naturopathe remet à celui qu'il a accompagné tous les outils nécessaires à sa prise en charge. C'est l'envol, l'autonomie, la prise en main de notre santé par nous-mêmes. Le but de tout naturopathe qui respecte l'être humain est de lui procurer les outils qui feront de lui quelqu'un d'autonome et en bonne santé. Ces instruments ne sont pas l'exclusivité d'un groupe ou d'une quelconque chapelle qui les garderaient jalousement pour en faire un objet de pouvoir. Ces outils nous appartiennent tous ; il ne tient qu'à nous de nous les réapproprier.

Ce chapitre sur la toxémie et les moyens de la gérer est important car il nous permet de saisir la différence fondamentale entre médecine moderne et naturopathie. La naturopathie pose l'hypothèse que la maladie et ses différentes manifestations trouvent leur origine dans une seule et même cause : la surcharge des humeurs par la toxémie. Ce sont les principes fondamentaux de notre raisonnement : l'humorisme et le causalisme, tirés de la tradition hygiéniste et de la doctrine hippocratique.

On comprend mieux, dès lors, que les procès judicaires qui ont été menés contre nous et les procès d'intention qui persistent encore dans certains pays comme la France n'ont pas lieu d'être. Le naturopathe n'est pas médecin : il se consacre à la prévention et à l'éducation sanitaire dans le but de préserver la santé. Il évalue la toxémie et se charge, en fonction du terrain, d'apporter les correctifs nécessaires, avec l'aide de méthodes naturelles éprouvées depuis longtemps. Son but est d'amener chaque personne à l'autonomie en pratiquant au quotidien les règles d'une vie saine à partir de ce que la nature met à notre disposition.

Les plantes

On n'étudie plus l'action d'une plante sur un être vivant, mais celle d'une molécule sur un récepteur cellulaire. Mais, en même temps, la plante vivante s'évanouit au profit de ses seuls constituants.

Pr Jean-Marie Pelt[1]

En dehors des trois cures et des agents naturels traditionnellement utilisés, la naturopathie s'appuie, depuis plus d'un demi-siècle, sur le règne végétal et le règne minéral. Que ce soit dans un cadre préventif ou lors d'un travail de fond visant à abaisser le niveau de la toxémie, ou encore en accompagnement d'un traitement médical classique, les plantes et les minéraux nous sont d'un précieux concours. La pratique courante de la phytothérapie et de l'aromathérapie en naturopathie nous amène à livrer une information spécifique sur le sujet. Il s'agit seulement d'une initiation, qui ne peut en aucun cas remplacer l'aide d'un praticien ou le passage par une formation sérieuse dans ces domaines.

Les autres approches utilisées dans le cadre des thérapeutiques naturelles et qui relèvent du praticien seront abordées au chapitre suivant.

Trois règnes constituent notre planète : le minéral, le végétal et l'animal, auquel l'homme est rattaché.

1. Pr. J.M. Pelt, professeur de biologie végétale et de pharmacognosie à l'Université de Metz, président de l'Institut Européen d'écologie.

Depuis la nuit des temps, l'homme a trouvé dans la nature les moyens nécessaires au maintien de son équilibre vital et à la restauration de sa santé. C'est principalement dans le règne végétal qu'il a puisé les éléments dont il avait besoin, mais il les a également trouvés dans le minéral et, parfois, dans l'animal.

Botanique et phytothérapie

La botanique est une branche de la biologie qui se consacre à l'étude des végétaux ; elle a permis, au travers des siècles, de mieux connaître le règne végétal en identifiant et en classant les très nombreuses espèces de ce règne.

Aristote pensait que les plantes étaient issues de petits animaux qui, vivant étendus sur le sol, avaient fini par perdre leurs pattes !

C'est à l'un de ses élèves et disciples, Théophraste d'Erèse (371-288 avant J.-C.), que l'on doit un travail considérable d'identification dans *Historia plantarum*, traité en neuf volumes de botanique générale, et *De causis plantarum*, traité en six volumes de physiologie et de botanique pratique.

Les plantes sont apparues sur Terre il y a plusieurs centaines de millions d'années, et l'on distingue deux périodes dans leur évolution, de l'ère paléozoïque (400 millions d'années) au jurassique où apparaissent les premières espèces dites gymnospermes (du grec *gumnos* « nu » et *sperma*, « graine »).

Ces plantes, dont l'origine remonte aux toutes premières plantes apparues au cours du dévonien, les fougères, se reproduisent grâce à des graines non protégées qui donnent un fruit qui se répand sur le sol.

Il nous reste des espèces vestiges de cette époque, comme les Cycas, le Gingko Biloba et les conifères que l'on apparente à des espèces fossiles.

Puis apparaissent pendant le crétacé (-140 à –60 millions d'années), les plantes dites angiospermes (du grec *angi*-, « enveloppe », et *sperma*, « graine ») qui se reproduisent par pollinisation grâce à la fleur : ce sont la plupart de celles que nous connaissons aujourd'hui. Entre le XIIe et le XIIIe siècle, un travail important de classification botanique et de répertorisation des vertus thérapeutiques des plantes est entrepris, notamment à la faculté de Montpellier, réputée pour ses botanistes émérites.

C'est à Carl Von Linné, médecin et botaniste suédois (XVIIIe siècle) que l'on doit la classification et la répertorisation la plus précise en botanique à partir de la différenciation par le sexe de la plante, notamment étamines et pistils en fonction de leur agencement. Aujourd'hui encore, Linné reste la référence, même si certaines de ses classifications sont tombées en désuétude (la classe et l'ordre), laissant la place à une classification faisant appel à la biologie et la génétique. Très souvent, à la fin du nom latin d'une plante, la lettre « L » en majuscule apparaît, indiquant qu'elle a été identifiée par Linné.

La phytothérapie est l'usage des plantes à des fins thérapeutiques ; cette pratique est certainement l'une des plus anciennes, comme l'attestent de nombreux écrits dont les plus anciens remontent à des tablettes d'argile de l'époque sumérienne (- 5 000 à - 2 500 avant J.-C.) faisant état de l'usage de plantes à des fins médicales.

La Chine antique, l'Inde védique, l'Égypte antique, la Grèce antique sont autant de civilisations qui laisseront de nombreuses traces, encore vivantes de nos jours, de l'usage des plantes en médecine.

Aristote exposa une théorie sur les plantes, mais l'ouvrage fut perdu. C'est à Dioscorides (médecin et botaniste du Ier siècle après J.-C.) que l'on doit d'avoir identifié et précisé l'usage médicinal de près de 600 espèces végétales dans son traité *De materia medica.* Pline l'Ancien (Ier siècle après J.-C.), dans son *Histoire naturelle,* parle des plantes aromatiques ; mais c'est à Hippocrate que l'on doit, dans son *Corpus Hippocratum,* la description de traitements à base de remèdes végétaux. C'est également lui qui sauva de nombreuses vies lors de la grande peste d'Athènes par des fumigations de romarin, d'hysope, de lavande et d'autres plantes. Pour l'anecdote, cette pratique fut reprise par les brigands et les pillards (baume et élixir des quarante voleurs) lors des pestes qui sévirent au Moyen Âge dans les grandes villes, notamment à Marseille.

Galien, médecin grec (Ier et IIIe siècle après J.-C.) qui soigna le fils de l'empereur et philosophe Marc Aurèle, proposa des formes nouvelles et spécifiques pour l'administration des plantes. Soucieux de conserver et de reproduire efficacement l'action des plantes, il les prépara sur la base de solvants, comme l'alcool, l'eau ou l'huile. Son nom a donné le terme utilisé de nos jours pour désigner les formes d'extraction et de conservation des remèdes : la galénique ou la forme galénique.

La phytothérapie resta longtemps dans l'état où l'avait élaborée les Anciens et, pendant une bonne partie du Moyen Âge et jusqu'à la fin du XIXe siècle, elle fut en usage dans la pratique médicale et populaire. Nous devons toutefois aux moines chrétiens d'avoir conservé et pérennisé l'usage des plantes grâce à leur connaissance du grec et du latin.

Une none bénédictine, Hildegarde de Bingen[1], fit progresser la phytothérapie, notamment en identifiant les propriétés de nouvelles plantes comme l'arnica.

L'école de médecine de Salerne (Italie du sud) contribua, au Moyen Âge, à faire rayonner dans toute l'Europe les connaissances de l'Antiquité gréco-romaine et du monde arabe. En effet, la civilisation arabe, à son apogée, transmit également ses connaissances à toute l'Europe, notamment en médecine et en phytothérapie. Nous devons l'usage des huiles essentielles (aromathérapie moderne) aux

1. 1098-1179. Elle écrivit de nombreux ouvrages mystiques ainsi que certains spécifiquement dédiés à la santé et à la nature : *Causae et curae, sive Liber compositae medicinae.*

Arabes qui perfectionnèrent la distillation des plantes aromatiques, déjà connue depuis plusieurs siècles par les Égyptiens.

Ibn Sina[1], dit Avicenne, fut un grand médecin et philosophe perse qui, au travers de son traité de médecine, fit une synthèse des connaissances de son époque, tant sur le plan médical que pharmaceutique (végétaux et minéraux principalement).

L'homme moderne, grâce à la technologie et aux progrès de la biologie, a pu identifier les principes actifs des plantes, les isoler et les extraire. Puis il a trouvé plus simple et surtout plus rentable de copier les molécules naturelles actives, une copie quasi parfaite sur le plan de la structure moléculaire, mais avec une différence de taille : l'absence de vie. Une molécule est active, dans une plante, grâce à ses autres composantes. Il existe un phénomène de synergie entre tous les éléments, ce qui explique l'efficacité et la biodisponibilité de cette molécule. Prise isolément ou recopiée, elle ne peut plus agir de la même façon ; elle peut même provoquer des effets secondaires qui ne se produisent pas lorsque la molécule reste dans son contexte naturel.

Nous constatons de jour en jour les limites de certaines molécules chimiques qui doivent être renouvelées de plus en plus souvent (les antibiotiques notamment). Malgré leur efficacité pendant un certain temps, elles deviennent vite obsolètes, au dire même des scientifiques et de l'OMS[2] qui s'en inquiètent d'ailleurs. Les bactéries s'adaptent très vite, à l'instar des insectes ; elles résistent et mutent face aux produits censés les détruire.

Depuis des millénaires, l'usage des plantes, notamment des huiles essentielles, démontre que la plante vivante, dans sa complexité

1. Abu 'Ali al-Husayn Ibn Abd Allah Ibn Sina Médecin et philosophe perse (980-1037) dont l'œuvre majeure fut *Kitab Al Qanûn fi Al-Tibb* (livre des lois médicales).
2. Publication OMS – Bureau régional de l'Europe : Sécurité sanitaire des aliments. La lutte contre la résistance aux antibiotiques sous l'angle de la sécurité sanitaire des aliments en Europe. ISBN 978 92 890 1421 2.

biochimique, est capable de venir à bout d'autres organismes vivants ou, au contraire, de les renforcer. Certaines huiles essentielles ont un pouvoir bactéricide dix à 20 fois supérieur à celui des médicaments de synthèse, qui n'existent, quelquefois, que depuis 20 ou 30 ans.

Mais l'objet de ce chapitre n'est pas de faire un comparatif sur la valeur thérapeutique de telle ou telle approche : il a simplement pour but de donner à chacun une idée des vertus de certaines plantes simples et communes à nos régions. Elles peuvent nous permettre de maintenir notre organisme en bonne santé ou de le soutenir lorsque celui-ci est agressé. Il appartient ensuite à chacun de choisir, en cas de maladie, sa thérapeutique et son médecin.

Dans le contexte de cet ouvrage, il est important de souligner que toutes les plantes et huiles essentielles qui sont citées ne peuvent remplacer, en cas de maladie, l'intervention d'un thérapeute qualifié.

L'automédication, même avec des plantes, est dangereuse et les huiles essentielles, entre autres, sont de puissants outils qu'il convient de bien maîtriser avant de s'en servir comme remède.

Nous distinguerons quatre parties dans ce chapitre.

- Les plantes traditionnelles sous forme fraîche, sèche, extrait fluide et sirop. Ce sont des plantes classiques dont les vertus sont connues depuis des siècles et qui peuvent être utilisées, par périodes, à certains moments de l'année.
- Les huiles essentielles, forme particulière et très concentrée de la plante, issues de la distillation ou de l'expression à froid. Leur usage en externe doit rester ponctuel et précis.
- Les autres plantes qui présentent un intérêt pour notre santé.
- Les plantes dites « hormonales ».

Les plantes traditionnelles

Différentes parties de la plante sont utilisées selon l'intérêt qu'elles présentent.

On emploie les fleurs ou sommités fleuries, les pétales, les feuilles, les bractées, les racines, les radicelles, l'écorce, l'aubier – qui est la partie intermédiaire de l'écorce –, les graines ou semences, les bourgeons et les jeunes pousses. Il arrive pour certaines plantes qu'elles soient utilisées en totalité : on dit alors qu'il s'agit du *totum* (« tout », en latin).

Les plantes peuvent être ingérées sous différentes formes, la plus simple étant l'aliment – salades, pissenlit, prêle – et les plantes aromatiques ou les épices, qui en sont des exemples courants. Les autres formes sont celles que la tradition populaire connaît depuis longtemps : les plantes fraîches ou séchées sont infusées et bues en tisane ou en décoction.

Enfin, des préparations plus complexes permettent une extraction optimale avec une concentration des principes actifs. Extrait-fluide, suc de plante fraîche, plantes séchées en gélules, teinture-mère, macérât-glycérinés, jus et sirops sont autant de formes galéniques qui permettent un usage plus précis et à des doses plus contrôlées.

Celles que nous verrons plus loin possèdent des vertus qui leur sont attribuées par la tradition populaire et qui ont été vérifiées et objectivées par la biologie et la biochimie, depuis un siècle.

Les plantes que nous proposons ici sont très courantes ; il faut néanmoins éviter de les ramasser soi-même si on ne les connaît pas bien. Les espèces sont très nombreuses et les noms communs (vernaculaires) des plantes sont différents d'une région à l'autre, ce qui ne permet pas leur identification précise à partir du nom local. Il faut donc toujours utiliser le nom latin, qui est le plus précis et qui est seul reconnu des botanistes du monde entier, quelle que soit la langue en usage localement.

En cas de doute, un botaniste, un herboriste ou un pharmacien pourront préciser le nom de la plante.

I ■ Les différentes formes

- Pour les feuilles et les fleurs (sommités fleuries), on utilise l'infusion, qui se prépare en déposant dans de l'eau froide une ou plusieurs plantes. Il suffit de porter cette eau à ébullition, d'éteindre la source de chaleur et enfin de recouvrir et laisser infuser de 5 à 15 minutes. Après filtration, la tisane est prête à être consommée.
- Pour les écorces, les graines et les racines, on préférera la décoction. On procède comme pour l'infusion mais on n'éteint pas le feu au moment de l'ébullition. Celle-ci doit se prolonger de dix à 20 minutes, selon la partie de la plante. Après la filtration, la décoction peut être consommée.
  Pour un usage quotidien et personnel, les formes tisane et décoction feront l'affaire dans la mesure où elles sont consommées à plusieurs reprises dans la même journée et sur plusieurs jours.
- La forme extrait-fluide (E.F.) est pratique : ce sont des ampoules qui contiennent une solution aqueuse (eau) d'une macération-extraction, très concentrée de la plante (de 15 à 20 % de principe actif). Cette forme peut être réservée aux cures ponctuelles, par exemple pour une cure d'artichaut ou de pissenlit au printemps, de vigne rouge ou de bruyère en été et d'ortie en hiver, sans jamais dépasser 21 jours, à raison d'une ampoule par jour. L'inconvénient est qu'on ne trouve guère plus d'une vingtaine de plantes sous cette forme.
- Le suc de plante fraîche est un procédé ancien, qui consiste à extraire de la plante son jus, par expression ; il est filtré, mis en bouteilles (ou en ampoules) et se conserve au froid une fois ouvert. On le consomme dilué dans un peu d'eau, à raison d'une à deux cuillères à soupe par jour, pendant 21 jours. Cette forme permet d'accéder à un nombre plus important de plantes, jusqu'à 30 ou 40 dans certaines gammes.
- Les sirops (d'argousier, par exemple) et les jus sont moins répandus, mais ils présentent l'avantage de pouvoir être consommés plus facilement par les enfants ; attention toutefois à leur teneur élevée

en sucre. Les jus d'abricot, de cassis, de citron, de myrtille, de pomme, de canneberge ou de raisin sont autant de dépuratifs et de reminéralisants pour l'organisme. Les personnes frileuses ou très affaiblies doivent éviter les jus d'agrumes acides, surtout en hiver, contrairement aux idées reçues sur le sujet. On leur préférera des jus de légumes comme la betterave, la carotte ou les jus de graines germées, très riches en minéraux et en vitamines. L'idéal est de pouvoir les préparer à domicile grâce à une centrifugeuse ou encore mieux un extracteur de jus.

- La sève de bouleau, excellent dépuratif, est connue depuis des siècles en Europe centrale et dans les pays scandinaves pour ses vertus détoxiquantes et reminéralisantes. Elle est commercialisée depuis quelques années en magasin de diététique et mérite une place importante dans les cures naturopathiques. On peut regretter que les bouteilles soient chauffées pour faciliter la conservation ; toutefois il est de plus en plus facile de se procurer de la sève de bouleau fraiche.
- Des formes plus pratiques, comme les gélules de poudre sèche, sont largement diffusées depuis des années ; elles ont permis, certes, de vulgariser l'usage des plantes, mais on peut douter de leur efficacité par rapport aux différentes formes liquides. L'industrialisation et le marketing très ciblé qui entourent la plupart de ces produits font plutôt penser à une démarche trop commerciale pour être compatible avec les objectifs de santé que nous poursuivons.
  En cas de doute sur l'usage de toutes ces présentations, il vaut mieux prendre l'avis d'un professionnel compétent.
- Enfin, les teintures-mères, très alcoolisées (65°) et les macérât-glycérinés (eau-glycérine-alcool) beaucoup moins alcoolisés, permettent d'accéder à toutes les plantes disponibles en phytothérapie et en gemmothérapie (bourgeons, jeunes pousses, radicelles). Dans certains pays, comme la France, ces formes ne sont délivrées qu'en pharmacie, mais sans ordonnance. Il est toutefois préférable de passer par un praticien formé à la phytothérapie qui saura conseiller au mieux la plante et le dosage adéquat.

Voici, à titre d'information, une liste de quelques plantes utiles qui peuvent être occasionnellement utilisées dans un cadre familial.

AVERTISSEMENT

Ces plantes ne peuvent en aucun cas remplacer un traitement médical en cours. En cas de doute, vous devez toujours consulter un praticien avant une prise.

2 ■ Quelques plantes communes à connaître

Nom vernaculaire et *nom latin* botanique	**Partie utilisée**	**Mode de préparation**	**Traditionnellement utilisée pour**
ANIS ÉTOILE ou BADIANE *Illicum anisatum*	Fruit en forme d'étoile	Décoction	Faciliter la digestion. Éviter les ballonnements.
ARGOUSIER Et non arbousier *Hippophaé rhamnoïde*	Fruit	Sirop	Sa richesse en vitamine C Stimuler-vitaliser.
AUBÉPINE « l'ami du cœur » *crataegus oxyacantha*	Baies ou fleurs	Infusion E.F.[1]	Calmer, réguler les palpitations du cœur. L'anxiété.
BARDANE *Arctium lappa ou Lappa major*	Racine ou feuille	Décoction Infusion E.F.	Peau grasse, eczéma suintant. Baisser le taux de sucre dans le sang.
BOLDO L'ami de la vésicule *Pneumus boldus*	Feuille	Infusion E.F.	Stimuler la vésicule. (attention ne pas utiliser en cas de suspicion de calculs)

1. E.F. pour Extrait-Fluide, forme plus récente et moderne qui présente la plante sous forme liquide (eau) en ampoules.

Nom vernaculaire et *nom latin* botanique	**Partie utilisée**	**Mode de préparation**	**Traditionnellement utilisée pour**
BOULEAU *Betula alba*	Feuille Écorce, sève Bourgeons	Infusion E.F. Sève pure	Dépurer, éliminer les acides. Terrain rhumatisant.
BRUYÈRE « l'ami du rein » *Calluna vulgaris*	Sommités fleuries Feuille	Décoction E.F.	Calmer les voies urinaires. Soulager l'inflammation urinaire.
CASSIS *Ribes nigrum*	Feuille Racine	Décoction E.F.	Éliminer les acides. La goutte. Les rhumatismes. L'inflammation
CERISIER *Cerasus vulgaris*	Queues	Décoction (1 poignée/ 1 litre)	Augmenter le volume des urines. Calmer l'inflammation des voies urinaires.
COQUELICOT *Papaver rhoeas*	Fleurs	Infusion Sirop	Calmer la toux. Aider à l'endormissement.
FRAISIER SAUVAGE *Fragaria vesca*	Feuilles Racine	Infusion Décoction	Hémorragies intestinales bénignes. Drainer les acides.
GENTIANE *Gentian lutea*	Racine	Décoction	Ouvrir l'appétit (apéritif). Stimuler l'immunité. Faire baisser la fièvre.
GINKGO BILOBA *Ginkgo biloba*	Feuille	Infusion E.F.	Stimuler la circulation artérielle et cérébrale. Tonifier la paroi veineuse.
GINSENG * *Panax ginseng Meyer* 10 ans d'âge minimum	Racine	Décoction E.F. Suc	Stimuler le système nerveux, réguler de nombreuses fonctions.

*Attention : tout le monde ne peut pas prendre du ginseng, notamment en été. Les tempéraments « réchauffés », agités, sanguins, bilieux, devront éviter cette plante qui a tendance à augmenter le métabolisme général.

Nom vernaculaire et *nom latin* botanique	**Partie utilisée**	**Mode de préparation**	**Traditionnellement utilisée pour**
HARPAGOPHYTUM ou **GRIFFE DU DIABLE** *Harpagophytum procumbens*	Racine secondaire	Décoction E.F.	Son rôle anti-inflammatoire très puissant, rhumatismes. Attention : contre-indiqué aux personnes sensibles au niveau gastrique (acide)
MARRONNIER D'INDE *Aesculus hippocastanum*	Fruit Écorce Feuille	Décoction Infusion	Fluidifier le sang. Décongestionner la prostate Soulager les varices.
MILLEPERTUIS ou **HERBE DE LA St. JEAN** *Hypericum perforatum*	Fleurs et feuilles	Infusion E.F. Macérât huileux (peau)	Faciliter le sommeil. Réguler l'humeur. En externe, brûlures de la peau.
OLIVIER *Olea europoea*	Feuille Écorce	Infusion Décoction	Protéger les artères. Réguler la tension. Stimuler le foie.
ORTIES *Urtica doïca – urtica urens*	Totum	Infusion E.F.	Reminéraliser. Tonifier. Drainer. Augmenter la lactation.
PASSIFLORE *Passiflora incarnata*	Fleur Feuille	Infusion E.F.	Induire le sommeil Réguler les palpitations.
PENSÉE SAUVAGE *Viola tricolor*	Fleur	Infusion E.F.	Eczémas secs. Les dartres, les croûtes de lait.
PRÊLE *Equisetum arvense*	Totum ou tige	Fraîche ou en poudre	Son pouvoir très reminéralisant (silice+++). Cicatriser. Vitaliser.
REINE DES PRÈS ou ULMAIRE *Spirea ulmaria*	Totum ou fleur et feuilles	Infusion (ne pas faire bouillir) E.F.	Drainer en profondeur les tissus. La rétention d'eau. Rhumatismes.
SOUCI *Calendula officinalis*	Fleur fraîche	Infusion Pommade et huile	Calmer, réguler la tension. Cicatriser (en externe et interne).

Nom vernaculaire et *nom latin* botanique	Partie utilisée	Mode de préparation	Traditionnellement utilisée pour
AUBIER DE TILLEUL SAUVAGE DU ROUSSILLON *Tilia sylvestris*	Aubier	Décoction longue	Drainer le foie et le rein. Dissoudre les calculs et les acides.
VERVEINE *Verbena officinalis* à ne pas confondre avec *Lippia citriodora* plus agréable mais moins efficace.	Plante en fleurs	Infusion	Calmer et induire le sommeil. Faciliter la digestion, Augmenter la lactation.
VIGNE ROUGE *Vitis vinifera* (variété tinctora)	Feuille	Infusion E.F.	Tonifier la circulation veineuse et les capillaires.

La forme volontairement simplifiée de cette présentation ne doit pas faire oublier que les plantes ont des indications thérapeutiques très variées et précises. Il s'agit d'en présenter ici quelques-unes et de connaître les actions favorables qu'elles peuvent avoir sur notre organisme.

Après une cure de 21 jours, il est important de s'arrêter une semaine et de renouveler éventuellement la cure avec la même plante, pour une nouvelle période, mais on peut aussi choisir une autre plante qui nous semble plus appropriée. Cette « fenêtre » permet à l'organisme de se débarrasser de certaines molécules actives issues de la plante, qui auraient pu s'accumuler au cours de la prise. Cet arrêt permet aussi d'observer ce qui se passe sans un apport extérieur afin d'évaluer si l'organisme est capable de se réguler lui-même.

Les plantes dépuratives seront prises au printemps et à l'automne ; les plantes stimulantes, tonifiantes ou reminéralisantes en été ou en hiver.

Comme en toute chose, de la modération et du bon sens sont nécessaires pour un usage raisonnable des plantes dans notre quotidien.

D'excellents ouvrages existent pour s'informer sur le sujet. Et pourquoi ne pas suivre des stages, afin d'approfondir ses connaissances, tant en botanique qu'en phytothérapie? Cela peut être un moment riche d'enseignements sur la nature.

Des plantes aromatiques courantes comme le thym, la sauge ou le romarin ne sont pas citées ici, car elles seront évoquées en aromathérapie.

Quant aux plantes exotiques, il en existe une très grande variété, dont certaines seront également abordées à propos des huiles essentielles. La richesse de la flore tropicale et équatoriale est immense et de nombreux chercheurs (*ethnobotanistes*) parcourent le globe, depuis des décennies, afin de répertorier et analyser ces plantes. Ils interrogent les populations locales, notamment les praticiens traditionnels (shamans, sorciers...), afin de repérer les plantes utilisées et les pouvoirs qui leur sont attachés. Le but est de trouver de nouvelles molécules actives et de comprendre leur fonctionnement. Un autre but, moins avouable pour certains d'entre eux, mandatés par les grands groupes pharmaceutiques, est de pouvoir copier ces molécules ou les modifier génétiquement afin d'en faire leur propriété en les brevetant! Souhaitons que les sorciers traditionnels ne donnent pas trop de leurs secrets aux sorciers modernes.

Bien que faisant partie de la phytothérapie, les huiles essentielles, en raison de leur spécificité, sont étudiées séparément.

Les huiles essentielles

I ▪ Un peu d'histoire

Depuis des millénaires, l'usage des huiles essentielles est attesté. On sait aujourd'hui qu'elles étaient utilisées dans l'Égypte antique, pour l'embaumement des momies. Leur pouvoir antibactérien permettait d'éviter les fermentations et les putréfactions.

À partir de la découverte, ou de la redécouverte de la distillation par les Arabes, au Moyen-Âge, l'usage des huiles essentielles en thérapeutique se répandit très vite.

Le terme d'aromathérapie fut inventé par René-Maurice Gattefossé, ingénieur chimiste et parfumeur qui s'intéressa aux vertus thérapeutiques des huiles essentielles[1]. C'est un peu plus tard que Pierre Franchomme et le Dr D. Penoel[2] démontrèrent, à partir de l'analyse des composants biochimiques des huiles essentielles, les puissantes actions thérapeutiques de ces dernières, connues empiriquement depuis si longtemps.

La concentration des molécules aromatiques d'une plante à partir de la distillation explique l'efficacité d'une huile essentielle. Ces fractions aromatiques permettent à la plante de se protéger des insectes, des champignons et de toutes les agressions qu'elles pourraient subir.

Les travaux du Dr Jean Valnet[3], médecin et chirurgien, sur les indications thérapeutiques et sur les mesures bioélectroniques des huiles essentielles vinrent compléter l'approche moderne de l'aromathérapie. Le Dr Valnet démontra dans son livre sur l'aromathérapie l'importance des coordonnées bioélectroniques des huiles essentielles qui sont généralement légèrement acides, avec une résistivité élevée, ce qui a des conséquences favorables sur le terrain. Les huiles ne s'attaquent pas uniquement aux bactéries ; elles modifient défavorablement le terrain pour ces micro-organismes qui ne peuvent plus survivre et se développer. Elles agissent d'abord sur le terrain en le modifiant, et sur l'agent pathogène en le détruisant, sans que les doses soient nécessairement importantes. De plus, certaines huiles ont la capacité de dissoudre et drainer les acides hors de l'organisme. Enfin, lorsqu'elles sont diffusées sous forme de « brouillard » et non chauffées sur une lampe, elles ont un pouvoir antiseptique très puissant pour l'environnement. L'utilisation des huiles essentielles dans le

1. R.M. Gattefossé (1881-1950), *Aromathérapie, les huiles essentielles hormones végétales*, Éditions Librairie des sciences Girardot, 1937.

2. *L'Aromathérapie exactement*, Éditions Roger Jolois, 1990.

3. *Aromathérapie, traitement des maladies par les essences des plantes*, Paris, Éditions Le Livre de Poche, 1964 et Éditions Robert Laffont, 1976.

domaine thérapeutique est incontournable dans toute approche de la santé par les méthodes naturelles.

Contrairement à ce que son nom suggère, une huile essentielle volatile n'est pas une huile végétale grasse et dense. C'est un liquide obtenu après distillation de la plante qui a permis de séparer les substances aromatiques, très volatiles, du reste de ses composants. Le mot « huile » est utilisé afin de souligner que cette forme n'est pas soluble dans l'eau comme une huile végétale (grasse). Si l'on verse quelques gouttes d'huile essentielle dans un bain, on constate qu'elles restent en surface sans se mélanger à l'eau. Une huile essentielle, versée sur une feuille de papier, ne la tache pas, contrairement à une huile grasse.

2 ▪ PROCÉDÉ DE FABRICATION

Le procédé le plus courant est la distillation à la vapeur d'eau (alambic[1]), qui consiste à placer dans une grande cuve la plante, la fleur, la feuille ou l'écorce avec de l'eau. On chauffe afin de faire monter doucement en température pour permettre à la vapeur d'entraîner les molécules aromatiques, très volatiles. Cette vapeur se dépose le long d'un tube et se condense, en se refroidissant, pour retomber dans un « vase florentin ». Cette autre partie du système recueille alors deux liquides : l'eau florale dans sa partie basse et l'huile essentielle en surface. On sépare ensuite les deux parties pour un usage différent.

Il existe un nouveau procédé moderne, l'extraction supercritique, qui utilise le gaz carbonique dans sa phase intermédiaire entre l'état gazeux et l'état liquide (phase supercritique), ce qui permet une extraction sous vide sans échauffement de la plante. Cette méthode, un peu plus complexe à mettre en œuvre, permet d'extraire certaines molécules qui ne le sont pas toujours par la méthode traditionnelle.

1. De l'arabe *al-anbîq* « chapiteau d'une cornue » et certainement par emprunt au mot grec *ambix* « vase ».

Les eaux florales ou hydrolats sont utilisées en cosmétique mais elles peuvent également être utilisées pour les enfants. Nous connaissons tous « l'eau de fleur d'oranger » pour ses vertus apaisantes et son usage culinaire. Dans l'eau florale subsistent souvent un léger parfum issu des molécules aromatiques ainsi que quelques molécules très diluées mais toujours actives. Toutefois, l'huile essentielle contient la quasi-totalité des principes actifs qui nous intéressent.

Les zestes – citron, orange, mandarine – sont également des huiles essentielles, extraits par un autre procédé de pression et de centrifugation. C'est ce que nous faisons lorsque nous pressons ou nous plions une peau d'agrume entre les doigts et que nous voyons s'échapper des gouttes qui sont, en fait, l'huile essentielle.

3 ▪ Les plantes aromatiques utilisées

Les plantes les plus fréquemment distillées sont les suivantes :

– les épices ou les aromates, comme l'ail, l'oignon, le basilic, la cannelle (feuille ou bois), le cumin, la cardamome, la coriandre, l'estragon, le gingembre, le girofle (clous ou feuilles), le laurier-sauce, la menthe, la marjolaine, la muscade, l'origan, le poivre noir, le persil, le romarin, la sauge, la sarriette, le thym... ;
– les plantes connues pour leurs vertus médicinales comme l'aneth, le bouleau, la camomille, le cyprès, l'eucalyptus, le genévrier, la verveine, la lavande, le myrte, la mélisse, le pin, le sapin, l'ylang-ylang... ;
– les agrumes, comme l'orange douce, l'orange amère, le pamplemousse, le citron, la mandarine... ;
– les herbes, comme la citronnelle, le lemon-grass, la gaulthérie, le géranium rosat (*pélargonium*)... ;
– les racines, comme le gingembre ou le vétiver ;
– les bois et les résines, comme l'oliban (appelé communément encens), le santal, le camphrier... ;
– et bien d'autres plantes comme l'anis vert, le bay, le cajeput, le cryptomeria, l'hysope, la myrrhe, le niaouli, le pétasite (sorte de

poivre), le ravintsara, le sassafras, le thuya, viennent compléter cette liste, loin d'être exhaustive.

Les progrès en biochimie ont permis de déterminer quelles étaient les molécules chimiques actives dans les huiles essentielles et de connaître leur action thérapeutique.

Par exemple, les phénols et les monoterpenols sont principalement immunostimulants, antiseptiques, virocides (virus), bactéricides, fongicides (champignons, mycoses), antiparasitaires. Les huiles qui contiennent majoritairement des phénols sont les thyms, la menthe poivrée, l'origan compact, le girofle, la sarriette...

En revanche, les huiles à phénols présentent un inconvénient qu'il ne faut pas négliger : c'est leur extrême causticité. Elles brûlent la peau et les muqueuses ; il convient d'être très prudent en les utilisant et de toujours les diluer avec une huile végétale grasse (10 % d'huiles essentielles mélangées à une huile végétale).

C'est d'ailleurs une recommandation que nous faisons ici de ne jamais utiliser d'huile essentielle pure. Seul un praticien expérimenté les connaît suffisamment et peut vous conseiller sur l'usage d'une huile pure.

Par ailleurs, la partie de la plante utilisée ne donne pas le même résultat quant à la qualité de l'huile et à sa composition : ses propriétés seront variables en fonction de la partie distillée ; ainsi, l'huile essentielle de feuille de cannelier n'a pas la même composition et la même concentration que l'huile essentielle de l'écorce.

L'origine géographique influence également cette composition : ainsi, une huile de thym n'a pas les mêmes caractéristiques selon que la plante pousse à basse altitude, en bord de mer, ou en moyenne montagne. Ses indications sont différentes : l'une, plus douce, le thym à *linalol* (montagne) conviendra mieux aux enfants car moins agressive, l'autre, plus puissante, le thym à *thymol* (basse altitude, mer) est utilisée chez l'adulte sur des infections sévères.

Le temps de distillation est différent pour chaque plante et il est important de respecter cette règle, faute de quoi une huile distillée trop rapidement peut ne pas contenir toutes les fractions aromatiques indispensables à son efficacité.

Enfin, la connaissance précise et sans équivoque du nom botanique latin, sa variété, son origine et la partie utilisée est primordiale afin de ne pas commettre d'erreur. Ici, plus qu'ailleurs, ces indications sont de première importance. Il y a plusieurs espèces de lavande, de thym, près de 500 espèces d'eucalyptus dans le monde : une vingtaine sont répertoriées pour leurs vertus thérapeutiques, souvent très différentes, et quelques-unes sont distillées et utilisées en aromathérapie.

En France, seul le terme « huile essentielle naturelle » doit être utilisé pour désigner cette forme galénique si particulière, les termes « essences de... », « alcool de... » ou « huile de... » sont employés pour désigner des préparations à base d'huiles essentielles, quelquefois naturelles, mais bien souvent reconstituées avec des molécules de synthèse. La prudence est donc conseillée !

Voici par exemple, la désignation correcte que l'on doit trouver sur une étiquette :

CANNELIER
Huile essentielle naturelle
Cinnamomum verum à *eugenoliferum (fe.)*
Ceylan

ou :

CANNELIER
Huile essentielle naturelle
Cinnamomum verum (éc.)
Ou *Cinnamomum zeylanicum (éc.)*
Ceylan

En aucun cas, on ne doit acheter un produit dont la désignation serait aussi évasive que : « Essence naturelle de cannelle » ou « huile de cannelier ».

L'arôme d'une huile ne suffit pas à déterminer sa qualité, l'industrie agroalimentaire et l'industrie cosmétique savent parfaitement copier des fragrances en les reconstituant avec des molécules chimiques évidemment moins chères à reproduire, puisqu'il suffit de dupliquer une molécule dont on dispose en stock. Il faut donc s'assurer de la qualité et de la provenance d'une huile essentielle auprès de professionnels capables de prendre en compte ces critères et de ne pas traiter à la légère ce domaine de la phytothérapie.

Les huiles essentielles n'ont certainement pas encore dévoilé tout leur mystère ; elles attirent, repoussent, apaisent, stimulent, changent même notre humeur. Les informations olfactives et énergétiques qu'elles véhiculent sont tout aussi étonnantes. Il reste à explorer ces domaines et certains, de façon intuitive depuis quelques années, se penchent sur ces approches plus subtiles.

Les huiles essentielles sont un monde à part entière où bien des découvertes restent à faire.

4 ▪ Les précautions d'emploi

Avoir chez soi quelques huiles essentielles pour un usage courant est tout à fait possible. Mais étant donné le danger qu'elles représentent en cas d'ingestion ou d'application intempestive ou inappropriée, il faut absolument respecter les règles de sécurité suivantes :

- stocker les huiles essentielles hors de portée des enfants, de préférence dans un placard fermé à clef. Certains goûts peuvent les attirer (citron, mandarine, cannelle...) et ils peuvent en ingérer en quantité importante ;
- ne jamais les ingérer, sauf sur les conseils d'un praticien qualifié, et s'en tenir strictement au dosage conseillé et sur la durée indiquée. Ne jamais donner à un enfant de moins de trois ans, en externe ou en interne, sans l'avis d'un thérapeute qualifié ou d'un pharmacien ;
- deux à trois gouttes par jour d'une huile essentielle peuvent être très efficaces, dix gouttes peuvent avoir des conséquences tragiques !
- toujours avoir à portée de la main l'antidote que sont les corps gras, huile végétale (olive, arachide, tournesol...), à défaut un corps gras solide, beurre, karité, graisse de palme, graisse animale. En cas d'ingestion accidentelle, faire avaler plusieurs cuillères à soupe d'huile végétale et consulter immédiatement un médecin ou se

rendre aux urgences (ou téléphoner au centre antipoison). En cas de brûlure après un usage externe sur la peau, appliquer immédiatement un corps gras ;

- utiliser la plupart des huiles essentielles en externe (sur la peau) diluées dans un corps gras, éviter les parties sensibles (la bouche, les organes génitaux, l'anus et les yeux). En général, 10 à 20 % d'huile essentielle et 80 à 90 % d'huile végétale conviennent. Pour obtenir facilement cette proportion, on achète un flacon d'huile végétale de 100 ml (amande douce, germe de blé, macadamia, noisette…) et un flacon de 10 ml d'huile essentielle. En les mélangeant, on obtient un mélange légèrement inférieur à 10 % ;
- toujours faire un test sur le creux du poignet avant toute application plus générale. Si aucune réaction locale ne se manifeste dans les minutes qui suivent, c'est qu'il y a une bonne tolérance à l'huile essentielle.

Avertissement

Les huiles essentielles que nous citons ici ne peuvent en aucun cas remplacer un traitement médical ; elles ne peuvent que le compléter ou le soutenir. En cas de doute, il convient de consulter son thérapeute, son médecin ou son pharmacien. L'usage des huiles essentielles, même en très petite quantité, n'est pas anodin ; elles peuvent rapidement devenir dangereuses si l'on ne respecte pas les doses conseillées par le praticien.

5 ▪ Quelques huiles essentielles à connaître

Pour un usage courant en application en externe et en massage léger*

Nom vernaculaire – *nom latin et partie utilisée à la distillation*	**Utilisée traditionnellement pour**
H.E. BASILIC (Basilic exotique): *(Ocinum Basilicum – sommité fleurie)*	Fatigue nerveuse, spasmes abdomen, règles douloureuses, aérophagie, ballonnements, digestion difficile, spasmophilie, spasmes en général.
H.E. CITRON *(Citrus limonum – zeste)*	Terrain infectieux, fatigue hépatique (foie), nausées, acidité gastrique, verrues.
H.E. CYPRES *(Cupressus sempervirens - rameaux f.)*	Décongestionnant veineux et circulatoire, retour veineux difficile, varices, prostatisme, hémorroïdes, règles douloureuses. **ATTENTION**: contre-indiquée en cas de mastose.
H.E. EUCALYPTUS *1/Eucalyptus globulus – feuilles)*	1/Affections des voies respiratoires basses: bronchites, laryngites, expectorant. **ATTENTION**: contre-indiqué chez l'enfant de moins de trois ans.
2/Eucalyptus radiata	2/Affections des voies respiratoires hautes: rhinites, sinusites, expectorant, bronchite. Mieux toléré chez le jeune enfant (au-dessus de trois ans).
3/Eucalyptus citriodora	3/Rhumatismes, douleurs articulaires, tendinites. Très efficace sur les articulations.
H.E. GAULTHERIE COUCHÉE (WINTERGREEN) (Gaultheria procumbens [Canada]) ou (Gaultheria fragantissima [Inde])	Anti-inflammatoire « chaud », calme la douleur en chauffant fortement, usage modéré très efficace. Douleurs musculaires, crampes, migraines d'origine hépatique (foie) et/ou circulatoire. **ATTENTION**: ne pas appliquer sur les muqueuses (lèvres, parties génitales, anus). Diluée, cette huile est déjà très efficace; en cas de besoin et si elle est bien tolérée, elle peut être appliquée, pure, directement à l'endroit douloureux.

*(en usage externe seulement, diluées à 10 % dans une huile végétale)

Nom vernaculaire – *nom latin et partie utilisée à la distillation*	**Utilisée traditionnellement pour**
H.E. HELICRYSE ITALIENNE (IMMORTELLE) *(Helichrysum italicum – sommité fleurie)*	Anti-hématome (« bleus ») ++++ le plus puissant, même sur des hématomes anciens. Difficultés circulatoires, couperose, varices, fluidifie le sang. **ATTENTION** : contre-indiqué chez l'enfant de moins de trois ans et chez les personnes sensibles aux cétones. Action sur le système nerveux (neurotoxique)
H.E. MARJOLAINE *(Origanum majorana – som. fleurie)*	Spasmes, dystonie (impression de « hauts et de bas »), fatigue nerveuse, épuisement, insomnies, vertiges. Très grand régulateur du système nerveux autonome, action régulatrice sur la voie du parasympathique.
H.E. LAURIER NOBLE (SAUCE) *(Laurus nobilis – feuilles)*	Aphtes, affections de la bouche, arthrites. Antalgique puissant. Bain de bouche avec l'hydrolat. **ATTENTION** : certaines personnes y sont allergiques. À éviter chez les sujets sensibles et allergiques. (TOUJOURS TESTER AVANT USAGE).
H.E. LAVANDE *1/(Lavandula angustifolia* ou *vera– som.fleurie)* *2/ (Lavandula aspic)*	1/Panacée (qui « soigne tout ») : angoisses, stress, nervosité, troubles du sommeil, démangeaisons, crampes, escarres. Terrain infectieux. 2/Cicatrisant, brûlures++, piqûres d'insectes.
H.E. MENTHE POIVRÉE *(Mentha x piperita- partie aérienne)*	Antalgique puissant (froid) par son action réfrigérante immédiate. À utiliser à très petites doses et sur une petite surface (tempes par exemple). Anti vomitif, nausée, spasme de l'estomac (1/2 goutte pure sur les lèvres ou dans la bouche, lève le spasme). Permet l'évacuation des gaz intestinaux (carminatif), stimulant de la digestion. Terrains hépatiques et pancréatiques. Maux de tête (céphalées) +++, zona et névrite (inflammation du nerf optique notamment), douleurs dentaires, spasmes gastriques (estomac). **ATTENTION** : en petites quantités sur de petites surfaces, très refroidissant, une goutte pure suffit pour appliquer sur les tempes. Ne pas appliquer aux enfants de moins de trois ans.

Nom vernaculaire – *nom latin et partie utilisée à la distillation*	**Utilisée traditionnellement pour**
H.E. ROMARIN *(Rosmarinus officinalis à cineol - somité fleurie)*	Faiblesse générale, surmenage physique et intellectuel, surcharge du foie, cholestérol. Terrain infectieux, affections pulmonaires (refroidissement).
H.E. PIN SYLVESTRE *(Pinus sylvestris - bourgeons)*	Antiseptique puissant des voies respiratoires hautes (gorge, larynx, sinus), antiseptique des voies urinaires, dynamisant et stimulant, tonique sexuel, attention : il fait monter la tension (hypertensif).
H.E. THYM *(Thymus vulgaris à linalol som. fleurie)*	Terrain infectieux, parasites intestinaux. Fatigues psychiques et physiques. Plaies, furoncles, (ne pas appliquer directement sur la plaie mais à côté). **ATTENTION** : déconseillée aux enfants de moins de six ans. En usage externe, toujours diluer (dermocaustique). Champignons (candida albicans +++), parasites intestinaux, fatigue nerveuse, Affections des voies respiratoires hautes chez l'enfant et l'adulte (mieux toléré chez l'enfant que le thym à thymol).
LES HUILLES ESSENTIELLES « EXOTIQUES »	
H.E. CORIANDRE DOUX *(Coriandrum sativum – fruits secs)*	Stimulant du système nerveux, euphorisante. Parasites, fermentations intestinales, tonique et stimulant de la digestion.
H.E. CUMIN *(Cuminum cyminum)*	Apéritif (redonne de l'appétit), facilite l'expulsion des gaz (carminatif), spasmes digestifs intestinaux.
H.E. CANELLE DE CEYLAN (*Cinnamomum verum – écorce)* ou (*Cinnamomum zeylanicum*)	Terrain infectieux, action très large. Tonique sexuel, stimulant. Infections tropicales. **ATTENTION** : usage non dilué = danger très dermocaustique. Ne pas utiliser sur les enfants de moins de six ans.
H.E. CITRONELLE DE CEYLAN *(Cymbopogon nardus – herbe)*	Repousse les insectes. Terrain spasmodique, colites spasmodiques.

Nom vernaculaire – *nom latin et partie utilisée à la distillation*	**Utilisée traditionnellement pour**
H.E. CARDAMOME *(Elettaria cardamomum – fruits)*	Insuffisance digestive, colites spasmodiques. Bronchites catarrhales +++ (expectoration).
H.E. GÉRANIUM ROSAT 'BOURBON' *(Pelargonium x asperum)* Origine de l'île de la Réunion	Spasmes, cicatrisation, ulcération, vergetures (en prévention), agitation, anxiété (sur le plexus solaire), hémorroïdes. Insuffisance hépatique, insuffisance pancréatique. Antifongique (champignons sur la peau). Très grande tolérance cutanée. (peut s'employer pur comme soin de la peau et « antirides » !)
H.E GINGEMBRE *(Zingiber cassumunar – rhizome)*	Facilite la dilatation des bronches, anti- inflammatoire. Seul le gingembre *officinal* est aphrodisiaque !
H.E. GIROFLE *(Eugenia caryophyllus – « clous »)*	Terrain infectieux, action très puissante. Action sur toutes les affections virales. Épuisement nerveux, douleurs et infections dentaires. Asthénie sexuelle.
H.E. LEMONGRASS *(Cymbopogon flexuosus – herbe)*	Aide à désacidifier les tissus (cellulite), favorise la circulation veineuse et capillaire. Tonique digestif.
H.E. NIAOULI *(Melaleuca quinquenervia – feuilles)*	Terrain infectieux, très puissant dans les affections virales +++, herpès génital, bronchites, et sur toutes les conséquences d'une affection virale. Évite les « peaux cartonnées » en cas d'irradiation (rayons X, radiothérapie, en prévention). **ATTENTION** : contre-indiqué chez la femme enceinte et les enfants de moins de trois ans.
H.E. NOIX DE MUSCADE *(Myristica fragrans – noix)*	Antalgique, stimulant du système nerveux +++, facilite la venue des règles. Courbatures et fatigue musculaire.
H.E. POIVRE NOIR *(Piper nigrum – fruit)*	Stimulant digestif. Fait baisser la fièvre (fébrifuge). Insuffisances hépatiques et pancréatiques. Baisse de la libido.

Nom vernaculaire – *nom latin et partie utilisée à la distillation*	**Utilisée traditionnellement pour**
H.E. RAVINTSARA[1] *(Cinnamonum camphora a cineol 1.8)*	PANACÉE : Terrain infectieux et affections virales++++, zona++++, zona ophtalmique, insomnies ++++, fatigues musculaires, tonique et régulateur nerveux. Exceptionnelle tolérance cutanée. Peut être utilisée pure, même chez les enfants. Toujours être prudent chez l'enfant de moins de trois ans.
H.E. TEA TREE *(Melaleuca alternifolia à terpineol – feuilles)*	Immunostimulant majeur, ulcères buccaux, Affections bactériennes intestinales +++ et *candida albicans* +++. Parasites. Épuisement général physique et nerveux. En prévention du choc opératoire. Infections génitales, congestion des ovaires.
H.E. VÉTIVER *(Vetiveria zizanoides – racine)*	Insuffisances pancréatiques et hépatiques. Stimulant du système immunitaire +++
YLANG-YLANG *(Cananga odorata - fleurs)*	Aide à la régulation de la tension (hypertension artérielle), terrain spasmodique, asthénie sexuelle. Stimule le cuir chevelu, renforce les ongles.

Les huiles essentielles provenant de plantes aromatiques, épices et agrumes peuvent être utilisées en cuisine pour soutenir le goût d'un plat, d'un dessert ou d'une glace. Attention toutefois à ne pas exagérer : une goutte suffit souvent amplement pour un plat ou une pâtisserie. Si le goût est trop fort, il faut opter pour une huile végétale de cuisine aromatisée avec une goutte d'huile essentielle de basilic, de romarin ou de thym. L'huile essentielle de girofle est très forte et peut couvrir le goût d'un plat.

Pour les desserts « maison », tartes, entremets, gâteaux, glaces, une goutte de mandarine, de citron, d'orange douce conservera et renforcera le goût de la préparation.

On peut essayer une goutte d'*Ylang-Ylang* dans une glace à la banane : le must pour ceux qui apprécient !

Les huiles essentielles méritent d'être connues et reconnues, elles sont de très puissants outils ; toutefois il faut savoir restez prudents et, si le sujet intéresse pour un usage personnel ou professionnel, il est possible de suivre des formations auprès de personnes compétentes.

Les autres plantes utiles à notre santé

Certains produits issus du règne végétal ou des plantes très spécifiques par leur action hormonale sont intéressantes à utiliser ponctuellement en complément de l'alimentation et à certaines périodes de l'année.

I ▪ Les produits de la ruche

- Le pollen (du latin *pollen* = fleur de farine)

Issu de l'organe reproducteur mâle de la fleur, il est récolté par les abeilles afin de nourrir la colonie. Très riche en acides aminés essentiels (cf. « les protéines »), en vitamines A, groupe B, C, D et E, en oligoéléments et, semble-t-il, en substances dont l'action se rapprocherait des antibiotiques. Le pollen est un reconstituant puissant de l'organisme ; les personnes affaiblies sur le plan immunitaire ou traversant des états de profonde fatigue physique ou intellectuelle en tireront un grand bénéfice. En cure de 21 jours, le pollen s'intègre parfaitement dans la cure de revitalisation ; il peut être consommé frais, mais la plupart du temps on le trouve sous sa forme sèche ou parfois congelé (magasins bio).

La qualité de ce produit doit être irréprochable, et son origine bien connue. Comme pour les autres produits de la ruche, les personnes dont le terrain est allergique doivent être prudentes et vérifier qu'elles n'y sont pas sensibles.

- La propolis (du grec *propolis* = entrée de la ville/en avant de la ville)

C'est une espèce de résine ou de gomme composée d'un mélange assez complexe de substances végétales, de pollen, de sécrétions émises par les abeilles qui leur permet de tapisser les parois et l'entrée de la ruche (*entrée de la ville !*) et, ainsi, de se protéger des intrus (insectes, microbes...). La propolis possède un pouvoir anti-infectieux connu depuis fort longtemps ; Aristote et Pline l'Ancien en faisaient état pour soigner les affections cutanées comme les abcès et les furoncles. Dans de nombreuses traditions, la propolis est utilisée dans un but thérapeutique.

De nos jours, l'usage de la propolis peut se révéler utile dans les périodes délicates où le système immunitaire est pris en défaut. C'est véritablement une action antibiotique qui est reconnue à cette résine. Beaucoup de produits à base de propolis existent sur le marché ; l'idéal est de trouver la résine sous sa forme naturelle et d'en mâcher de tout petits morceaux pendant un long moment, sans l'avaler.

• La gelée royale

Ce n'est pas un produit issu du règne végétal, puisque c'est une sécrétion provenant des glandes pharyngiennes des abeilles nourricières, afin d'alimenter les larves et, notamment, la reine. Ce produit très rare est extrêmement riche il peut être utilisé en cure de revitalisation, à raison d'1 g par jour, pendant 21 jours. Elle a la particularité, en dehors de sa richesse en glucides, de contenir les huit acides aminés essentiels, ainsi que des minéraux et des oligoéléments comme le potassium, le magnésium, le phosphore, le fer et les vitamines A, B (surtout B5), C, D et E. La gelée royale regroupe les vertus de la propolis et du pollen et peut donc être utilisée seule.

2 ■ Les plantes dites « hormonales »

Depuis quelques années, un engouement certain pour les plantes « hormonales » s'est développé. Partant de découvertes récentes sur la présence, dans certaines plantes, de molécules qui agiraient comme des hormones (action *hormone-like*), tout un marketing s'est développé afin de mettre ces plantes en avant.

On parle principalement d'un extrait de yam sauvage (*Dioscorea villosa, Dioscorea sativa* ou encore *Dioscorea bulbifera*), une racine de la famille des ignames consommée couramment dans les pays tropicaux. Mis à part le déclenchement d'une belle campagne de marketing proposant cette plante parée de toutes les vertus « hormonales », il n'y avait là rien de bien nouveau. Il y a déjà longtemps que l'on connaît l'action hormonale de nombreuses plantes qui agissent comme des précurseurs et stimulent certaines glandes endocrines. Le yam était connu des Aztèques et des Chinois et faisait partie de leur pharmacopée pour de nombreuses indications. Concernant le yam, c'est une de ses composantes, la diosgénine, découverte dans les années 1940 au Japon, et très proche de la structure de la progestérone, qui a intéressé le monde scientifique. Elle est connue et utilisée par les laboratoires pharmaceutiques depuis longtemps pour servir de base à la fabrication d'hormones synthétiques et, notamment, la progestérone (progestatif) et la fameuse DHEA (déhydroépiandrostérone).

Le yam a été présenté ces dernières années sous sa forme naturelle avec, il est vrai, l'espoir qu'il ait une action sur la régulation de la production de progestérone. Encore fallait-il que la qualité et l'espèce soient les bonnes et, surtout, que sa concentration en diosgénine soit suffisante. Enfin, comme toute plante ayant une action hormonale, il faut un minimum de sérieux et de rigueur lorsque l'on conseille une prise régulière de ces plantes.

Les personnes présentant des risques de cancers hormonaux dépendants (sein, utérus), ou celles ayant déjà eu ce type de pathologie doivent être prudentes. Il est préférable qu'elles consultent un praticien formé à la phytothérapie qui peut évaluer le risque d'une telle prise. D'après le Dr John Lee[1], la différence entre progestérone synthétique (progestatif) et naturelle (yam) réside dans le fait que cette dernière ne génère aucun effet secondaire. Ce qui n'est pas assez dit sur les produits à base de yam, mais qui est souligné par les auteurs de publications sur le sujet, c'est qu'au moment de la ménopause, la prise

---

1. *Natural Progesterone, The multiples roles of a remarkable hormone*, BLL Publishing, 1995, États-Unis.

en charge, lorsqu'elle s'avère nécessaire, doit être globale. L'équilibre hormonal facilite le passage de la ménopause chez la femme et de l'andropause (moins marquée) chez l'homme, mais on ne peut ignorer les autres besoins. Ainsi, les vitamines (C et D notamment), les antioxydants (sélénium, vitamine E, polyphénols...) les oligoéléments (zinc, magnésium) et les acides gras polyinsaturés (oméga-3 et oméga-6), sont vivement conseillés en complément de la prise d'une plante *hormon-like*. Tous ces apports, comme nous l'avons déjà vu, peuvent être fournis par une alimentation saine et une hygiène de vie correcte. Nous pensons que la mise en place, au moment de la ménopause, d'une alimentation équilibrée, en termes d'apports et de qualité, est essentielle. Il faudra privilégier les acides gras insaturés, les aliments crus riches en vitamines, les oléagineux et les légumineuses, et réduire les aliments acidifiants et trop riches en acides gras saturés.

D'autres pistes sont explorées, notamment du côté du Japon, où l'on constate que la consommation importante de soja, tout au long de la vie, aurait une action bénéfique au moment de la ménopause. Par ailleurs, le nombre de cancers du sein est beaucoup moins élevé dans la population japonaise que dans les populations des pays occidentaux. Les recherches récentes ont permis d'identifier *les isoflavones* contenues dans le soja comme étant un des facteurs de régulation hormonale. Aussitôt, des produits ont vu le jour allant jusqu'à mélanger soja et yam pour être certain que cela fonctionnerait mieux ! Une fois de plus, on oublie de dire que les habitudes alimentaires des Japonaises, en dehors de la seule consommation de soja, y sont pour beaucoup. Peu de sucres raffinés, beaucoup d'acides gras polyinsaturés, provenant essentiellement d'une grande consommation de poissons. De bons apports en minéraux et oligoéléments par les algues et les céréales, l'absence quasi totale de lait et laitages sont les bases habituelles de l'alimentation au pays du Soleil Levant. Il a d'ailleurs été constaté que les Japonaises qui émigraient en Amérique du Nord et qui adoptaient le mode de vie et les habitudes alimentaires locales présentaient le même taux de cancers du sein que les populations occidentales ! Depuis les premiers constats effectués il ya une dizaine d'année sur le sujet, on s'aperçoit également que les perturbateurs hormonaux présents dans notre environnement sont des facteurs importants dans le déclenchement de ce type de cancer. Le Pr Andreas Kortenkamp[1] a récemment alerté les autorités de l'Union européenne sur ce sujet dans son rapport paru en 2008.

En dehors de la question environnementale, l'alimentation reste primordiale. Si l'organisme est moins acidifié, les réserves minérales ne sont pas altérées et l'on court moins le risque d'une déminéralisation. S'il y a de bons apports en acides gras polyinsaturés, qui participent, entre autres, à la synthèse des hormones, la régulation endocrinienne s'effectuera correctement à la ménopause. Si les apports en biocatalyseurs (vitamines et oligoéléments) sont suffisants, toutes les réactions métaboliques en général et endocriniennes en particulier s'effectueront sans à-coups.

Certaines plantes peuvent jouer un rôle intéressant dans la régulation ou la stimulation des fonctions hormonales. Il n'est pas nécessaire d'aller les chercher très loin.

Depuis des siècles, la tradition populaire connaît l'action de la sauge *(Salvia officinalis)* qui favorise et régularise les menstrues (règles), y compris en période de pré-ménopause, mais également de l'armoise (*Artemisia vulgaris*), du fenouil (*Foeniculum vulgare)*, du carvi (*Carum carvi)*, de la cannelle de Ceylan (*Cinnamomum verum ou zeylanicum*), de la camomille noble ou romaine (*Anthemis nobilis)*, du cyprès *(Cupressus sempervirens)*, du basilic (*Occinum basilicum)*, ou encore du framboisier (*Rubus idaeus)*.

La liste serait trop longue, mais bien d'autres plantes ont une action plus ou moins importante au niveau hormonal et, plus spécifiquement, sur le système reproducteur. Le houblon *(humulus*

---

1. Rapport : *« Breast cancer and exposure to hormonally active chemicals : An appraisal of the scientific evidence »* Head of the Center for Toxicology, The School of Pharmacy, University of London, (Avril 2008). Étude : Kortenkamp, A (2006). *« Breast cancer, oestrogens and environmental pollutants : a re-evaluation from a mixture perspective »* Int. J Androl, 29, pp193-198.

lupulus), dont on tire la bière, est très actif ; il favorise la lactation, mais aussi la prise de poids liée à une stimulation hormonale plus grande. Il est, par ailleurs, déconseillé en cas de risque de cancer du sein. Le Sabal Serrulata ou Saw-palmito en anglais (*sabal serrulata* ou *Serena repens*), petit palmier d'Amérique, agit favorablement dans les troubles de la prostate, mais il favorise également l'augmentation du volume des seins.

Citons, pour terminer, les plantes traditionnellement utilisées au moment de la pré-ménopause ou de la ménopause, comme :

l'aubépine (*Crataegus oxyacantha*), pour les palpitations, les bouffées de chaleur, l'irritabilité et les sensations d'oppression ;

- l'aloès (*Aloe vulgaris*), qui favorise les règles et régule les cycles ;
- le cassis-feuilles (*Ribes nigrum)*, qui agit favorablement sur la circulation sanguine ;
- le cimicifuga (*Cimicifuga racemosa* ou *Actea racemosa)*, qui est une excellente plante pour réduire les bouffées de chaleur, mais aussi pour calmer les douleurs dues aux règles ;
- l'hamamélis (*Hamamélis virginiana)*, qui décongestionne le petit bassin (bas du ventre, pelvis, utérus, ovaires) et tonifie les veines ;
- la menthe poivrée (*Mentha x piperita)*, qui favorise et régularise les menstrues, calme les palpitations et réduit les vertiges ;
- la passiflore (*Passiflora incarnata)*, qui est un régulateur des troubles nerveux liés à la ménopause, angoisses, palpitations, difficultés dans le sommeil ;
- le tilleul (*Tilia europea*), pour son action fluidifiante sur le sang et son rôle comme inducteur du sommeil. Il ne faut toutefois pas en abuser, car il peut produire l'effet inverse chez certains sujets et empêcher ensuite le sommeil ;
- la vigne rouge (*Vinis vitifera, var.tinctoria)*, pour son action sur les saignements en dehors des règles (métrorragies) et son action tonique sur la circulation veineuse et la microcirculation capillaire ;
- les huiles végétales d'onagre (*Oenotheria biennis)* et de bourrache

(Borrago officinalis) viendront compléter l'action de ces plantes, par leur apport en acides gras polyinsaturés (oméga-6).

Je me souviens de cette dame de 80 ans, à qui je demandais comment s'était passée sa ménopause ; elle me répondit : « Vous savez, j'ai fait comme ma mère, à partir de 45 ans j'ai bu ma tisane de sauge tous les soirs, et je n'ai rien vu » !

La nature met à notre disposition tout ce dont nous avons besoin : il suffit d'apprendre et de se souvenir.

PRÉCISIONS SUR LA PROGESTÉRONE

Elle est sécrétée par le corps jaune (20 à 25 mg par jour). Ses principaux rôles sont décrits ci-dessous.

• Précurseur des œstrogènes et de la testostérone. Protège contre les kystes fibromateux des seins. Participe au métabolisme des lipides. Est un cofacteur de l'hormone thyroïdienne. A une action antidépressive. Normalise la glycémie (taux de sucre dans le sang).

• Normalise le niveau du zinc et du cuivre (cf. « les oligoéléments »). Prévient les cancers du sein et de l'endomètre. Stimule la construction osseuse. Diurétique naturel. Nécessaire à la survie de l'embryon, puis du fœtus pendant toute la grossesse.

• Hormones de synthèse

Les œstrogènes, seuls, augmentent les risques de cancer de l'endomètre et, en partie, du cancer du sein. Le fait de contrebalancer avec de la progestérone permet de réduire ce risque. Cette approche est devenue systématique avec les hormones de synthèse. La progestérone synthétique (progestatif) est fabriquée à partir de placenta, de plantes ou encore à partir de la testostérone ou l'œstrone de l'urine de juments pleines !

• « Phytoprécurseurs » naturels

La progestérone, sous sa forme naturelle, n'a pas les contre-indications des hormones synthétiques. Extraite principalement du yam (igname) elle joue un rôle « progesterone-like », comme un précurseur. Son absorption par voie transcutanée (crème) est intéressante, car elle évite le passage par le tractus digestif et le foie.

• Au moment de la ménopause

Si les dosages et les analyses confirment un début d'ostéoporose, en dehors d'une réforme alimentaire stricte, on pourra compléter l'alimentation par des formes naturelles de :

– vitamines : D – C – A (β-carotène) ;
– minéraux/oligoéléments : magnésium, silice, cuivre, calcium, zinc, sélénium.

Si le pH urinaire est inférieur à 6 (acidose), il est important d'envisager un rééquilibrage du terrain, comme cela a été évoqué au chapitre sur l'équilibre acido-basique.

Enfin, il est préférable d'éviter les aliments acides ou acidifiants, l'alcool, le sucre raffiné, les céréales raffinées, les viandes rouges, la cigarette.

Émotions et santé

Parlez-nous de la raison et de la passion. Et il répondit en disant : votre âme est souvent un champ de bataille où votre raison et votre jugement combattent votre passion et votre appétit.

Le Prophète – Khalil Gibran

Le maintien de la santé ne peut pas être envisagé sous un seul angle. Afin de maintenir ce fragile équilibre qu'est la santé, l'organisme tente de s'adapter à toutes les situations, quelles qu'elles soient. Pour cela, il met en œuvre des mécanismes puissants et bien rôdés. Mais la quantité d'informations qu'il reçoit, sur le plan alimentaire, environnemental, énergétique, psychologique est telle qu'il peut se trouver en difficulté et s'épuiser. Fatigue persistante, troubles du sommeil, perturbations de l'humeur, problèmes digestifs, dérèglements hormonaux... sans maladies avérées, sont le signe d'une incapacité à faire face aux situations de la vie. C'est le franchissement d'un seuil : de l'adaptation, nous passons à la désadaptation. Les symptômes observés, qui semblent bénins, sont autant de signaux d'alerte d'un glissement de la santé vers la maladie ; c'est l'état transitoire qui correspond aux diathèses de Ménétrier.

Les émotions : avantages et inconvénients

Pourtant, depuis le début de son histoire, l'homme a toujours fait preuve d'une grande capacité à s'adapter. Grâce aux stress et aux émotions qu'il ressentait, il pouvait réagir à des situations qui risquaient de le mettre en péril. Sa survie dépendait de sa capacité à faire face. Sous l'effet de la peur, de la colère, de la frustration, il pouvait se dépasser, combattre, fuir ou résister et trouver des solutions, inventer, construire, évoluer en quelque sorte. Que ce soit pour trouver de la nourriture, chasser, cueillir, pêcher, se protéger des éléments, ou encore se défendre contre les agressions microbiennes, il lui fallait agir avec efficacité. Cette efficacité, il l'a acquise au fil du temps et de son évolution, gardant en mémoire, peut-être du côté de son cerveau reptilien, archaïque ou au cœur de l'ADN, les informations nécessaires à sa survie. Les émotions agissaient comme des révélateurs de cette mémoire afin de lui permettre de répéter les gestes acquis tout au long de son évolution.

Dans la société moderne, les sollicitations sont de plus en plus nombreuses et fréquentes et nous devons répondre aux nombreux stimuli qui, par leur récurrence et leur intensité, finissent par nous agresser. Les mémoires anciennes se réveillent et nous sommes en état de « stress ». Nous sommes prêts au combat ou à la fuite, à tout instant, comme si notre vie dépendait de chaque action que nous menons. Travail, famille, informations, bruit, impressions : tout génère cet état de stress, mais derrière ce mot, tellement commun de nos jours, n'y aurait-il pas nos émotions, contenues, difficilement maîtrisées, refoulées ?

Une émotion est normalement un état d'agitation passager causé par une stimulation venue de notre environnement et qui génère un vif sentiment, comme la peur, la joie ou la colère. Ce stimulus peut provenir du plus profond de nous-mêmes lorsqu'un besoin essentiel dans notre vie s'exprime et qu'il n'est pas entendu.

L'agitation devrait être tout à fait ponctuelle ; nous recevons un stimulus, qui doit nous permettre de réagir sur le moment pour ensuite retrouver notre stabilité. Dans les situations de survie, cette émotion est cruciale car elle nous permet de réagir rapidement. Nous avons tous entendu parler de ces personnes confrontées à une situation extrême et qui sont capables de fournir un effort qu'elles n'auraient jamais pu produire en d'autres circonstances.

Les émotions nous permettent aussi de communiquer avec notre entourage, d'exprimer des sentiments ou des idées et surtout des besoins profonds. Si elles nous envahissent et que nous ne les gérons plus, elles peuvent générer de l'incompréhension et compromettre la communication.

Finalement, les émotions sont plutôt bénéfiques ponctuellement ; elles nous permettent d'agir ou d'exprimer un sentiment ou un besoin. En revanche, si elles nous envahissent en permanence et que nous y sommes soumis, nous pouvons perdre la maîtrise de nos réactions. Dans ce cas, notre capacité à réfléchir, puis à agir s'estompe très vite au profit d'un fonctionnement chaotique, irrationnel, dépendant en grande partie de notre « ressenti » émotionnel. Ces hauts et ces bas, cet excès ou ce manque d'énergie, se manifestent par une agitation permanente, tant au niveau physique que psychique.

L'homme arrive à cumuler, tout au long d'une journée, un nombre important de situations où il se trouve en état de survie, ressentant des émotions qu'il ne peut pas, bien souvent, exprimer. Socialement, l'homme civilisé n'est plus autorisé à exprimer publiquement ce qu'il ressent. Collectivement, dans l'enceinte d'un stade ou en groupe pendant un concert, il peut le faire, mais seul, il doit se maîtriser. C'est bien là tout le problème : les émotions qui l'avaient aidé à survivre tout au début de son histoire se retournent maintenant contre lui.

I ■ Conséquences sur notre santé

Ceux d'entre nous qui contrôlent leurs émotions parviennent un certain temps à se maîtriser, mais le corps ne supporte pas bien longtemps cette situation. L'énergie nécessaire à contrôler ou à exprimer une émotion est importante et lorsque nous la mobilisons, elle n'est plus disponible pour d'autres fonctions. Nous l'avons vu dans le petit passage sur l'énergétique : certaines émotions « vident » littéralement les organes nobles : colère pour le foie, peur pour le rein, tristesse pour le poumon…

Par ailleurs, une émotion nous met en alerte physiquement. Ainsi tout un processus se met en place dès qu'une émotion devient trop importante en densité ou en durée. Dans un premier temps, c'est le système nerveux orthosympathique qui, à travers les informations transmises à l'hypothalamus et ensuite à l'hypophyse, va déclencher toute une chaîne de réactions physiologiques. Les glandes surrénales sous l'influence d'une hormone hypophysaire (l'ACTH) sont alors stimulées. Elles sécrètent à leur tour trois hormones – l'aldostérone, le cortisol et l'adrénaline – qui enclenchent des mécanismes directement liés à la survie : hypertension artérielle, augmentation du sucre dans le sang, contraction des muscles… Mais parfois il n'y a ni fuite ni combat ! Tout cet état d'urgence n'aura servi à rien et l'organisme s'épuisera de plus en plus face à ce type de sollicitations trop souvent répétées. Le système nerveux, les glandes endocrines comme l'hypophyse, les surrénales, la thyroïde, le pancréas, mais également le foie et le rein seront les premières victimes de ces désordres.

Ceux qui ne parviennent pas à gérer leurs émotions les expriment plus ou moins et, bien souvent, en décalage par rapport à la situation du moment. Ainsi, une personne qui subit des pressions toute la journée de la part de sa hiérarchie, de ses collègues, de ses fournisseurs ou de ses clients et qui ne peut ou ne doit pas laisser paraître ses émotions, les manifestera peut-être le soir, chez elle, envers son conjoint, ses enfants ou d'autres personnes n'ayant rien à voir avec le déclencheur de son état. Il se crée un mécanisme absurde qui ne satisfait plus personne et dont chacun ressent plus ou moins fortement les effets dans sa vie. Finalement, les émotions, qui devaient être un moteur de notre évolution, deviennent le plus souvent des agents destructeurs dans notre vie.

Dans certaines traditions orientales et dans l'Antiquité grecque, on évoquait les émotions comme des poisons de l'être, viciant nos humeurs. « Se faire du mauvais sang », « se faire de la bile », « avoir un coup de sang », sont autant de formules qui expriment bien les répercutions que des émotions fortes peuvent avoir sur nos humeurs – en tant que liquides physiologiques.

2 ▪ Nature et expression des émotions

Le plus difficile, pour l'homme qui vit dans un environnement « stressant », est d'accumuler ses émotions et de ne jamais pouvoir les exprimer ou les évacuer. Un jour ou l'autre, son corps réagit par un symptôme, puis un syndrome, et peut-être une maladie ; ce qui est retenu, gardé, non-dit. Il semblerait que notre corps résolve par la maladie ce que nous ne pouvons solutionner dans une situation conflictuelle. Mais les conflits ne se produisent pas avec les autres ou à cause d'eux : ils trouvent leur source en nous-mêmes.

La source des conflits, qui sont également générateurs d'émotions, vient de ce que nous ne sommes pas toujours en accord avec nous-mêmes. Ainsi, pour vivre, nous sommes amenés à travailler, mais nous n'exerçons pas toujours le métier qui nous convient. Nous vivons avec un compagnon ou une compagne avec qui nous ne nous entendons plus et nous restons avec lui parce que « nous ne pouvons pas faire autrement ». Nous suivons des préceptes religieux ou moraux parce que « c'est ainsi, dans la famille ». Lorsque nous allons toujours à l'encontre de nos besoins profonds de réaliser nos aspirations, notre vocation, nous en ressentons de l'amertume, de la révolte, de l'injustice, de l'anxiété.

Ne pas nourrir sa vocation, ne pas réaliser ce pour quoi nous sommes sur Terre, c'est s'éloigner de « sa mission de vie », comme l'écrivait le Dr Edward Bach, instigateur, dans les années 1930, d'une méthode de gestion des émotions par des remèdes floraux.

Par « mission », il faut entendre ce que nous devons réaliser pour nous-mêmes et qui servira certainement aux autres, plus tard. C'est cette « légende personnelle » dont parle Paulo Coelho dans *L'Alchimiste*[1].

Mais, bien souvent, nous commençons par faire l'inverse : nous accomplissons beaucoup pour les autres, pour la famille, les amis, la société, la religion, et très peu pour nous. C'est très certainement là que se trouve la racine de ces conflits, de ces tiraillements entre la vie que nous aimerions mener et celle que nous vivons réellement. Il n'est, certes, pas facile de concilier les deux, mais se rapprocher de notre idéal de vie et mettre en œuvre les moyens qui nous

1. Éditions Anne Carrière.

permettraient ce rapprochement nous éviteraient bien des déconvenues, des émotions négatives et, sur le long terme, destructrices. Le mal-être, les désordres physiques que nous ressentons, viennent, bien souvent, de cette attitude que nous avons face à la vie. De contraintes matérielles en croyances, de fidélité à la loi familiale en asservissement à un dogme religieux ou politique, nous finissons par nous perdre et oublions de vivre pour nous-mêmes et d'être libres tout simplement. Il ne s'agit pas de tout remettre en question, de tout abandonner, de tout rejeter et de vivre égoïstement. Non, il s'agit de prendre conscience que nous sommes souvent à l'origine de nos propres difficultés et que la responsabilité de notre vie, que nous faisons souvent porter aux autres, c'est nous-mêmes qui devons l'assumer.

Il est révélateur de voir combien de personnes recherchent tout ce qui serait susceptible de les dédommager, ou de les dédouaner en matière de responsabilité. « Je fume, je suis malade, j'attaque en justice une compagnie » (qui, certes, n'œuvre pas forcément pour le bien de l'humanité), « je la rends responsable et je suis indemnisé. ». Ne serait-il pas plus intéressant de rechercher pourquoi, à un moment de notre vie, nous avons décidé de fumer et pourquoi nous n'avons pas pu nous arrêter ensuite ? Bien sûr, les produits que contiennent les cigarettes induisent une dépendance, mais nous parlons des effets, comme toujours. Pas de la cause première.

Les émotions jouent un grand rôle dans notre société. Alors que nous pensons tout maîtriser, on se joue allègrement de nos émotions. Publicités, médias, politiciens, technocrates, tous usent et abusent de l'impact que peuvent avoir les mots, les images, les sons sur nos émotions. Nous n'élisons pas toujours un président sur son programme ; nous lui accordons notre suffrage sur son image, sur les émotions négatives ou positives qu'il a su faire naître en nous. Il est parfois difficile de nous soustraire à ces réactions.

Nous devons vivre avec nos émotions sans vouloir les maîtriser à tout prix, car elles se manifesteront tôt ou tard plus violement. Il est préférable de comprendre leur vraie nature, éphémère et forte à la fois, afin de saisir leur message. Les ignorer, les maîtriser ou les refouler nous fait courir le risque qu'elles se cristallisent définitivement en nous.

3 ▪ Gestion des émotions

La gestion des émotions consiste à éviter le plus possible les situations qui génèrent inutilement des émotions fortes et négatives. Les situations génératrices d'émotions positives sont à rechercher : contemplation, moments simples de partage à plusieurs ou seuls avec nous-mêmes, expression artistique, nous permettent d'entrer en contact avec une partie plus positive de nous-mêmes. Une émotion négative qui ne peut s'exprimer engendre immanquablement de la frustration, qui prendra elle-même différentes formes : colère, ressentiment, peur, manque de confiance...

Lorsqu'une situation difficile apparaît entre deux individus et qu'elle ne peut être évitée, il est important d'en parler, et d'exprimer à l'autre ce que l'on ressent. Garder le silence ne peut que nuire. Même si cela semble difficile à dire, même si l'autre n'entend pas toujours immédiatement ce qui est dit, une fois l'émotion passée, la situation peut être bénéfique pour les deux parties. Le ton, au moment de verbaliser une situation, est important, mais le message doit être suffisamment clair pour qu'il soit bien compris. Le but, en exprimant ce que nous ressentons, n'est pas de produire une nouvelle source de conflit mais, au contraire, d'éviter d'en créer d'autres dans l'avenir. Il est vrai que selon le degré de conscience de chacun et de sa qualité d'écoute, les messages ne sont pas toujours perçus comme ils le devraient et ils peuvent avoir alors d'autres effets, notamment en générant de nouvelles émotions. Le repli, la bienveillance et la compassion seront nécessaires dans ces moments afin d'attendre une autre opportunité pour s'exprimer.

Dans d'autres circonstances, si l'on ne peut éviter la situation ou que l'on ne peut pas s'exprimer, il est important d'évacuer la charge émotionnelle qui a entouré l'événement.

Ainsi, à la suite d'un choc, aussi bien physique qu'émotionnel, il est crucial d'en parler à un ami, à des proches ou encore à un thérapeute. C'est d'ailleurs pour cela que l'on voit enfin apparaître, depuis quelques années, des cellules de soutien psychologique lors de situations graves, afin de permettre aux personnes qui sont parties prenantes, victimes ou témoins, d'évacuer la charge émotionnelle accumulée.

Des événements douloureux de la vie peuvent rester inscrits en nous pendant des années et, faute de les avoir exprimés un jour, nous les portons comme un fardeau. Il n'est pas indispensable de revenir sur l'événement en lui-même, mais il est, me semble-t-il nécessaire de parler de son vécu. Le praticien qui peut, par son attention et son écoute active, donner l'occasion à celui qui souffre d'exprimer sa douleur, lui permet de libérer des forces nouvelles en lui.

Le mouvement est un vecteur important de l'énergie qui nous permet aussi d'évacuer ce trop plein émotionnel. Faire de l'exercice, marcher, bouger, danser, pratiquer un sport sans stress, ce sont là des moyens efficaces pour éviter d'accumuler une charge émotionnelle trop prégnante.

Grâce à l'exercice, nous respirons mieux, notre souffle et la conscience de son rôle, tant à l'inspiration – « la vie entre en moi » – qu'à l'expiration – « j'expulse ce qui est indésirable en moi » – sont essentiels. Les orientaux parlent du *QI* (*Chi*) ou du *Prana*, l'Antiquité grecque du *Pneuma*, énergie subtile de vie, dont le support serait le souffle : écouter sa respiration, la commencer au niveau du ventre, en relâchant l'abdomen, lui laisser prendre de l'amplitude, et en expirant, vider les poumons toujours en partant du ventre, en le creusant afin que nos viscères compriment nos poumons et que nous puissions tout expulser ; visualiser, au moment où le souffle sort, que nous évacuons ces émotions, ces situations difficiles, puis se recharger, à l'inspiration, en visualisant une situation positive ou un lieu agréable, sont des techniques accessibles à chacun d'entre nous. La respiration est le pilier sur lequel nous devrions nous appuyer pour nous libérer profondément de l'emprise des émotions : ne nous en privons pas.

Les temps ne sont pas si éloignés où l'on ne parlait ni d'émotion, ni de psychologie ; pour nos anciens, seules l'hygiène de vie et l'alimentation saine primaient sur tout le reste. Malheureusement, nous avons aussi vu en naturopathie que malgré une alimentation des plus saines et une hygiène de vie idéale, si les aspects émotionnels et psychologiques étaient occultés, les maladies graves pouvaient survenir.

La naturopathie prend en compte cette dimension psychoémotionnelle qu'elle ne peut dissocier des autres plans. La santé est un équilibre, un état d'harmonie entre le corps, l'esprit et l'âme, disait le Dr Bach. Ignorer l'une ou l'autre de ces dimensions, c'est assurément s'éloigner du chemin de la santé.

Certaines personnes peuvent rencontrer, ponctuellement, des difficultés dans leur vie pour se libérer d'une ou plusieurs émotions qui reviennent de façon récurrente et qui les font souffrir. En dehors des conseils que nous venons de donner, une approche douce et facile à mettre en œuvre peut les aider.

Les élixirs floraux du Dr Bach

Les élixirs floraux ou quintessences florales du Dr Bach, médecin homéopathe dans les années 1930 en Grande-Bretagne, sont d'un précieux concours dans les situations émotionnelles difficiles. Les quintessences florales mises au point par le Dr Edward Bach[1], entre 1929 et 1936, sont nées du désir de ce médecin homéopathe anglais de proposer des remèdes simples que chacun pourrait utiliser. Après une carrière classique en médecine, passionné par ses recherches en bactériologie, il s'engage ensuite dans la voie de l'homéopathie. Très vite, en observant ses patients et en les écoutant quotidiennement, Edward Bach comprend l'importance des émotions dans la genèse de nombreux troubles.

1. *La guérison par les fleurs, guéris-toi toi-même*, Éditions Le Courrier du Livre, 1972 et 1985.

Les 38 quintessences florales sont fabriquées à partir de fleurs ou de bourgeons. Aujourd'hui encore, la méthode de préparation à partir de plantes sauvages est toujours respectée. Même si certaines plantes comme la vigne ou l'olivier sont cultivées, les souches utilisées proviennent toujours de plants laissés à l'état sauvage.

Selon un protocole très simple, les fleurs ou les bourgeons, cueillis au lever du jour, sont exposés au soleil dans de l'eau, ou pour certains portés à ébullition, puis la solution aqueuse sera conservée dans de l'alcool et diluée ensuite de façon précise.

Basée sur le principe de la résonance énergétique et de l'information, assez proche des remèdes homéopathiques, même si le système de dilution n'est pas identique, chacune de ces préparations agit comme un catalyseur, sur un état émotionnel précis, en le dissipant. Chaque remède permet de réduire la charge émotionnelle qui entoure un événement et dont la prégnance perdure dans le temps. La personne qui utilise le produit constate aisément que l'émotion, ressentie depuis des mois ou des années, s'estompe. Elle se sent beaucoup mieux, elle ne subit plus la pression qu'elle connaissait jusqu'alors et, de fait, elle change son comportement et prend en charge la gestion de ses émotions. Elle peut alors mettre en œuvre les moyens d'évacuer complètement ce qui est à l'origine de son problème. Elle a aussi le choix de changer sa stratégie de vie pour éviter de se retrouver dans les situations qui génèrent ces émotions négatives.

Le pragmatisme et la rigueur du Dr Edward Bach, tant dans ses recherches en bactériologie qu'en homéopathie et lorsqu'il découvrit cette étonnante capacité qu'ont les plantes de nous aider, ne peuvent que laisser admiratif. Les résultats obtenus depuis plus de 70 ans avec le concours de cette méthode, simple et facile d'accès, comme l'avait souhaité son initiateur, doivent en faire une technique de choix pour les praticiens et pour tous ceux qui souhaitent soulager la détresse humaine.

Comme toute nouvelle découverte, il y a les défenseurs zélés, qui vont quelquefois un peu trop loin en faisant passer la méthode pour quasi miraculeuse et suffisante en elle-même pour tout régler, et les détracteurs acharnés qui, dès que l'on sort de la pensée dominante, s'évertuent à dénigrer ce qu'ils ne connaissent même pas. Pour ma part, je pratique et j'enseigne cette méthode depuis de nombreuses années et je ne crois qu'aux vertus de l'expérience et aux résultats obtenus. Ils sont largement à la hauteur de nos attentes, particulièrement dans le domaine émotionnel.

Depuis une quinzaine d'années en France, cette approche s'est bien répandue et de nombreux stages destinés aux professionnels et au grand public sont proposés. Des thérapeutes, des naturopathes, des ostéopathes mais aussi de plus en plus de médecins homéopathes, des infirmiers, des sages-femmes et même des vétérinaires (les animaux n'ont pas de croyance) utilisent les quintessences florales pour le plus grand bonheur de leurs patients.

Attention, toutefois, aux promesses inconsidérées : la santé et la maladie ne sont pas un jeu ; une approche, une méthode, aussi étonnante soit-elle, ne peut pas tout. Plutôt que de s'opposer, elles doivent se compléter, sans pour autant prétendre tout résoudre.

Les ouvrages sur les élixirs floraux de Bach sont très nombreux, aussi nous ne donnons ici, qu'à titre d'information, la liste des 38 remèdes et l'état émotionnel négatif sur lequel elles agissent principalement.

Les trente-huit élixirs floraux de Bach*

N°	Nom anglais	Nom français	État négatif correspondant
1	AGRIMONY	AIGREMOINE	Torture intérieure mais jovial et gai à l'extérieur.
2	ASPEN	TREMBLE	Anxiété, angoisse sans raison.
3	BEECH	HÊTRE	Critique négative permanente. Rien n'est bien.
4	CENTAURY	CENTAURÉE	Soumission, ne sait pas dire non.
5	CERATO	PLUMBAGO	Doute permanent, besoin de l'avis des autres.
6	CHERRY PLUM	PRUNUS BLANC	Peur de perdre le contrôle, de ne plus se maîtriser.

N°	Nom anglais	Nom français	État négatif correspondant
7	CHESTNUT BUD	BOURGEON DE MARRONNIER	Reproduit toujours les mêmes situations.
8	CHICORY	CHICORÉE SAUVAGE	Donne mais attend en retour, déception.
9	CLEMATIS	CLÉMATITE	Rêveur, fuit dans l'imaginaire, le futur.
10	CRAB APPLE	POMMIER SAUVAGE	Besoin obsessionnel de tout nettoyer, purifier, ranger.
11	ELM	ORME	Être débordé, dépassé, ne plus pouvoir faire face.
12	GENTIAN	GENTIANE	Mélancolie, doute existentiel.
13	GORSE	AJONC	Abattement, pas d'espoir, « à quoi bon ! »
14	HEATHER	BRUYÈRE	Tout ramener à soi, flot de paroles ininterrompu.
15	HOLLY	HOUX	Colère, suspicion, jalousie tenace. Violence, haine.
16	HONEYSUCKLE	CHÈVREFEUILLE	Fixé sur le passé, une époque révolue. Nostalgie.
17	HORNBEAM	CHARME	Manque d'entrain, lassitude**, difficulté à s'engager.
18	IMPATIENS	IMPATIENCE	Impatience ! Tout doit aller vite, travail, guérison…
19	LARCH	MÉLÈZE	Manque de confiance en soi. Dévalorisation de soi.
20	MIMULUS	MUSCADE	Peurs identifiées, précises. Souvent dans l'enfance.
21	MUSTARD	MOUTARDE	Abattement soudain, sans raison, pleurs…
22	OAK	CHÊNE	Soutenir tout le monde, inlassablement, le pilier.
23	OLIVE	OLIVIER	Épuisement**, sensation de vide physique et moral.

N°	Nom anglais	Nom français	État négatif correspondant
24	PINE	PIN SYLVESTRE	Sentiment de culpabilité, responsable de tout.
25	RED CHESTNUT	MARRONNIER ROUGE	Peur pour les autres, sur-inquiétude.
26	ROCK ROSE	HÉLIANTHÈME	Panique, terreur, cauchemars.
27	ROCK WATER	EAU DE ROCHE	Grande rigidité avec soi. Discipline de fer.
28	SCLERANTHUS	ALENE	Hésitation maladive entre deux choix. Indécision.
29	STAR OF BETHLEHEM.	DAME D'ONZE HEURE	Chocs physique, émotionnel, affectif, passé et présent.
30	SWEET CHESTNUT	CHÂTAIGNIER	Profond abattement, désespérance**.
31	VERVAIN	VERVEINE	Besoin de convaincre, ingérence.
32	VINE	VIGNE	Autorité, despotisme, tyrannie.
33	WALNUT	NOYER	Besoin de se protéger. Situations de changement.
34	WATER VIOLET	VIOLETTE D'EAU	Recherche de la solitude. Isolement, repli.
35	WHITE CHESTNUT	MARRONNIER BLANC	Pensées incessantes, incontrôlables, jour et nuit.
36	WILD OAT	FOLLE AVOINE	Frustration, regrets, impression de passer à côté de sa vie.
37	WILD ROSE	ÉGLANTIER	Fatalisme, acceptation.
38	WILLOW	SAULE	Sentiment d'injustice, rancœur, suspicion.
39	RESCUE REMEDY	REMÈDE D'URGENCE	Dans toutes les circonstances exceptionnelles où les émotions ne peuvent être canalisées ou gérées. Avant ou après l'événement.

* Indication en première intention.

**Attention : la fatigue ou l'épuisement sont des symptômes qui doivent être objectivés par des examens cliniques et qui peuvent masquer des pathologies sévères.

Les élixirs floraux sont facilement accessibles à tous, soit en magasins de diététique (magasins bio ou spécialisés en compléments alimentaires), soit dans certaines pharmacies.

Il n'y a pas de contre-indication majeure à leur utilisation ; les personnes sensibles ou allergiques à l'alcool doivent être prudentes, surtout si elles se trouvent en période de sevrage ou de sortie de dépendance. On évitera d'utiliser les élixirs floraux sans l'avis d'un praticien compétent dans les cas de troubles psychologiques ou psychiatriques graves, d'autant qu'un suivi thérapeutique est en cours. Dans ce cas, l'avis du thérapeute ou du médecin qui accompagne la personne est nécessaire.

Les élixirs floraux se prennent purs, pendant 21 jours, à raison de quelques gouttes (trois) sous la langue, à garder environ une minute et avaler ensuite, deux à trois fois par jour pour un adulte, une à deux fois pour un adolescent et une fois pour un enfant de trois à dix ans. Pour l'enfant de moins de 36 mois, il est préférable de consulter un praticien compétent.

S'agissant d'un remède dilué, à l'instar de l'homéopathie, les effets peuvent mettre quelques jours avant de se manifester. Ils sont le plus souvent bénéfiques et il est fréquent que l'entourage remarque les effets avant que nous ne les notions nous-mêmes.

Des symptômes physiques peuvent apparaître : ils sont en général l'expression d'émotions longtemps refoulées ou la manifestation d'une résistance plus profonde au changement. Dans ce cas, et si les symptômes ne disparaissent pas, il faudra consulter un praticien capable d'aider à investiguer plus profondément en nous-mêmes.

Comme dans toutes les autres approches évoquées dans cet ouvrage, la méthode de Bach ne peut se substituer à une autre thérapie. Il convient, lorsque l'on veut utiliser ces quintessences florales, de consulter un praticien compétent, afin qu'il conseille sur les élixirs floraux. Il est en revanche tout à fait possible de s'initier à leur usage sur le plan personnel, à travers des stages de quelques jours. Il sera alors facile de les intégrer dans la vie courante, lorsque des circonstances ponctuelles génèrent des situations où les émotions sont difficilement gérables.

Nous l'avons vu, les émotions sont une part importante de notre vie. Loin de vouloir les ignorer ou les éliminer, nous proposons de les replacer dans le cadre dans lequel elles nous sont utiles, pour ponctuellement nous alerter ou nous sensibiliser à notre environnement ou nous rapprocher de nos sensations profondes, agréables ou désagréables, afin que nous puissions nous construire et parfois nous reconstruire. Les émotions sont nécessaires, mais elles ne doivent pas nous envahir et nous paralyser ou bien nous plonger dans des situations de souffrance intense. Laissons-les passer, essayons de réaliser l'impermanence de leur nature et leur existence éphémère, afin qu'elles nous affectent le moins possible. Lorsqu'elles sont trop puissantes, laissons-les s'exprimer et, s'il le faut, crions, pleurons, rions, afin de poursuivre notre chemin, le cœur plus léger.

Les thérapeutiques naturelles

Choix d'une thérapeutique

Mon objectif, dans cet ouvrage, a été de sensibiliser le lecteur à l'approche naturopathique en tant que méthode de prévention. Rester en bonne santé est le meilleur moyen de ne pas être malade : cela semble une évidence, mais nous l'oublions trop souvent, tant que notre corps ne manifeste pas de symptôme alarmant.

Lorsque, malheureusement, nous glissons de la santé vers la maladie, et que les états diathésiques intermédiaires s'expriment un peu plus à travers des symptômes fonctionnels, nous pouvons faire le choix d'ignorer la situation tant que la maladie n'est pas vraiment installée. Cela est dommage, car nous pourrions profiter de ces signaux d'alerte pour travailler sur la nature du terrain et la toxémie afin d'éviter l'aggravation.

À partir du moment où les troubles fonctionnels sont importants ou que des symptômes marqués s'expriment, nous devons faire appel à un praticien ; la question du ou des choix thérapeutique(s) se pose.

Devons-nous opter pour une thérapeutique de terrain ou pour une approche plus symptomatique ? Chacun comprendra aisément que notre choix, en naturopathie, se porte plus facilement sur une médecine de terrain. Cela ne signifie pas que nous nous opposons, comme beaucoup aimeraient nous le faire dire, à l'approche médicale classique moderne. Celle-ci a sa raison d'être, elle permet dans des situations aiguës et urgentes de réagir avec efficacité, aussi bien sur le symptôme que sur son origine, lorsqu'elle est connue, en les faisant disparaître.

Allopathie et homéopathie

Ce qui peut opposer ces deux médecines ne se trouve pas seulement dans l'approche, terrain ou symptôme, mais aussi dans les moyens mis en œuvre. Ainsi, l'homéopathie considère que l'on peut soigner par la loi des semblables (homéo du grec *homoios* = semblable) que nous évoquerons plus loin, alors que l'allopathie préconise d'utiliser des remèdes qui auront un effet contraire à celui de la maladie ou de sa cause lorsqu'elle est identifiée. D'un côté, on utilise des remèdes qui iront dans le sens de l'homme lui-même, en le soutenant afin qu'il déclenche ses propres moyens d'auto-guérison, de l'autre, on combat la maladie, ses symptômes, en se substituant parfois aux fonctions organiques déficientes. C'est affaire de philosophie, chacun devant être libre de choisir en fonction de ses convictions et de l'information juste qu'il est en droit de recevoir. Ces deux médecines ont également leurs limites. C'est pour cela qu'elles peuvent se compléter : lorsque toutes les voies sont épuisées d'un côté, il est possible de faire appel à d'autres outils que l'une ou l'autre propose.

Quant aux moyens employés, dans l'approche de terrain, ils sont pratiquement toujours naturels, issus des trois règnes, la médecine moderne préférant utiliser des molécules de synthèse, dans la plupart des cas.

Ceci étant dit, il faut savoir que la phytothérapie, l'aromathérapie et même l'homéopathie sont quelquefois utilisées de façon symptomatique. C'est ce qui se passe lorsqu'on préconise ces méthodes en se basant uniquement sur des symptômes. Les dérives existent aussi bien chez les médecins que parmi les non-médecins qui remplacent les remèdes de synthèse par des produits naturels pour répondre à une demande, sans pour autant qu'il y ait une véritable réflexion de fond.

En résumé, nous pourrions comparer ces approches, en positionnant la naturopathie de la façon suivante :

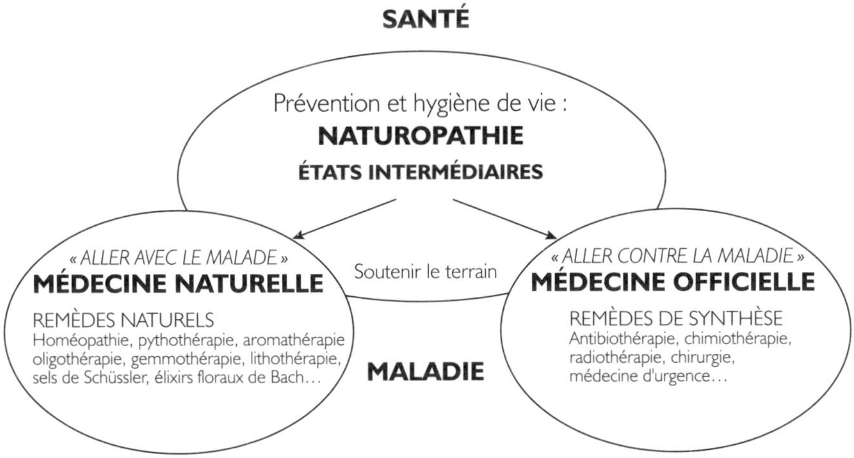

Les moyens naturels utilisés dans la médecine de terrain sont très larges ; ils font appel à des remèdes souvent différents quant à leurs formes, mais s'appuient toujours sur les trois règnes : minéral, végétal, animal.

Nous allons passer en revue les méthodes les plus couramment proposées dans les médecines naturelles.

I ■ L'HOMÉOPATHIE

L'homéopathie, grande médecine naturelle s'il en est, fut l'œuvre de Samuel Hahnemann, médecin allemand né en 1755 et décédé à Paris en 1843. Il écrivit deux livres essentiels, *Organon de l'art de guérir* et *Les Maladies chroniques*, qui décrivent la doctrine de l'homéopathie telle qu'il l'élabora pendant un demi-siècle de travail.

Elle repose sur trois fondements :

– la loi de similitude ;
– la loi d'infinitésimalité ;
– la notion de terrain morbide.

Loi de similitude

Similia similibus curanturi (« Les semblables soignent les semblables »)

Hippocrate

Hahnemann, s'inspirant d'Hippocrate et de Paracelse, engagea ses recherches dans l'esprit de ses illustres prédécesseurs, en s'appuyant sur la loi de similitude pour mener à bien ses expérimentations et parvenir à la découverte du remède homéopathique.

Le principe de similitude repose sur l'observation selon laquelle toute substance administrée à un organisme sain, et qui a pour conséquence d'activer ou réactiver des symptômes, peut être employée sur un organisme malade qui manifesterait des symptômes similaires. Ainsi, la similitude des manifestations entre un organisme sain réagissant à une substance toxique et un organisme malade qui manifeste des symptômes identiques permet d'administrer à très petites doses (infinitésimale) cette substance.

Pour mieux comprendre ce principe, prenons un exemple.

Vous êtes en bonne santé ; vous avalez par mégarde de la belladone, plante extrêmement toxique (atropine), vous ressentez des douleurs battantes dans l'oreille, le visage est rouge et la peau moite, vous avez un grand besoin de boire...

Un homéopathe reçoit un enfant avec un début d'otite ; il constate que cet enfant a la peau rouge, humide, chaude, qu'il a soif et qu'il ressent des battements dans l'oreille : il peut lui administrer belladona dans une dilution de son choix.

En administrant ce remède, l'homéopathe soutient et stimule très finement les capacités de défense de l'organisme. Si, dans le cas d'une otite, cet enfant se défend de la sorte, le remède l'accompagnera et le renforcera dans ce sens. Pour un autre enfant ayant la même maladie, ce seront d'autres symptômes qui s'exprimeront et ce sera donc un autre remède qui sera administré. On constate bien ici que le remède ne correspond pas à la maladie (otite) mais à la façon dont l'enfant se défend.

Cette différence avec l'allopathie est fondamentale, puisque cette dernière, dans sa démarche, s'oppose aux effets et quelquefois aux causes pour les supprimer, alors que l'homéopathie stimule et accompagne les capacités de défense de l'organisme.

Tous les remèdes ont été testés à des doses toxiques puis diluées par Hahnemann et ses élèves afin de vérifier cette loi.

Loi d'infinitésimalité

Hahnemann s'opposait à la prescription des substances dangereuses pour l'organisme, même s'il les utilisait en les expérimentant sur lui-même. Il commença par administrer des doses faibles, puis il passa à une dilution plus fine des substances, telle que nous la connaissons actuellement.

Les DH, Décimales *Hahnemanniennes*, et CH, Centésimales *Hahnemanniennes*, sont des exemples de ces dilutions.

Ainsi, pour obtenir un *ARNICA* en 6DH, on verse une part de teinture mère d'arnica dans neuf parts d'un solvant comme l'alcool (1+9 = 10) ; on obtient alors la première DH (1DH). Il faut ensuite verser une part de cette première dilution dans neuf parts du même solvant pour obtenir la 2DH, et ainsi de suite jusqu'à la sixième opération pour obtenir *ARNICA* 6DH.

Il en va de même pour les CH, où la première part est ajoutée à 99 parts de solvant (1+99 = 100) afin d'obtenir 1CH. Cette opération sera renouvelée autant de fois que le numéro l'indique : 15CH équivaut à 15 fois l'opération.

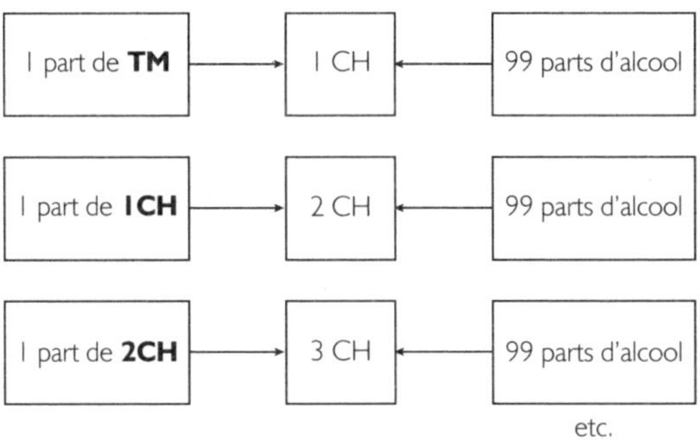

À chaque opération, on effectue une dynamisation en secouant le flacon ou plutôt en le « choquant », afin de réaliser des succussions. La dynamisation est le corollaire indispensable de la dilution ; elle permet de « lancer » ou « relancer » l'information du remède. Ainsi, le contenu d'un tube de granules stocké pendant des mois sans être utilisé peut être dynamisé par quelques succussions avant usage.

Le principe des dilutions a très vite opposé les tenants de l'approche mécaniste aux tenants de l'approche énergétique nécessaire à la compréhension et à l'acceptation de la loi d'*infinitésimalité*. Au début considéré comme hérétique et encore aujourd'hui par certains, Hahnemann n'avait aucun moyen de prouver que, dans ces remèdes dilués, il y avait encore un principe actif. Plus tard, on put, grâce aux progrès de la science, mesurer par les isotopes radioactifs une présence de matière jusqu'à la 9CH[1]. Les expériences menées par le Pr Benveniste, dont nous avons parlé à propos de la mémoire de l'eau, nous réservent certainement pour les années à venir bien des surprises. Mais la matière ne semble pas indispensable au processus : elle n'est que le support d'une information. Au départ, sa présence est quantifiable, puis il faut passer à une autre approche de nature informationnelle, pour tenter de comprendre le mode d'action de ces remèdes. C'est très certainement la physique quantique qui apportera la démonstration du fonctionnement des remèdes homéopathiques.

En attendant les preuves scientifiques indispensables à certains, nous citerons Aldous Huxley[2] : « Nous marchons à tâtons dans un univers dont nous ne connaissons que les apparences grossières. »

Le terrain morbide (diathèses homéopathiques)

Cette notion nous renvoie au chapitre qui traite du terrain où nous avons évoqué la constitution, le tempérament et la toxémie. Le ter-

1. Daudel et Robillart – *Laboratoire Pierre Curie, Institut du Radium.*
2. Écrivain et essayiste anglais, 1894-1963, qui publia entre autres *Le meilleur des mondes*, en 1931.

rain morbide regroupe toutes ces notions, sur lesquelles l'homéopathie s'appuie dans son raisonnement. L'imprégnation héréditaire d'un individu, par la mémoire d'une toxine qu'aurait rencontrée un de ses aïeux, le prédispose à certaines évolutions morbides. L'homéopathie distingue quatre grandes diathèses : la psore, la sycose, le tuberculinisme et la luèse (cf. « le terrain ») et une évolution, le cancérinisme.

Les symptômes, qu'ils soient physiques ou psychiques, sont de première importance pour l'homéopathe. Il ne cherche pas à les combattre pour les faire disparaître, mais il s'en sert comme d'une information que lui livre l'organisme quant à sa sensibilité et à sa capacité de réaction face à la maladie.

2 ▪ Les différents courants en homéopathie

À la suite des travaux d'Hannemann, l'homéopathie se répandit dans toute l'Europe, puis dans le monde entier, aussi bien en Inde qu'en Amérique du Nord.

Trois courants se distinguèrent et s'opposèrent quelque peu, même si les fondements restent les mêmes.

- L'**unicisme** prône l'utilisation d'un seul remède à la fois, dans une seule dilution et en une prise unique. En fonction de la dilution utilisée, le remède agira pendant quelques jours à quelques semaines, voire quelques mois. Cette « école » de l'homéopathie exige une grande rigueur dans la recherche du remède du patient. En s'appuyant sur un système de répertorisation des principaux symptômes psychiques et physiques, l'homéopathe uniciste tente de trouver le remède qui correspond le mieux aux symptômes que manifeste habituellement son patient. Ce remède est appelé *similimum*.
  Lorsqu'il prescrit un remède, l'uniciste a recours aux dilutions centésimales (CH), mais il fait plus souvent appel à un autre système de dilution, encore plus fin, appelé *korsakovienne* (K). Cette méthode consiste à vider la première préparation, effectuée à l'aide d'une CH et, au lieu de remettre une proportion solvant/dilution dans

le flacon, on se contente de remplir le flacon de solvant. Puis on vide le flacon et on le remplit à nouveau de solvant, autant de fois que nécessaire pour arriver à la dilution *korsakovienne* (200K = 200 fois l'opération). Il y a là vraiment de quoi faire « hurler » le monde scientifique car, dès la première dilution *korsakovienne*, il n'y a plus une seule trace de produit : seule la « mémoire » de celui-ci reste présente dans les infimes gouttelettes accrochées aux parois du verre. Pourtant, ces remèdes ont fait la preuve de leur efficacité depuis plus d'un siècle !
James Taylor Kent et Dominique Senn sont les deux grands représentants de ce courant.

- Le **pluralisme**, comme son nom le laisse entrevoir, utilise plusieurs remèdes dont les actions seront distinctes.
  Certains remèdes correspondent au malade, ou plutôt à son terrain :
  - remède de tempérament ;
  - remède de constitution ;
  - remède de toxémie.

  D'autres remèdes correspondent à la maladie :
  - remède de drainage, en basse dilution (DH ou 4 à 7 CH), qui peut être aussi de la phytothérapie ou de la gemmothérapie (1DH) ;
  - remède symptomatique, dans une dilution moyenne (9 à 15CH) ;
  - remède de fond, en haute dilution (15 à 30 CH).

Ces remèdes sont souvent administrés ensemble pendant plusieurs jours, voire plusieurs semaines. Les tenants de cette « école », très répandue, doivent gérer avec rigueur l'évolution du malade et de la maladie, afin d'ajuster quasi journellement leur prescription. Si l'on veut être fidèle à l'esprit d'Hahnemann, cette démarche demande une grande attention et une disponibilité quotidienne.
Malheureusement, certains praticiens qui se disent homéopathes, formés en quelques séminaires, ne délivrent de l'homéopathie que sur des bases symptomatiques. Parfois même, on voit

prescrire plusieurs remèdes d'indication très similaires, comme s'il fallait être certain de « couvrir » toutes les situations. Cela est regrettable et dessert l'homéopathie, mais reste heureusement peu fréquent.

- Le **complexisme** est un courant peu répandu qui s'appuie sur de basses dilutions en mélange (complexes) dont la vocation est plutôt de drainer l'organisme sur des axes particuliers, afin de réduire le niveau de la toxémie. Les homéopathes qui, pour certains, regardent cette approche avec condescendance, n'hésitent pas, dans les phases aiguës, à faire appel à ces complexes. Ce sont des remèdes d'un accès facile, aussi bien pour le profane que pour le praticien ; ils rendent bien des services lorsque, en vacances, dans la nuit ou un dimanche d'août, il n'y a personne à consulter.
  Le *complexisme* présente l'inconvénient de mélanger des remèdes à visée similaire ; cette approche peut toutefois être complémentaire lors d'un travail de fond, notamment pendant les périodes d'aggravation ou au cours de crises d'élimination, dites curatives.
  Les formes utilisées en homéopathie sont, le plus souvent, dans les pays latins, les granules ou les microgranules (doses) et, dans les pays anglo-saxons, les liquides sous forme d'ampoules ou de flacons.

Nous avons voulu donner un aperçu de l'homéopathie, qui est pour nous une médecine à part entière. On ne doit pas la cantonner à une approche de fond ou de terrain ; elle est aussi utile dans les phases aiguës. En conclusion, nous constatons que cette méthode s'appuie sur des remèdes (environ 150) qui sont toujours les mêmes depuis un siècle et demi et que les résultats sont toujours à la clef dès lors que l'esprit de l'homéopathie n'est pas dévié. On ne peut pas toujours en dire autant des molécules de synthèse, certes parfois nécessaires, dont la durée de vie ne dépasse guère quelques décennies et dont, malheureusement, les effets secondaires sont parfois redoutables.

Les autres approches

Souvent très proches de l'homéopathie, sinon dans leur forme, au moins dans leur concept, ces techniques sont rarement employées seules. Elles font partie d'une palette dans laquelle le praticien tire la couleur qui convient le mieux à son patient. Elle complétera le tableau avec les autres teintes de fond qu'il aura choisies.

I ■ À PARTIR DU VÉGÉTAL

La phytothérapie et l'aromathérapie, que nous avons plus précisément évoquées dans ce livre (cf. « les plantes »), font partie des outils performants sur lesquels s'appuient les praticiens qui souhaitent utiliser des remèdes naturels. Il faut rester prudent dans ces domaines où les excès sont courants. S'agissant de plantes, il semblerait que, pour certains, tous les dosages et tous les mélanges sont permis. La plante contient des principes actifs puissants et, lorsqu'elle est utilisée pour soigner, elle répond à des critères de dosage précis et à des contre-indications qui doivent être respectées. Du bon usage des plantes dépend leur efficacité. Les mélanges inconsidérés et leur usage abusif peuvent se révéler dangereux.

- L'aromathérapie, même si elle appartient aux outils thérapeutiques naturels, ne fonctionne pas comme l'homéopathie. Le principe d'action des huiles essentielles est de s'opposer à l'agent responsable de la maladie, même si elles agissent également sur le terrain. C'est d'ailleurs pour cela que l'homéopathie et l'aromathérapie ne devraient pas être utilisées ensemble. Il est préférable d'éviter l'utilisation des deux techniques simultanément, l'huile essentielle risquant d'annuler l'action du remède homéopathique. De plus, la nature vibratoire très dense des huiles essentielles peut avoir une influence perturbatrice sur la nature énergétique plus subtile du remède homéopathique.
- La gemmothérapie initiée par le Dr Pol Henry[1] utilise des tissus

1. 1918-1998. Henry Pol, Gemmothérapie. *Thérapeutique par les extraits embryonnaires végétaux*, 1982, édition personnelle de l'auteur.

embryonnaires végétaux comme les bourgeons, les jeunes pousses ou les radicelles. Le choix de ces parties de la plante s'explique par la puissance de ces tissus végétaux en devenir, riches en principes actifs qui vont très vite se multiplier pour croître rapidement.
L'objectif principal de cette thérapeutique est de pouvoir drainer l'organisme en profondeur, en ciblant plus précisément un système. Les émonctoires sont bien sollicités, mais chaque plante ayant une activité plus particulière en fonction de ses composantes agira sur un grand système.
Une cinquantaine de plantes sont utilisées. Pour certaines d'entre elles, plusieurs parties sont employées. La singularité de la gemmothérapie est sa forme galénique, un support peu alcoolisé appelé macérât-glycériné, mélange de glycérine-eau-alcool, dilué à la première décimale (1DH). Cette dilution apporte une finesse au remède, qui agit non seulement sur le plan physique, mais également au niveau vibratoire.
Les plus connus de ces remèdes sont *Ribes Nigrum Mg Bg 1D,* draineur universel et anti-inflammatoire puissant, et *Rosa Canina Mg Jp 1D,* puissant draineur du système respiratoire et stimulant de l'immunité.

- Les élixirs floraux de Bach, mais également d'autres élixirs floraux plus récents, sont des techniques très douces et profondes qui ciblent la dimension émotionnelle. En aidant à réduire la charge émotionnelle importante en lien avec le vécu de la maladie ou l'élément psychoémotionnel déclencheur, ces remèdes permettent de libérer l'énergie nécessaire au bon fonctionnement des grands systèmes (cf. « émotions et santé »).

2 ■ À PARTIR DU MINÉRAL

- L'oligothérapie s'appuie principalement sur les travaux de Jacques Ménétrier. Elle permet d'agir profondément sur la nature du terrain et sur son évolution, exprimées par les diathèses (cf. « le terrain »). Les oligoéléments sont, en principe, utilisés comme correcteurs de terrain, mais ils sont également employés comme

catalyseurs de certaines fonctions. Ainsi, dans les phases aiguës de la maladie, on peut avoir recours à ces remèdes pour stimuler, réguler ou freiner une fonction bien précise. Dans la chronicité, cet outil thérapeutique trouve également sa place en agissant sur les grands systèmes : neuroendocrinien, immunitaire, digestif…
Le remède se présente sous forme de solution aqueuse (eau) contenant un *gluconate* qui sert de support à l'oligoélément. Il existe également des oligoéléments sous forme ionisée sur un support aqueux ou sur granules.

- La lithothérapie, développée par les Dr Bergeret et Tetau[1] dans les années 1960, utilise des remèdes préparés à partir d'une base minérale (pierres, métaux…) triturée et diluée à la huitième décimale (8DH), où elle devient soluble. Cette approche permet d'utiliser un large éventail d'une cinquantaine de pierres et de métaux qui présentent un intérêt particulier du fait de leur composition. C'est la même notion de *totum* évoquée en phytothérapie qui est retenue ; l'élément minéral est utilisé dans sa totalité, tel qu'il se trouve dans la nature. Les remèdes ainsi préparés seraient capables de *déchélater* certains métalloïdes (oligoéléments notamment) qui seraient inactifs dans l'organisme car séquestrés. Un chélate (du grec *khêlê* = pince) est un élément stable qui fonctionne comme une bille séquestrée dans une pince. Ce principe permet à l'organisme de bloquer des molécules dangereuses comme les métaux lourds, afin de les évacuer, un peu comme les antioxydants. Mais de plus en plus d'éléments utiles (oligoéléments, notamment) subissent le même sort et deviennent inopérants à cause d'un nombre grandissant de radicaux libres et d'acides-déchets dans l'organisme. Pour le Dr Tétau, ce n'est pas tant la carence en oligoéléments qui pose problème, mais bien la biodisponibilité d'éléments bien présents dans l'organisme, mais empêchés d'assurer leur fonction. L'idée d'utiliser des minéraux dilués et dynamisés

1. M.Tétau, *Nouvelles cliniques de lithothérapie déchélatrice*, Éditions Similia, 1997.

pour libérer ces chélates est intéressante, mais elle semble difficile à objectiver. Néanmoins, l'usage de la lithothérapie présente un intérêt par la diversité des souches qu'elle propose et la possibilité qu'elle offre de les utiliser pour leur composition, notamment en oligoéléments. Ainsi, des oligoéléments, plus difficiles à trouver sous la forme classique unitaire, peuvent être présents dans les pierres, en lithothérapie.

La préparation se présente sur une base aqueuse dans laquelle est diluée la trituration en 8DH, conditionnée en ampoules.

Il est utile de préciser que le mot lithothérapie est parfois improprement utilisé pour désigner une approche différente, à savoir l'usage d'élixirs minéraux ou de pierres. Cette technique utilise des pierres ou des métaux qui sont soit appliqués directement sur la peau à un endroit précis, soit trempés dans une eau qui s'imprègne de la nature vibratoire du minéral. Cette eau est ensuite ingérée. Dans ce cas, il n'existe absolument aucune trace de matière et l'indication, ainsi que le mode opératoire, sont très différents de la lithothérapie.

- Les sels biochimiques de Schüssler, découverts au cours du XIXe siècle par le Dr Henri-Guillaume Schüssler, sont au nombre de 11 (12 à l'origine). Ces sels minéraux sont indispensables au fonctionnement des grands systèmes et pour Schüssler, leur carence dans l'organisme est une des causes de dégénérescence des tissus. Il écrivait : « Les tissus sont malades, parce que les cellules qui les constituent ne contiennent plus dans les proportions requises les substances minérales qui entrent dans leur constitution[1] ». Par exemple, le sang a besoin de fer (*Ferrum phosphoricum*), les os de calcaire (*Calcarea phosphorica*) et, lorsque ces éléments minéraux font défaut, on peut craindre des perturbations fonctionnelles sur le long terme. L'apport se fait individuellement (un sel à la fois) et non pas, comme on le voit bien souvent, en mélangeant les 11 sels ! La dilution la plus courante est la sixième décimale (6DH) ;

1. Cité par le Dr A.Richard dans le fascicule des Éditions Lehning.

cette basse dilution permet un apport régulier de matière (les décimales sont moins diluées que les centésimales) et une bonne biodisponibilité (assimilation). Généralement, les traitements durent de un à six mois. Les remèdes sont présentés sous forme de poudre ou de petits comprimés à croquer, de 0,10 g.

- N'oublions pas l'argile, qui est un remède très ancien, utilisé de tout temps pour de multiples indications. La terre argileuse, dont la composition est extraordinairement complexe, agit un peu comme une éponge, en attirant vers elle tous les éléments toxiques. Son utilisation en cataplasme, sur la peau, permet de « nettoyer » la zone atteinte par un traumatisme, une agression microbienne ou chimique. Un phénomène d'échanges se produit entre la toxémie qui est ainsi évacuée et les éléments minéraux de l'argile qui sont libérés dans les tissus.
  On peut aussi ingérer une eau dans laquelle les composants de l'argile ont été libérés. L'eau argileuse se prépare en délayant l'équivalent d'une cuillère à soupe (ne pas utiliser de métal) dans un grand verre d'eau. On laisse reposer toute une nuit, on boit l'eau le lendemain, en prenant soin de ne pas avaler le fond. Cette eau, qui est très bénéfique pour notre intestin, permet d'évacuer les toxines en surnombre et de réduire les fermentations et les putréfactions. En cas d'urgence (empoisonnement, ingestion d'un aliment périmé), on peut avaler un verre d'eau dans lequel l'argile aura été délayée, sans attendre qu'elle se pose au fond. L'usage de l'argile par la voie interne doit se faire sur de courtes périodes ; l'argile ne doit pas être prise en même temps que des médicaments ou des remèdes qui pourraient être neutralisés.

3 ▪ À PARTIR DE L'ANIMAL

L'organothérapie, qui fut à la mode à une certaine époque, continue encore à être prescrite. Elle utilise des souches issues d'organes d'animaux, très souvent de glandes endocrines. L'objectif est de stimuler, freiner ou réguler le même organe chez l'homme. Les souches sont utilisées en trois dilutions différentes, selon le but recherché. La 5CH est stimulante, la 7CH est régulatrice, la 9CH est frénatrice. Bien entendu, l'usage de ces dilutions et leurs actions ne valent que pour l'organothérapie et non pour les autres remèdes en homéopathie, qui obéissent à d'autres critères. Nous ne sommes pas partisans de cette méthode, qui utilise les organes d'animaux, car il nous semble que d'autres remèdes peuvent permettre une action identique, même si ses défenseurs rencontrent de bons résultats.

Les techniques naturelles

Différentes techniques peuvent compléter ces méthodes en thérapeutiques naturelles. Leur emploi se fera en fonction des besoins et des problématiques rencontrés.

- Les techniques manuelles visent à rééquilibrer l'organisme dans sa globalité, en agissant sur la structure (squelette, tissus musculaires, fascias), les viscères, ou les humeurs (liquide extracellulaire, liquide céphalo-rachidien). Ce sont l'ostéopathie, l'étiopathie, la chiropractie, la fasciathérapie, le massage manuel sous toutes ses formes.
- Les techniques énergétiques visent à relancer les échanges énergétiques subtils par une action de dispersion ou de saturation effectuée sur un ou plusieurs points précis. C'est à l'aide de pressions effectuées avec les doigts (digipuncture) ou à l'aide d'aiguilles (acupuncture) que ces techniques sont appliquées.

D'autres approches, comme le magnétisme ou des techniques apparentées permettent un transfert énergétique, sans contact physique. Le but recherché est de recharger, de réguler ou de dégager des organes ou des grandes fonctions perturbées.

- La kinésiologie est une technique qui semble s'appuyer sur les deux précédentes, manuelle et énergétique. Elle vise à décoder les « mémoires » que nous conservons en les fixant dans nos tissus et à les libérer. La kinésiologie comprend plusieurs branches, dont une, le *touch for health* (« la santé par le toucher ») qui semble particulièrement intéressante chez les enfants en difficulté scolaire.

- Les techniques d'accompagnement psychologique comme la PNL (Programmation Neuro-Linguistique) s'inscrivent dans une démarche thérapeutique globale. La PNL permet de déprogrammer nos schémas anciens (programmes). Ce sont, bien souvent, des stratégies mises en place inconsciemment tout au long de notre vie, dont nous avons du mal à nous débarrasser. L'apprentissage d'une meilleure communication, grâce à la PNL, permet également de modifier positivement nos modes de fonctionnement.
- Citons également l'analyse transactionnelle (AT), l'hypnose ericksonienne[1] ou la gestalt-thérapie qui sont des outils thérapeutiques très performants lorsqu'ils sont bien utilisés.
- La sophrologie est une méthode qui permet un travail d'introspection et de lâcher-prise, grâce à des techniques de visualisation, de relaxation et de gestion du souffle (respiration). C'est un bon outil lorsqu'on souhaite se laisser guider et être accompagné dans un travail sur soi.
- Ces dernières années une nouvelle technique très efficace a vu le jour : l'EMDR[2]. Elle permet, à partir de mouvements oculaires et de stimuli cutanés et/ou auditifs de déprogrammer des traumatismes mémorisés et difficiles à évacuer.
- Enfin, il faut évoquer les techniques réflexes, comme la réflexologie plantaire, qui consiste à exercer des pressions sur la plante des pieds, sur des points bien précis en correspondance avec des organes afin de les stimuler ou de les réguler. Grâce aux voies réflexes du système nerveux, ces pressions agissent à distance. L'auriculothérapie, qui repose sur l'énergétique chinoise et les correspondances entre organes à travers les méridiens, utilise des aiguilles posées sur des points précis du pavillon de l'oreille en relation avec des organes. Les stimulations effectuées au niveau

---

1. Milton H. Erickson (1901-1980), psychiatre et psychologue américain qui appliqua l'hypnose à la thérapeutique.
2. *Eye-movement Desensitization and Reprocessing.*

de l'oreille sont transmises par les circuits énergétiques, identiques à ceux de l'acupuncture.

L'iridologie

L'iridologie est un outil d'évaluation du terrain, de la force vitale et du niveau de la toxémie dans l'organisme. Elle permet de confirmer les prédispositions souvent héréditaires de chaque individu. L'iridologie, dont les premières bases furent jetées en 1880 par un médecin austro-hongrois, Ignace Von Peczely, s'appuie sur l'observation de l'iris, la partie colorée de l'œil. Son principe repose sur la transmission, par les voies réflexes du système nerveux, d'une information provenant d'un organe ou d'un système, qui s'inscrit, sous la forme d'un signe particulier, dans une zone donnée de l'iris. Les variations de coloration révèlent également les perturbations du milieu, notamment la nature et le niveau de la toxémie. Une cartographie de l'iris est employée comme support de l'observation; elle permet de situer avec précision les secteurs organiques projetés dans cette partie de l'œil. Chaque variation de couleur ainsi que la trame de fond et le relief de l'iris sont autant d'informations qui sont interprétées par l'iridologue. Cette technique est un des outils privilégiés du naturopathe; c'est la seule, parmi les techniques citées dans ce chapitre, à ne pas avoir d'action thérapeutique. L'iridologie se borne à une observation qui est ensuite interprétée par le naturopathe en comparant les données cliniques recueillies au cours de l'entretien. On ne peut pas tout observer dans l'iris et, surtout, « on ne soigne pas, par l'iridologie ! », comme je l'ai parfois entendu.

Les méthodes sont suffisamment nombreuses en thérapeutique naturelle et d'autres encore existent certainement, pour nous laisser un large choix, lorsque nous décidons d'emprunter cette voie.

Dans chaque pays, les lois et les réglementations sont différentes ; d'un pays à l'autre, on trouvera des thérapeutes dans la légalité ou dans l'illégalité. Ce qui compte, c'est avant tout leur compétence, leur réputation et leur humilité face aux situations qu'ils ne peuvent résoudre. La prise en charge de notre santé passe aussi par la recherche du thérapeute qui nous conviendra le mieux, qui saura être à notre écoute et passer du temps avec nous.

Dans leur ensemble, les thérapeutiques naturelles ont un point commun qui les unit : elles ne recherchent pas la guerre contre la maladie, elles proposent de retrouver la *paix thérapeutique*.

La maladie

« La maladie est l'effort que fait la nature pour guérir l'homme. »

Karl Gustave Jung

Cette étonnante citation a de quoi rendre perplexe ! Mais en y regardant de plus près nous comprenons que la nature, face à une situation de déséquilibre, cherche une solution afin de rétablir l'harmonie originelle.

Le sens de la maladie

La maladie, dans notre culture, est une fatalité, un mauvais sort ou un moment difficile à passer. « Pourquoi cela m'arrive-t-il ? » c'est une question souvent posée, à la suite d'un diagnostic, intéressante en soi, mais à laquelle peu d'entre nous cherchent à répondre. Pourtant, trouver le sens d'une telle situation participe de la guérison.

Tout au long de cet ouvrage, je me suis attaché à démontrer que la naturopathie vise à maintenir un état de santé optimal en appliquant, au quotidien, des règles d'hygiène de vie et de prévention. La naturopathie n'a pas pour vocation de prendre en charge la maladie : c'est le rôle du médecin. Toutefois, nous voyons de plus en plus de patients venir vers nous avec des pathologies déclarées. Ils ne viennent pas nous demander une alternative aux traitements qui leur sont proposés, mais plutôt un soutien.

Comment nous positionner face à cette demande ?

En naturopathie, nous considérons que la maladie est un processus dont la genèse est relativement longue. Lorsque des symptômes clairs apparaissent, c'est déjà l'aboutissement d'un long processus.

Nous avons évoqué au début de cet ouvrage deux aspects importants, le terrain et la force vitale. Tant que nous suivons les règles de vie favorables au bon équilibre de notre terrain et que nous ne puisons pas à l'excès dans nos réserves énergétiques, nous avons de grandes chances de rester en bonne santé.

Les mécanismes complexes qui entrent en jeu dans le déclenchement d'une pathologie sont soumis d'une part à la nature du terrain et à la force vitale mais également au vécu d'événements marquants, tout au long de notre parcours.

Le terrain, sous ses différents aspects, reflète une sensibilité ou une prédisposition à certaines pathologies. La force vitale alimente notre fonctionnement biologique et notre capacité d'adaptation. Mais n'oublions pas que nous sommes en interdépendance totale avec notre environnement, au sens large. L'environnement naturel et artificiel dans lequel nous vivons, mais également l'environnement social dans lequel nous nous impliquons quotidiennement. Nous ne pouvons pas ignorer ce lien et nous contenter de n'agir que sur le terrain et la force vitale. La maladie s'installe sur un terrain fragilisé, ou lorsque l'énergie vitale n'est plus suffisante. Mais quel est le déclencheur d'un tel processus ? Cela revient à poser l'interrogation « pourquoi cela m'arrive-t-il ? ». Nous cherchons un sens à la maladie et il est certain que poser cette question peut nous permettre de mener des investigations en direction de la cause plutôt que de chercher à tout prix à supprimer les effets (symptômes).

Le stress et la maladie

L'homme est un être social, il fait partie d'un groupe (famille, clan), est marqué par une culture, une religion... et vit dans un échange constant d'informations et d'émotions. Si, à un moment, dans ses relations, il rencontre une situation conflictuelle qu'il ne peut résoudre, il vit un stress plus ou moins intense que son cerveau tente de réguler par les réponses physiologiques habituelles.

Lorsqu'un individu est confronté à une situation déplaisante, qui le met en danger, ou qu'il la perçoit comme un danger potentiel pour sa survie, deux solutions s'offrent à lui : fuir ou combattre. S'il ne peut ni fuir ni combattre, car les règles sociales ou les obligations culturelles l'en empêchent, il est inhibé et ne peut plus agir. Que se passe-t-il alors ? Si je ne peux pas agir en exprimant mon mécontentement, en manifestant ma réprobation en combattant ou en fuyant, je retourne contre moi-même cette énergie non évacuée, ce qui va perturber mon équilibre physiologique. Si un organe ou un système est fragile, il sera la cible privilégiée de ce retournement, mais ce sont en premier lieu les systèmes immunitaires et neuroendocriniens qui seront touchés. La maladie évolue en passant par plusieurs étapes ; de la phase aiguë à la phase fonctionnelle elle évoluera vers la lésion et les processus dégénératifs.

C'est au Pr Henri Laborit[1] – homme admirable, qui n'a jamais hésité à remettre en question le dogme établi – que l'on doit la mise en évidence du lien entre la pression sociale et psychologique et l'inhibition de l'action[2]. Il démontrera dans une expérience célèbre[3] que nous reproduisons plus bas les conséquences d'une inhibition persistante sur l'équilibre physiologique.

Henri Laborit, bien avant les théories de la biologie totale (décodage biologique) de G. Hammer, avait exploré avec méthode et rigueur l'importance du vécu d'un conflit violent ou persistant dans le déclenchement de la maladie.

---

1. Médecin, spécialisé en neurobiologie, philosophe des sciences, 1914-1995.
2. *L'Inhibition de l'action*, Éditions Masson, 1979 ; *Éloge de la fuite*, Éditions Robert Laffont, 1976.
3. Expérience de la cage d'inhibition avec des rats.

Expérimentation, en trois temps, de la cage d'inhibition (H. Laborit)

Ire phase : Un rat est placé dans une cage à plancher grillagé et séparée en deux compartiments par une cloison, dans laquelle se trouve une porte.

Un signal sonore et un flash lumineux sont enclenchés et, après quatre secondes, un courant électrique est envoyé dans le plancher grillagé. La porte est ouverte. Le rat fait très vite la relation temporelle qui existe entre les signaux sonores et lumineux et la décharge électrique qu'il reçoit dans les pattes.

Il ne tarde pas à éviter ce désagrément (déplaisir) en passant dans le compartiment qui se trouve à côté.

À peine arrivé dans l'autre compartiment, le plancher bascule légèrement et active les signaux sonores et lumineux ; quatre secondes plus tard il reçoit le choc électrique.

Il doit parcourir le chemin inverse et le jeu de bascule recommence, ainsi que les signaux et le choc électrique.

Il est soumis à ce va-et-vient pendant dix minutes par jour pendant huit jours.

À l'auscultation, son état biologique est excellent.

2e phase : Deux rats sont placés dans la cage mais la porte de communication est fermée. Ils vont subir le choc électrique sans pouvoir s'enfuir. Très rapidement ils se battent, se mordent et se griffent. Après une expérimentation d'une durée analogue à la première phase, ils sont auscultés et leur état biologique, à part les morsures et les griffures, est excellent.

3e phase : Un rat est placé seul dans la cage avec la porte de communication fermée. Le protocole est identique aux deux premières phases.

Au huitième jour, les examens biologiques révèlent ;

- une perte de poids importante
- une hypertension artérielle qui persiste plusieurs semaines
- de multiples ulcères sur l'estomac

Conclusions : L'animal qui peut réagir par la fuite (1), ou par la lutte (2) ne développe pas de troubles organiques.

L'animal qui ne peut ni fuir ni lutter (3) se trouve en inhibition de l'action et présente des perturbations pathologiques.

L'expérience fut prolongée avec d'autres modalités afin d'identifier les différents circuits de la mémoire (à court et long terme) qui entrent également en jeu dans le processus de déclenchement ou non de la maladie.

Le Pr Laborit démontra combien ce comportement chez l'être humain était essentiel dans la genèse de la maladie.

La maladie se déclenche à partir du moment où :
- le terrain est fragilisé ;
- la force vitale est faible ;
- le système neuroendocrinien est perturbé ;
- le système immunitaire est affaibli.

Les agents extérieurs comme les bactéries ou les virus ne peuvent se développer que dans un milieu qui leur est favorable et c'est précisément ce qui se passe lorsque plusieurs des quatre situations précitées se présentent. Quant à la cellule, lorsqu'elle est détruite ou qu'elle subit une mutation, comme c'est le cas dans le cancer, ce sont les mêmes conditions qui permettent en grande partie de telles évolutions.

La naturopathie peut intervenir au cours de la maladie, non pas en substituant un traitement allopathique à une alternative naturelle, mais bien en renforçant le terrain, en soutenant la force vitale et en proposant au malade un travail sur lui-même afin de trouver le sens que la maladie a dans sa vie aujourd'hui. Certains outils comme les élixirs floraux du Dr Bach peuvent faciliter ce travail. Le vécu d'un ou de plusieurs événements est un des déclencheurs de la maladie. Si je ne peux pas mettre des « mots » sur ce que je ressens, le corps l'exprimera par ses « maux ». Une fois identifiée la charge émotionnelle que la personne supporte, il est possible d'en réduire l'intensité afin qu'elle se libère de l'inhibition persistante dans laquelle elle se trouve.

La maladie n'est pas une fatalité à laquelle nous devons nous résoudre ; c'est sûrement une opportunité que nous devons saisir, afin de prendre conscience de nos modes de vie et du sens que nous donnons à notre vie. Il est évident que la médecine a un rôle central à jouer dans le traitement des maladies, mais les thérapies naturelles ont pour vocation de prendre en charge le patient dans sa globalité en l'accompagnant vers son chemin de guérison. Si nous avons pu développer les conditions favorables à la maladie, nous devons certainement être capables de mettre en place les ressources nécessaires à la guérison.

Les différentes étapes

La maladie s'installe par étape, insidieusement et lentement. À part les maladies infectieuses qui se développent pour la plupart d'entre elles assez rapidement, toutes les autres suivent un long cheminement et se manifestent sous des formes différentes.

Nous considérons en naturopathie comme en homéopathie qu'il n'y a pas plusieurs maladies, mais seulement une maladie qui prend des aspects différents au fur et à mesure de son évolution. Le patient est unique, la maladie est une. C'est pour cette raison que nous ne pouvons pas intervenir en remplacement de la médecine allopathique qui traite chaque maladie avec des remèdes spécifiques. Nous nous intéressons au malade, à son terrain, à sa force vitale et au niveau de la toxémie. Nous évaluons les facteurs déclenchants, les conflits et les traumatismes et nous proposons d'intervenir sur ces aspects afin de faciliter le processus de guérison par le retour à l'équilibre.

Quelles sont les différentes phases de la maladie ?

1 ■ 1re PHASE : DÉSÉQUILIBRE DU MILIEU HUMORAL

Cette phase correspond au moment où le milieu humoral est surchargé. L'organisme réagit afin d'évacuer les déchets organiques et les toxiques exogènes qui l'encombrent. Deux processus se mettent en place : l'exsudation à travers les muqueuses afin d'évacuer la toxémie circulante en suspension dans les humeurs (colloïdale), l'inflammation et l'évacuation massive d'éléments acides sous forme de cristaux (sueur, calculs, urines, eczéma sec). À ce stade, il n'y a pas véritablement de symptômes suffisamment importants pour poser un diagnostic. La naturopathie propose la mise en place d'une cure de détoxication afin d'alléger les surcharges et de permettre à l'organisme de revenir à l'équilibre. Toute suppression intempestive de ce type d'élimination risque de provoquer un transfert morbide vers un autre émonctoire. En soi, ce n'est pas un grave problème, mais ce qui peut avoir des conséquences fâcheuses c'est qu'un autre traitement empêche de nouveau les éliminations. À terme, la toxémie non évacuée finira par être stockée dans les tissus plus profondément.

Les symptômes les plus couramment observés à ce stade sont, en fonction de la nature de la toxémie :

Toxémie colloïdale	Toxémie acide
Mucosités, écoulement gras	Eczéma sec, pellicules, cals
Acné, dermatoses, furoncles, hémorroïdes	Sueur profuse et acide, même sans effort
Bronchite, sinusite, rhume	Cystite, vaginite
Dépôts adipeux	Calculs rénaux et salivaires, crise de goutte
Kystes, fibrome, lipome	Calcifications
Cholestérol, triglycéride	Zona, névrite, sciatique
Leucorrhées (pertes blanches)	Troubles du sommeil

2 ■ 2^{E} PHASE, MODIFICATION DU TERRAIN : TROUBLES FONCTIONNELS

Si les tentatives d'élimination sont régulièrement entravées, l'organisme est surchargé ; le milieu extracellulaire et intracellulaire n'est plus en mesure d'assumer convenablement la vie de la cellule. Les échanges cellulaires s'effectuent moins bien et les grands systèmes sont perturbés. C'est une phase où l'on constate des dysfonctionnements avec, parfois, des manifestations aiguës à la suite d'une tentative d'élimination ou au cours d'un épisode infectieux. Il n'y a pas encore de lésion organique.

Toutefois, si la force vitale est suffisante, l'organisme réagit par des crises plus ou moins aiguës qui se caractérisent par :

- une durée limitée dans le temps (de quelques heures à quelques jours) ;
- la douleur ;
- la violence des symptômes ;
- une apparition soudaine ;
- parfois une température élevée.

L'immunité, à force d'être sollicitée par des processus inflammatoires répétitifs, s'affaiblit. Les manifestations aiguës limitées dans le temps deviennent chroniques. L'organisme tente toujours de se débarrasser de ce qui le surcharge mais il le fait avec moins de force. L'état inflammatoire s'installe dans la durée, ce qui, comme nous le savons depuis quelques années, favorise le développement du terrain cancéreux.

Au cours de cette deuxième phase, le terrain se fragilise et il est plus sensible aux agressions extérieures, quelles que soient leurs origines. Non seulement les bactéries pénètrent plus facilement l'organisme, mais les processus de « retournement » que nous avons évoqués plus haut sont facilités. Si un événement est difficilement vécu au cours de cette phase et qu'il n'a pu être évacué (fuite ou combat), il risque d'imprimer sa mémoire au cœur de nos cellules. Quelques perturbations physiologiques sont à craindre. Un exemple facile à illustrer est le déclenchement d'un phénomène inflammatoire au niveau gastrique. On considère aujourd'hui que la moitié de la population est porteuse d'une bactérie dont la caractéristique est de résider dans l'estomac en milieu extrêmement acide, *l'helicobacter pilori*. Pourtant, la moitié de la population ne souffre pas de problème gastrique ou d'ulcère. L'alimentation joue un rôle non négligeable dans le développement de cette bactérie (augmentation du milieu acide) mais un stress important et répété est certainement bien plus favorable. Une situation que nous ne « digérons » pas ou qui « ne passe pas », mais que nous ne pouvons exprimer peut directement se retourner contre nous et affecter l'estomac, qui présente à ce moment les conditions les plus « favorables ».

Au cours de cette deuxième phase le terrain s'affaiblit, des carences apparaissent, l'immunité est plus fragile et l'on constate les symptômes ou les pathologies suivantes :

Carences en minéraux, vitamines, oligo-éléments (baisse des réserves)

Baisse de l'immunité et inflammation : maladies infectieuses :

- Bactérioses : tuberculose, tétanos, diphtérie, maladie de Lyme (borréliose), *Helicobacter pilori*, légionellose, salmonellose, syphilis, anthrax, choléra, typhoïde.
- Viroses : oreillons, rougeole, rubéole, mononucléose, zona, herpès labial et génital, papillomavirus, grippe, hépatites (A, B, C, E) dengue, fièvre jaune, fièvres hémorragiques, (variole : éradiquée), HIV.
- Parasitoses : paludisme, toxoplasmose, ténia, filariose, leptospirose…
- Mycoses : teigne, candidoses (*candida albicans*, *pityriasis versicolor.*
- Allergies et intolérances alimentaires
- Troubles du sommeil
- Colopathie fonctionnelle
- Syndrome de la spasmophilie, dystonie neurovégétative
- Désadaptation avec troubles hormonaux (pancréas, cycle féminin)
- Asthme
- Inflammation du système osteoarticulaire (tendinites à répétition), ostéoporose.
- Troubles du métabolisme : cholestérol, prédiabète, diabète non insulino-dépendant (DNID), hypertriglycéridémie, pancréatite.

Pour une grande partie d'entre eux ce sont des troubles fonctionnels pour lesquels il n'y a pas de réponse thérapeutique très satisfaisante dans la durée. En ce qui concerne les maladies infectieuses, elles ne peuvent évidemment qu'être prises en charge par la médecine ; toutefois certains compléments, notamment en aromathérapie, peuvent être envisagés.

Il a été constaté au cours des grandes épidémies que certains individus se défendaient mieux que d'autres (ils étaient donc bien armés pour combattre !) alors que les plus faibles et les plus fragiles sur le plan psychologique et immunitaire ne pouvaient pas faire face. Nous observons cela chez nos enfants qui, dans la même classe, ne réagissent pas du tout de la même façon au cours d'une épidémie de grippe ou de gastro-entérite. Tous ne tombent pas malades et ce sont souvent les mêmes qui sont malades. Leur constitution, leurs prédispositions, leur alimentation et l'état de fatigue dans lequel ils se trouvent jouent un rôle essentiel, mais l'environnement affectif et la situation familiale peuvent aussi avoir une incidence sur le déclenchement de la maladie.

Au cours de cette phase, la maladie aiguë s'exprime par la douleur et la fièvre, deux caractéristiques principales de l'inflammation : *dolor, calor, tumor* (douleur, chaleur, œdème). C'est un processus naturel que l'organisme met en place pour se défendre ; s'il s'emballe (élévation trop importante de la fièvre), il peut être dangereux, d'où la nécessité d'être suivi par un médecin dans ces périodes. Toutefois, faire disparaître totalement le processus inflammatoire, surtout en phase aiguë, ne permet pas de passer rapidement à la phase de guérison.

La douleur

La douleur n'est pas la cause de la maladie : la supprimer ne résout rien. La douleur informe le cerveau et le système neuroendocrinien qu'un équilibre est rompu dans l'organisme (seuil de toxémie dépassé, lésion d'un organe, agression bactérienne…). Certaines hormones sont alors sécrétées en réponse à la situation, comme le cortisol (anti-inflammatoire naturel) afin de moduler le phénomène douloureux. La douleur disparaît assez vite après une phase aiguë, indiquant que l'organisme est parvenu à normaliser la situation et qu'il est en phase de reconstruction.

Un antidouleur, qu'il soit naturel ou non, ne fait que masquer le processus, empêchant la mise en place des systèmes de défense et de régulation, l'information ne parvenant plus au cerveau (absence de douleur). Il est évident qu'on ne peut laisser quelqu'un souffrir inutilement ; ce qui est judicieux, c'est d'objectiver avec lui cette douleur, ce qui est de plus en plus pratiqué aujourd'hui, même en milieu hospitalier. On sait combien l'évaluation de la douleur est variable d'un individu à l'autre, tellement le seuil de tolérance est différent entre deux personnes. Une très grande part de subjectivité modifie l'appréciation de la douleur « vraie », physiologique, ce qui n'était pas pris en compte auparavant. On ne modulait pas du tout l'administration d'anti-inflammatoires, ce qui s'est amélioré aujourd'hui.

Face à la douleur, l'organisme réagit en modifiant certains paramètres physiologiques : changement de viscosité du sang (plus fluide), modification de la pression artérielle, mobilisation des lymphocytes (ganglions lymphatiques), mise en circulation de certaines réserves (glycogène, sucre, par exemple). Il met en place des fonctionnements compensatoires en recherchant de la chaleur, en exprimant par la fatigue un besoin de mise au repos et en refusant l'alimentation en quantité (diète naturelle). C'est exactement ce que fait l'animal lorsqu'il est malade. Ces mécanismes ne doivent pas être combattus, mais seulement surveillés et contrôlés s'ils semblent excessifs et qu'ils mettent en danger la vie de la personne.

La fièvre

C'est un des moyens les plus efficaces que l'organisme met en place afin de neutraliser et d'évacuer ce qui est considéré comme une agression pour lui. La faire baisser à tout prix est un non-sens et l'approche médicale a bien changé à cet égard depuis un moment. Il faut bien sûr être prudent et la surveiller, afin qu'elle ne dépasse pas 40 °C, pour éviter tout risque de convulsion ou de problème cardiaque.

La fièvre active certaines grandes fonctions de l'organisme, notamment en augmentant le débit cardiaque et en activant la fonction respiratoire afin d'augmenter l'oxygénation. Les réserves de sucre sont libérées et permettent un meilleur fonctionnement des émonctoires. En revanche, les fonctions digestives, avec parfois un ralentissement du transit, et l'activité musculaire sont mises au repos pour éviter qu'elles ne consomment de l'énergie inutilement.

Lorsque la fièvre diminue naturellement, c'est l'indicateur que le seuil de toxémie décroît ou que les agents pathogènes (bactéries) ont été neutralisés. Normalement, après une phase aiguë, la force vitale augmente et le niveau de toxémie baisse.

Toute entrave à ces processus naturels engendrera une évolution vers un état chronique.

En naturopathie, l'accompagnement de cette deuxième phase évolutive fonctionnelle se fait par la mise au repos de l'organisme, la détoxication par une monodiète ou un jeûne léger, si cela est possible, et par des plantes favorisant la fonction émonctorielle et stimulante du système immunitaire. L'accompagnement psychoémotionnel (le rapport à la douleur, sur le plan émotionnel, est consommateur d'énergie) par les élixirs de Bach, des massages doux (sur les maladies infectieuses on évitera cette pratique, le massage pouvant, s'il est trop profond, favoriser la dissémination bactérienne), la relaxation, ou la visualisation sont également appropriés.

La flore intestinale doit être soutenue par un apport régulier en actibiotiques, probiotiques et par l'usage de l'argile (attention à certains traitements qui pourraient être neutralisés). L'immunité, le système neuroendocrinien ainsi que le système immunitaire doivent faire l'objet d'une attention soutenue. Vitamines d'origines naturelles (B, C et D), acides gras de bonne qualité et apports en minéraux assimilables (hydroxydase, plasma de Quinton, spiruline...) sont indispensables.

3 ■ 3E PHASE : PATHOLOGIES LÉSIONNELLES, PUIS DÉGÉNÉRATIVES

Si, au cours des deux phases précédentes, le terrain n'a pas été rééquilibré et que les différentes tentatives d'élimination ont été entravées, le niveau de la toxémie augmentera et la force vitale diminuera. L'état inflammatoire devient chronique et certains organes qui ne peuvent plus assurer leur fonction correctement vont progressivement glisser vers la lésion.

L'apparition de symptômes importants et la modification profonde de la biologie dans certaines pathologies indiquent que la lésion est installée. Dès qu'un organe est abîmé ou qu'il ne peut plus assurer ses fonctions normales, on dit qu'il est lésé. Nous faisons la différence entre la maladie fonctionnelle, lorsqu'une fonction est perturbée mais qu'elle peut être rétablie, et la pathologie lésionnelle lorsque l'organe est atteint et qu'il est plus difficile de le rétablir dans son intégrité.

À la suite de la lésion un processus dégénératif de destruction cellulaire peut apparaître ; cette situation évolue dans le temps plus ou moins vite en fonction des pathologies. Les principales pathologies lésionnelles et qui évoluent, pour la plupart, vers le dégénératif, sont la maladie de Parkinson, la maladie d'Alzheimer, la sclérose en plaques (SEP), la maladie de Crohn, le diabète insulino-dépendant (DID), la fibromyalgie, le syndrome de la fatigue chronique, la bronchite chronique obstructive (liée au tabac), l'arthrose, la cirrhose et les cancers que nous classons également plus loin dans la phase finale de l'évolution de la maladie, car le processus spécifique qui aboutit à la cellule cancéreuse est très particulier.

La prise en charge médicale indispensable dans ces maladies n'empêche pas un accompagnement par la naturopathie et par d'autres disciplines comme l'ostéopathie ou la psychothérapie. Les facteurs multiples qui entrent en jeu à partir du moment où la lésion s'installe et où le processus dégénératif se met en place nécessitent une prise en charge globale.

La naturopathie propose les mises en place décrites ci-dessous.

- Une réforme alimentaire profonde qui vise à réduire au maximum les apports alimentaires potentiellement « toxiques » pour l'organisme, car ils favorisent et entretiennent l'inflammation. Nous avons développé un important chapitre sur le sujet dont nous rappelons ici quelques points essentiels : les aliments raffinés (sucre, sel, céréales, farines, huiles) sont à bannir ; la consommation d'huiles et de margarines contenant des oméga-6 doit être réduite au profit des oméga-3 afin de réguler la réponse inflammatoire, en rétablissant un bon rapport entre les oméga-6 et les oméga-3 ; les excès de protéines animales, pourvoyeurs d'acides et d'acides gras saturés, sont à éviter (pas plus d'une fois par semaine pour les viandes rouges). Seuls le poisson et la volaille en petites quantités sont acceptables (trois fois par semaine) ; les laitages et notamment les aliments à base de lait de vache sont à prohiber ; certaines céréales comme le blé et le seigle sont à exclure, particulièrement dans les pathologies du système digestif mais également dans les maladies du système nerveux (cf. D. Seignalet).

- L'alimentation doit être la plus naturelle possible, assurant des apports quotidiens en vitamines (produits frais et crus dans la mesure du possible, graines germées, fruits) en minéraux et oligoéléments (céréales complètes ou semi-complètes), en protéines légères (végétales : légumineuses-céréales, algues, œuf, poisson) et en acides gras de bonne qualité (graines oléagineuses et huiles de première pression à froid particulièrement riches en oméga-3).
- Enfin, une eau de qualité, peu minéralisée et en quantité suffisante doit être consommée chaque jour (cf. « l'eau »).

Les conseils d'un praticien viendront renforcer ces changements alimentaires. Un apport de compléments à base de produits naturels visant à réduire l'oxydation cellulaire et l'inflammation, en intervenant sur les causes, est essentiel. En naturopathie, l'approche individualisée prend en compte la spécificité de chaque terrain, ainsi que le parcours personnel et l'environnement du moment afin que tous les conseils qui sont prodigués soient en adéquation avec la situation du patient. Ces pathologies lourdes sont prises en charge par la médecine classique ; le naturopathe ne se substitue pas à cette prise en charge : il accompagne le patient.

Les autres paramètres psychoémotionnels que nous avons déjà évoqués sont incontournables et il nous semble difficile de faire l'économie d'un travail sur soi au cours de cette phase.

4 ▪ 4[E] PHASE : LE RETOURNEMENT IMMUNITAIRE, LES PATHOLOGIES AUTO-IMMUNES

Il existe un processus physiologique de régulation auto-immun qui gère, à partir des lymphocytes T et B, certaines activités cellulaires. Il arrive que cette fonction s'emballe et que les lymphocytes et les anticorps s'attaquent à certains organes comme s'ils ne les reconnaissaient plus. On considère aujourd'hui que l'hérédité génétique est en partie responsable de cette anomalie, mais des facteurs environnementaux perturbant le système immunitaire et neuroendocrinien participent aussi au processus. Toutefois, on constate bien souvent qu'un déclencheur psychoémotionnel est à l'origine de ce retournement. La génétique n'explique pas tout et notamment elle ignore les raisons pour lesquelles certaines de ces maladies apparaissent dans des populations (occidentales) de plus en plus jeunes.

On distingue deux types de maladies auto-immunes :

Organiques	Systémiques
Diabète-insulino-dépendant (Type I)	Lupus systémique
Thyroïdite d'Ashimoto	Polyarthrite rhumatoïde
Hépatites auto-immunes	Sclérodermie
Vitiligo	Vascularite primitive
Myasthénie	Polychondrite atrophiante
Lupus érythémateux	Syndrome de Goujerot-Sjögren
Rétinite auto-immune	

Les traitements classiques, corticothérapie et immunosuppresseurs, sont délicats à mettre en œuvre et ont des répercussions importantes sur l'organisme. Les corticoïdes génèrent de nombreux effets secondaires qui ne sont pas sans perturber l'équilibre du milieu humoral (rétention du sodium, baisse du potassium, effet immunodépresseur...). Les immunosuppresseurs affaiblissent le système immunitaire et, du coup, accroissent le risque infectieux.

Pour nous cette quatrième phase est une évolution logique, en fonction du terrain et des prédispositions de chacun, des phases précédentes, surtout en présence d'un traumatisme psychoémotionnel. Pour ma part, j'ai souvent constaté que l'apparition du diabète de type I ou d'une thyroïdite d'Ashimoto était consécutive à un événement important, difficilement vécu, ou à un cumul de plusieurs événements traumatiques au cours de la vie. La maladie auto-immune est une parfaite illustration des découvertes du Pr Laborit. Les situations que j'ai pu observer quant à la façon dont les événements ont été vécus confirment bien la difficulté à réagir des personnes qui ont subi ces traumatismes. Souvent, ni le combat, ni la fuite n'étaient possibles. Cette inhibition de l'action se traduit à un moment par le retournement et l'emballement du système immunitaire qui ne reconnaît plus un organe ou un système. Comme si le conflit qui n'avait pu s'exprimer à l'extérieur se transposait à l'intérieur. Je me souviens d'ailleurs d'une phrase prononcée par un patient, atteint d'une thyroïdite d'Ashimoto, à propos d'une situation qu'il avait subie pendant de nombreuses années, sans pouvoir en parler ou exprimer son sentiment : « Je ne me reconnaissais pas ». Le système immunitaire a pour principale fonction de reconnaître ce qui fait partie de nous et rejeter ce qui ne nous appartient pas ou qui est potentiellement dangereux ! Le siège de la maladie n'est jamais anodin, la thyroïde se trouve au niveau de la gorge... parole et expression ne sont pas loin !

La naturopathie peut accompagner cette phase en s'appuyant sur les bases classiques, alimentation et hygiène de vie, et en insistant sur la recherche des facteurs déclenchants et du vécu émotionnel des événements qui auraient pu être à l'origine du retournement de l'immunité. Nous constatons que la prise de conscience de certaines situations qui ont émaillé notre vie et qui ont pu avoir un impact sur notre santé permet de retrouver un certain équilibre. L'événement en lui-même n'a pas tant d'importance ; c'est l'intensité émotionnelle du vécu et le sens qu'il prend dans notre histoire personnelle qui ont une influence sur notre santé. Les événements importants comme parfois les plus anodins sont là pour baliser le chemin, nous montrer une direction ou nous signaler que nous suivons peut-être une mauvaise route. Si nous ne savons pas en apprécier le message, le conflit s'installe. Soit nous acceptons que les événements – surtout lorsqu'ils se répètent – sont signifiants pour nous, soit nous passons à côté et le corps nous rappellera à l'ordre. Dans la maladie auto-immune, il est vraisemblable que nous ayons été dépassés par une ou plusieurs situations qui touchent à notre intégrité, notre « territoire », notre sécurité ou notre identité. Ne pas pouvoir se défendre ou ne pas pouvoir fuir engendre ce retournement de l'immunité contre nous-mêmes. C'est une situation difficile, car le conflit que nous vivons est certainement très profond. Il est indispensable de travailler avec un thérapeute qui saura nous accompagner vers une exploration plus profonde de nous-mêmes. Pour ma part, je propose l'utilisation des élixirs de Bach, afin de passer progressivement et successivement plusieurs étapes, et de remonter notre histoire pour évacuer toutes les charges émotionnelles accumulées. La maladie ne dépend pas d'un seul facteur ; tous les plans de l'être humain sont concernés, mais j'ai pu constater que plus la maladie pénètre en profondeur l'organisme, plus elle trouve son origine dans de profonds conflits intérieurs ou des traumatismes importants.

Au cours de cette quatrième phase, la naturopathie permet de soulager l'organisme des effets secondaires des traitements souvent très lourds. Toute molécule de synthèse introduite dans l'organisme génère, de façon plus ou moins importante, des effets indésirables. Les émonctoires, et plus particulièrement le rein et la fonction épuratrice du foie, sont très sollicités. La corticothérapie engendre de nombreux effets indésirables et perturbent l'équilibre acido-basique ; les liquides sont retenus dans les tissus (œdème) et le milieu cellulaire ne peut pas assurer correctement son rôle, apporter les nutriments et l'oxygène nécessaires à la vie de la cellule, évacuer les déchets du métabolisme cellulaire. C'est une lente asphyxie qui se prépare et un vieillissement prématuré des cellules par oxydation (radicaux libres en plus grand nombre). Avec l'appui des outils habituellement mis en œuvre au cours de la cure de détoxication, on constate une nette amélioration de l'état général. Toute notre attention sera aussi portée sur le soutien de la force vitale.

5 ▪ 5ᴱ PHASE : TERRAIN CANCÉRINIQUE ET CANCER

Cette ultime évolution de la maladie ne passe pas nécessairement par la phase précédente. L'organisme peut évoluer de la troisième phase à cette dernière phase directement.

Lorsque la cellule ne peut plus assurer correctement ses fonctions parce qu'elle n'est pas correctement nourrie, qu'elle s'asphyxie par un manque d'oxygène et qu'elle ne peut plus évacuer correctement ses déchets, elle a deux solutions : mourir ou tenter de survivre. C'est ce que, paradoxalement, elle tente de faire dans la cancérisation.

Aujourd'hui l'augmentation des cancers dans les pays développés (particulièrement ceux de la prostate, du sein et du côlon) est largement démontrée et de nombreuses études font apparaître le rôle essentiel des facteurs environnementaux (pollutions, traitements alimentaires) dans la genèse de la plupart d'entre eux. Certains avancent que la politique de dépistage précoce des autorités sanitaires des pays industrialisés a permis de recenser et soigner les cancers de plus en plus tôt. Ceci est totalement faux : en effet les statistiques et les cartes de répartition publiées par l'IARC[1] démontrent le contraire. Dépistage ou pas, selon les pays, la prévalence des cancers est nettement supérieure dans les pays industrialisés. Les cancers qu'on ne sait pas dépister (cerveau, poumon, pancréas, testicules…) augmentent aussi dans les mêmes proportions et chez des populations de plus en plus jeunes.

1. International Agency for Research on Cancer, Nations-Unies, site : www-dep.iarc.fr.

Pour autant, à conditions de vie identiques dans un même pays occidental, toute la population ne déclare pas un cancer. On peut dire que la pollution environnementale et la « non-qualité » des aliments sont clairement des facteurs aggravants qui fragilisent certains organismes. Quels sont alors les autres facteurs qui prédisposeraient au cancer ? Certains avancent la piste génétique mais, comme le souligne le Dr David Servan-Schreiber dans son livre *Anticancer* [1], les populations asiatiques que l'on croyait préservées pour des raisons génétiques développent dans les mêmes proportions des cancers dès qu'ils adoptent des habitudes de vie occidentales (population asiatique de San Francisco)[2]. Les chercheurs chinois ont tendance à dire que le cancer est une maladie de riches !

Y aurait-il d'autres pistes à explorer ? Nous sommes convaincus aujourd'hui que la dimension pyscho-émotionnelle joue un rôle important dans la genèse du cancer et dans son déclenchement, mais également dans sa guérison.

C'est un cancérologue-radiothérapeute américain, Carl Simonton, qui observa dans les années 1970 que certains de ses patients ayant le même cancer et subissant le même traitement guérissaient et d'autres non. Il s'intéressa à la vie de ces patients et à leur comportement face à la maladie. À partir de ses observations, il élabora une technique de visualisation et de relaxation afin de « stimuler l'esprit, pour renforcer le corps ».

Avec son épouse Stephanie Matthews, il observa, dans l'histoire de ses patients, qu'il y avait souvent eu une perte (deuil, séparation, renoncement à un statut social...) ou un choc émotionnel fort dans les six mois à deux ans précédant l'apparition du cancer. Il en déduisit que ces facteurs déclenchants étaient très importants et que l'esprit qui avait été capable d'initier un tel processus était certainement capable de parcourir le chemin inverse vers la guérison.

1. Éditions Robert Laffont, 2007.
2. AJ Sasco, « Migration et cancer », *Revue de médecine interne*, 1989.
BW Stewart, Kleihues P : « Wold cancer report » – IARC –LYON 2003

Le Dr Simonton énonça quelques principes :
- nos émotions influencent notre état de santé et notre guérison ;
- nos croyances profondes ainsi que notre attitude influencent nos émotions, et contribuent donc à notre état de santé ;
- nous pouvons influencer nos croyances, notre attitude et nos émotions, ce qui peut influencer notre santé ;
- influencer nos croyances, nos attitudes et nos émotions peut s'apprendre ;
- une des forces motrices très puissantes dans notre système immunitaire et les autres systèmes qui participent à la guérison, sont nos émotions.

D'autres facteurs interviennent également dans le processus de cancérisation. Le terrain se modifie lentement sous l'influence de la toxémie, les stress répétés maintiennent l'organisme en situation d'alerte (sympathicotonie) et les états inflammatoires favorisent l'émergence de la cellule cancéreuse. En effet, on sait aujourd'hui que l'inflammation, censée nous protéger et favoriser la restauration des tissus agressés et lésés, peut favoriser le processus de prolifération de quelques cellules cancéreuses. Elles détournent à leur profit l'inflammation locale afin d'être nourries (dilatation des vaisseaux environnants) et permettre la reconstruction des tissus (prolifération cellulaire), à la différence que le mécanisme inflammatoire cesse habituellement lorsque le processus de réparation est terminé. Dans le cas d'une tumeur, sa seule présence génère une inflammation locale et ainsi oblige l'organisme à sans cesse la nourrir. La cellule cancéreuse est à l'origine une cellule normale qui mute à un certain moment, pour survivre. Sa mutation engendre un phénomène très particulier ; elle perd son code génétique qui lui permettait de vivre mais également de mourir. Elle se reproduit à l'infini, transmet cette « erreur » génétique et prolifère de façon anarchique. En s'amassant entre elles, ces cellules forment alors une tumeur qui devient quasiment autonome, créant ses propres moyens de survie en utilisant l'inflammation pour se nourrir et respirer.

Le Pr Schwartzenberg, cancérologue, disait qu'à chaque instant dans l'organisme nous développons des cellules cancéreuses. Les gardiens de notre territoire, notamment le système immunitaire, sont là pour veiller à ce que ces cellules ne prolifèrent pas. Le système tampon qui équilibre les bases et les acides veille à ce que le milieu intérieur ne soit pas trop acide afin d'éviter l'inflammation et favoriser les échanges cellulaires.

Lorsque le système immunitaire est affaibli depuis des années par une sollicitation quasi permanente (allergies, agressions bactériennes, intolérances alimentaires), il perd ses capacités de défense et ne peut plus assurer sa veille intérieure. Une cellule cancéreuse échappe à sa vigilance, puis une autre, et le processus s'emballe assez vite. Si par ailleurs le terrain s'acidifie et que la cellule respire de moins en moins bien, de nouvelles cellules subissent le même sort. Enfin, si l'énergie vitale fait défaut, les grands systèmes ne peuvent plus assurer correctement leur fonction (émonctoire, respiratoire, digestif...).

En naturopathie, nous faisons la différence entre le terrain *cancérinique* (évolution du terrain vers des coordonnées biologiques favorables au cancer) et la tumeur cancéreuse, aboutissement de tout le processus.

En résumé, le cancer ne peut se développer que sur un terrain propice et sous certaines conditions :

- terrain surchargé (toxémie, radicaux libres, toxiques) et émonctoires déficients ;
- force vitale diminuée ;
- système immunitaire affaibli ;
- état inflammatoire persistant ;
- chocs psychoémotionnels importants ou répétés, non évacués ou conflits psychologiques refoulés ;
- états de stress prolongés.

Dans cette phase ultime du processus d'évolution de la maladie, la naturopathie intervient, une fois de plus, sur le terrain cancérinique. Lorsque les coordonnées bioélectroniques (cf. « la biolélectronique de Vincent ») sont perturbées, en zone alcaline-oxydée, et que de nombreux symptômes indiquent une baisse de la force vitale et une surcharge importante du milieu humoral, il est vital d'intervenir rapidement pour éviter que ne perdure cette situation. Certains individus évoluent de nombreuses années sur un tel terrain, mais le cancer en tant que tumeur ne fait pas son apparition. Seul un événement traumatique ou un conflit émotionnel qui s'installent dans la durée peuvent déclencher le processus tumoral. Ceci dit, en présence d'un niveau de toxicité élevé dans l'organisme, la tumeur peut aussi se développer et se généraliser (irradiation accidentelle par exemple).

En présence d'un terrain cancérinique et avant que n'apparaisse une tumeur, la naturopathie propose une action de fond.

- Une alimentation hypotoxique est incontournable et une mise en œuvre rapide de la réforme alimentaire est indispensable. La suppression d'une bonne partie des apports en protéines et des graisses animales, particulièrement viande rouge et charcuterie, pendant plusieurs semaines ou mois, est essentielle. Seules les protéines végétales, les œufs et un peu de poisson, riches en oméga-3, peuvent être conservés. Les laitages sont à proscrire pendant un certain temps (surtout le lait de vache et ses dérivés) ; on préférera les laits végétaux (amande, épeautre, riz, soja modérément...) et très modérément si cela est nécessaire les produits à base de lait de brebis ou de chèvre. Le sel raffiné doit être éliminé et remplacé par du sel de Guérande en petite quantité ou du Gomasio (sésame+sel) afin de réduire le plus possible la présence de sodium dans l'organisme et ainsi favoriser l'épuration du milieu humoral.
- Le sucre raffiné est certainement un des grands facteurs favorisant le terrain cancérinique dans notre société occidentale. La surconsommation de sucre blanc élève le taux d'insuline qui est une des causes principales de la prolifération des cellules cancéreuses. En effet, l'insuline permet au sucre, transformé en glucose, de pénétrer la cellule, afin de lui fournir de l'énergie. Simultanément, deux autres molécules synthétisées par le foie sont libérées, les IGF-1 et IGF-2 (*insulin-like growth factor*), dont le rôle principal est de stimuler la croissance de tous les tissus dans l'organisme...

donc potentiellement de stimuler la prolifération de cellules cancéreuses. Des édulcorants naturels comme le sirop d'agave ou des sirops de céréales (riz, épeautre...) peuvent avantageusement remplacer le sucre. Toutefois, il faut veiller à réduire au maximum les aliments à index glycémique élevé, tel que farines et céréales raffinées (pain, pâtes, viennoiseries...), confitures industrielles, fruits au sirop, sodas et boissons sucrées.

- Les aliments alcalins et peu acides sont recommandés (cf. le tableau des aliments favorables à la santé) et surtout le cru, les légumes verts et les fruits. Les céréales complètes, riz, quinoa, sarrasin, petit épeautre ainsi que les légumineuses (en quantité raisonnable) peuvent servir de base à une alimentation équilibrée. Les acides gras principalement issus des huiles végétales (lin, noix), des oléagineux et des poissons gras sont indispensables, notamment pour leur rôle dans la régulation de l'inflammation. Le Dr Richard Béliveau (Canada) et son équipe ont étudié avec beaucoup de précision, par type de cancer, l'incidence de la consommation de certains aliments sur l'inhibition de la croissance des cellules cancéreuses[1]. Il ressort de leurs observations qu'il y a un grand intérêt à consommer très régulièrement des aliments comme l'ail (inhibe 100 % de la croissance des cellules des cancers du côlon, de la prostate, des poumons, du cerveau et du sein !), le poireau, l'oignon, les choux, la betterave, les épinards, les asperges, les haricots verts, les navets, les tomates, les concombres, les salades vertes. Il va de soi que les aliments choisis doivent être le plus naturel possible, exempts de traitements et de pesticides, afin d'éviter les produits toxiques de synthèse et les risques de perturbation de la cellule. Nous avons vu que certains produits sont suspectés d'être cancérigènes ou perturbateurs du système hormonal. Ils sont certainement à l'origine du processus de mutation et de cancérisation de la cellule saine. Plus nous les accumulons

1. Dr R.Béliveau et Dr Denis Gingras : *Les aliments contre le cancer*, Éditions Solar.

dans l'organisme et plus le risque de voir apparaître ce type de cellule en plus grand nombre augmente. Lorsque l'organisme est débordé, il ne peut plus assurer la neutralisation de ces cellules et la cancérisation se développe rapidement. C'est un « effet dose », une situation de toxicité importante qui ne peut plus être maîtrisée par les systèmes de défense de l'organisme.

- Certaines épices comme le curcuma (associé au poivre ou au gingembre), mais également les plantes aromatiques comme le thym, le romarin, la sarriette sont intéressantes pour leur rôle de soutien du système immunitaire. Enfin, l'alcool, le café et le tabac sont à bannir, afin de faciliter le processus de détoxication et éviter l'augmentation du niveau de toxémie dans l'organisme.
- L'eau, dont nous sommes composés à 70 %, doit être très pure et d'une résistivité élevée afin que les échanges entre la cellule et son milieu s'effectuent de façon optimale. Si l'organisme peut réduire son niveau d'acidité et évacuer les toxiques rapidement, il pourra d'autant mieux rétablir l'équilibre entre les acides et les bases.
- Les cures de détoxication et de revitalisation menées par un naturopathe expérimenté permettront d'améliorer le terrain et de constater un retour à l'équilibre biologique du milieu humoral (bioélectronique, analyses biologiques : vitesse de sédimentation, IgG, transaminases, PSA).

En présence d'une tumeur et donc d'un cancer déclaré, la prise en charge médicale est bien évidemment totale. Le patient a également la possibilité d'avoir recours à des traitements complémentaires comme l'homéopathie, l'ostéopathie ou la psychothérapie qui sont aussi de précieux alliés. Le naturopathe confronté à un cancer doit continuer à intervenir sur le terrain en poursuivant toujours le même but : rétablir l'équilibre de fond qui a été rompu.

L'accompagnement par un psychothérapeute, afin d'évacuer la charge émotionnelle qui pourrait être un déclencheur est, nous semble-t-il, indispensable. Comme nous l'avons déjà évoqué plus haut, nous nous appuyons, dans cette situation, sur la méthode du Dr Bach.

Enfin, le rôle d'accompagnement au cours du traitement allopathique (chimiothérapie, radiothérapie, chirurgie) est tout à fait possible grâce aux outils simples que nous mettons en œuvre. Tout traitement en cancérologie provoque des effets secondaires non négligeables : n'oublions pas qu'aujourd'hui on soigne avec des produits ou des rayons hautement toxiques. Favoriser l'élimination *a posteriori* de ces produits en améliorant le fonctionnement des organes comme le foie, le rein et l'intestin, permet au patient de garder un bon niveau de vitalité et donc de mieux combattre. Son état psychologique est important et, s'il consomme trop d'énergie au niveau émotionnel, il peut difficilement en mobiliser pour son système immunitaire et toutes les autres grandes fonctions. Renforcer la vitalité et donc proposer une cure de revitalisation en alternance avec des périodes de détoxication (selon l'état du patient) sera la stratégie à mener tout au long de l'accompagnement d'un traitement en cancérologie.

Ce qui est essentiel au cours de la 5e phase :

- pratiquer un exercice physique régulier chaque jour (20 à 30 minutes) ;
- prendre un temps de repos pour soi dans la journée ;
- pratiquer une technique relaxante et énergétique : yoga, Qi Qong, Tai-Qi, relaxation, méditation ;
- être en plein air chaque jour et si possible s'exposer une vingtaine de minutes au soleil (métabolisme de la vitamine D) avant 11 h du matin ou après 16 h ;
- pratiquer les cures de détoxication et de revitalisation ;
- manger cru, vivant, naturel et bio ;
- boire une eau pure ;
- consommer des acides gras oméga-3 et équilibrer les oméga-6 ;
- éliminer sel et sucres raffinés ;
- réduire les laitages, éliminer les viandes et les charcuteries ;
- travailler sur soi : psychothérapie, gestion émotionnelle (tristesse, colère, peur...), écouter ses vrais besoins et les nourrir, revoir ses croyances (fatalisme, sentiment d'impuissance) ;

– faire le point et donner un sens à sa vie.

La mise en place dans le temps de ces nouvelles habitudes influencera la nature du terrain et facilitera le retour à la santé en accompagnement des traitements médicaux classiques.

Il serait intéressant que ce type de pratique se généralise, en accord avec les équipes médicales, car nous avons pu constater dans de nombreux cas combien ce soutien favorisait une meilleure acceptation des traitements lourds, tant sur le plan physique que psychologique. Notre rôle n'est pas de nous substituer au médecin et au traitement médical, mais simplement de soutenir les processus de vie afin que la force d'auto-guérison, propre à chaque individu, puisse se renforcer.

En résumé, les cinq phases évolutives de la maladie telle que nous l'envisageons en naturopathie sont les suivantes :

1. déséquilibre du milieu humoral ;
2. modification du terrain : troubles fonctionnels ;
3. pathologies lésionnelles puis dégénératives ;
4. retournement immunitaire : pathologies auto immunes ;
5. terrain cancérinique et cancer.

Tout au long de notre vie nous pouvons maintenir les conditions idéales au bon équilibre de notre santé, nous pouvons aussi ne pas nous en préoccuper. Tôt ou tard, nous risquons alors d'être confrontés à des troubles qui risquent de nous entraîner inexorablement vers la maladie. La santé dépend en grande partie de nous, la guérison aussi.

Les maladies de civilisation

Nos modes de vie modernes, nous l'avons vu, influencent directement notre santé et nous employons maintenant le terme de « maladies de civilisation » pour désigner toutes les pathologies, dont on sait aujourd'hui qu'elles sont très nettement influencées par nos comportements. Elles s'inscrivent à un moment ou un autre dans l'une des phases que nous avons développées précédemment.

En réponse au stress, l'organisme réagit à travers le système nerveux et le système endocrinien. De nombreux paramètres physiologiques sont modifiés en permanence, impliquant de nombreuses fonctions. Si le stress est ponctuel et qu'il est suivi d'une réaction, tout rentre dans l'ordre assez rapidement. S'il est répété régulièrement ou s'il est très intense, il peut avoir des conséquences sur notre santé. L'alimentation dévitalisée et polluée, les toxiques consommés régulièrement, le tabac et les drogues aggravent le terrain et c'est l'apparition des maladies de civilisation.

Nous classons dans cette catégorie : les maladies du système nerveux (SEP, Alzheimer, Parkinson, fybromyalgie, spasmophilie), les maladies respiratoires dues au tabac (l'asthme, la bronchite chronique, l'emphysème, certains cancers), les maladies cardiovasculaires (athérosclérose, infarctus du myocarde, AVC, hypertension artérielle), les maladies dues à l'alcool (carences, déséquilibres métaboliques), les maladies métaboliques (hypercholestérolémie, hypertriglycéridémie, le diabète de type II, non insulino-dépendant) et les maladies du tube digestif (ulcères, gastrite, colopathie, maladie de Crohn).

Ce sont là les affections les plus connues ; il y en certainement d'autres. Toutes ces maladies qui touchent un nombre grandissant d'individus, particulièrement dans les pays industrialisés et riches, pourraient être évitées. Nous devons prendre conscience de la nécessité de la prévention que préconise la naturopathie à travers des règles alimentaires et d'hygiène de vie simples. Nous dépensons des centaines de milliards pour soigner ces maladies, alors que la prévention et l'éducation à la santé seraient bien moins coûteuses et certainement plus efficaces. Mais peut-être que cela serait moins rentable…

D'un point de vue moral, nous constatons aussi que les pays riches « meurent » de maladies où l'excès est en grande partie responsable, alors que des peuples entiers souffrent de carences et « meurent » du manque.

La maladie et la guérison

La maladie suit un parcours bien précis et elle se manifeste sous différentes formes au cours de son évolution, ce que la médecine appelle « les maladies ». Pour le naturopathe, les maladies ne font pas partie de son domaine d'intervention. Il cherche à comprendre la genèse d'un processus qui s'étale dans le temps et propose à son patient de se prendre en charge afin de mettre en œuvre les moyens de sa guérison. C'est l'apprentissage d'une véritable autonomie qui lui est proposé. Lorsqu'un individu prend conscience qu'il est lui-même acteur de sa santé et qu'il est en partie à l'origine des désordres qui se sont produits dans sa vie, il peut engager des changements afin de rectifier ses erreurs passées. Les erreurs sont des expériences dont il faut tirer profit : revenir sur ces expériences, c'est aussi s'autoriser à suivre le chemin inverse pour aller vers la guérison.

Le père de l'homéopathie américaine, Constantine Hering[1], observa que la guérison suivait toujours le « chemin inverse » qu'avait pris la maladie pour s'installer tout au long de la vie de ses patients. Ce processus, connu en homéopathie sous le nom de « Loi de Hering » est observable lorsqu'un patient met en place une véritable réforme et qu'il décide d'un travail sur lui-même. Certaines crises, dites curatives, apparaissent alors, manifestées par des symptômes que le patient avait connus bien des années auparavant. Ces symptômes surviennent, dans la majorité des cas, dans l'ordre inversement chronologique dans lequel ils étaient apparus par le passé, comme si le corps effectuait le parcours en sens inverse et réparait ce qui n'avait pas pu l'être en son temps. Hering décrit même le sens de ce mouvement, « du haut du corps vers le bas et de l'intérieur vers l'extérieur », les symptômes se déplaçant, du psychisme vers le système neuroendocrinien, puis des tissus profonds vers les viscères pour enfin s'exprimer à travers les émonctoires et les muqueuses.

1. 1800-1880, originaire d'Allemagne, il émigra aux États-Unis en 1830.

La guérison physique est totale lorsque tous les tissus qui avaient été lésés sont réparés et les fonctions rétablies.

Mais la guérison n'est elle que physique? Pour ma part, je ne le crois pas. Le corps n'est que le reflet de désordres plus profonds, conflits, traumatismes, stress, non réglés ou non évacués, qui finissent par se fixer dans la matière, dans notre chair. Si nous réparons le corps et que nous l'aidons à mieux fonctionner, il peut sembler à certains que la guérison est au rendez-vous. Pour ma part, je pense que la véritable guérison est celle qui permet à chacun de trouver l'équilibre et l'harmonie entre tout ce qui le constitue : le corps, l'âme et l'esprit. Lorsque les conflits intérieurs sont apaisés, lorsque nous sommes dans notre voie, que nous écoutons nos besoins et que nous retrouvons notre unité, le corps recouvre alors la santé durablement.

> *La santé est notre héritage, notre droit. C'est l'union absolue et parfaite entre l'âme, l'esprit et le corps ; il ne s'agit pas d'un idéal éloigné et difficile à atteindre, mais d'un idéal si simple et si naturel qu'il échappe à beaucoup d'entre nous.*

Dr Edward Bach

La consultation naturopathique

Il m'a souvent été demandé comment se déroulait une consultation. Les écoles qui forment à la naturopathie s'appuient toutes sur les fondamentaux que nous avons partagés tout au long de cet ouvrage. Il n'en va pas de même pour la conduite d'un entretien naturopathique qui est enseigné en fonction du parcours et de l'expérience de chaque enseignant.

La consultation chez un naturopathe est motivée en principe par deux demandes très différentes :

- la démarche préventive : changer l'alimentation, prendre en charge sa santé, modifier ses habitudes de vie, rechercher un bien-être au quotidien ;
- la démarche d'accompagnement au cours de troubles fonctionnels ou d'une pathologie avérée.

Le naturopathe s'intéresse à son patient plutôt qu'au motif lui-même et cherche à le connaître avec la plus grande précision, afin d'adapter et d'individualiser ses conseils.

Il va donc mener un entretien très précis, d'environ une heure, afin de cerner le terrain à travers plusieurs grilles de lecture : les tempéraments, les constitutions, la diathèse, la morphopsychologie, l'iridologie et le comportement. Il cherche également à évaluer le niveau de la force vitale, la nature de la toxémie (surcharges) et le seuil de tolérance à la toxémie. Il va tenter de comprendre le cheminement personnel de son patient, tant sur le plan physique que psychoémotionnel en retraçant les événements importants de sa vie. Enfin, il le questionnera avec précision sur ses habitudes de vie, son alimentation, ses modes d'élimination, son sommeil et son état émotionnel du moment afin de compléter son analyse.

À partir de toutes ces informations, le naturopathe se fait une idée précise de son patient ; il peut alors le conseiller en s'appuyant sur tous les outils dont il dispose : alimentation, techniques naturopathiques, cures, techniques manuelles, et si nécessaire sur la phytothérapie, l'aromathérapie ou les élixirs de Bach, afin d'accompagner et soutenir les changements mis en place. L'approche reste holistique et les conseils visent le terrain et la force vitale et non le ou les symptôme(s). Au cours de cet entretien, le naturopathe peut soupçonner une difficulté ou un problème précis ; il pourra alors orienter son patient vers un autre praticien, ostéopathe, étiopathe, psychothérapeute, homéopathe ou même médecin s'il le juge nécessaire.

La première consultation permet d'établir un état des lieux afin de dégager une problématique sans s'attacher à un symptôme ou à la maladie (deuxième motivation de consultation).

Au cours des consultations suivantes, le praticien fera un point régulier sur la mise en place de différentes réformes et des cures et conseillera d'autres changements s'il le juge nécessaire. Ce peut être aussi l'occasion de proposer certains outils que le naturopathe privilégie dans sa pratique comme la réflexologie plantaire, les élixirs floraux...

Le naturopathe est formé à l'écoute et il doit être régulièrement supervisé afin de conserver la neutralité, la prise de recul et la bienveillance nécessaires à sa pratique. Il est soumis au respect d'un code de déontologie et au secret professionnel.

L'humilité, l'ouverture d'esprit, la compassion, la capacité d'analyse et de synthèse ainsi que l'absence de tout jugement sont les principales qualités que doit cultiver le naturopathe.

Comme dans tout domaine qui touche à l'humain et au vivant, nous devons trouver la personne qui nous correspond le mieux afin d'engager ce type de démarche en toute confiance. Il ne faut pas hésiter à se renseigner sur le naturopathe que l'on va consulter : sa réputation, son sérieux, les formations qu'il a suivies sont autant d'indices qui permettent de se faire une idée. Ensuite, c'est une véritable rencontre qui doit se produire entre le patient et le praticien et il appartient au patient de juger ensuite de la qualité de cette rencontre pour poursuivre ou non cette démarche.

Synthèse

Pour savoir où nous allons, il faut savoir d'où nous venons.

La naturopathie au quotidien n'est pas une illusion ; le chemin qui nous permet de rester naturellement en bonne santé est à notre portée. Afin de le suivre, nous devons apprendre à nous connaître et mieux comprendre les mécanismes de la vie.

Quel est ce chemin si simple à emprunter? Avant de nous y engager, commençons par définir ce qu'est la santé. Est-ce l'absence de symptômes ou l'équilibre et la vitalité ? Nous avons choisi l'équilibre et la vitalité, alors cessons d'attendre que la santé nous soit donnée. Nous ne pouvons rester dans cette illusion qui consiste à croire que la santé ne dépend pas de nous et que, si elle se dégrade, d'autres la rétabliront. Notre équilibre intérieur, que ce soit sur le plan psychique, physique ou émotionnel, dépend de nos choix. Nous devons préserver cette vitalité dont la racine se trouve au plus profond de nos cellules. C'est elle qui a permis à nos ancêtres de survivre, c'est elle qui nous permet de vivre, c'est elle que nous transmettrons à nos enfants. Par les aliments que nous consommons, par l'attitude que nous adoptons face à la vie, par la gestion de nos émotions, nous pouvons prendre en main notre santé.

Apprenons à connaître notre corps, ce véhicule parfait que nous négligeons trop souvent, persuadés qu'il nous mènera toujours plus loin. Si nous en ignorons le mode d'emploi, nous le conduirons chacun à notre manière : avec des à-coups, en surrégime, en sous-régime, ou nous ne le conduirons pas du tout, pour finalement l'abandonner. S'intéresser aux mécanismes physiologiques afin de comprendre le fonctionnement de notre corps est loin d'être inutile. C'est prendre conscience de cette précieuse enveloppe physique qui nous permet de nous intégrer à notre environnement pour participer à l'évolution et à la vie de notre planète dans sa grande diversité. Mais le corps n'est pas tout.

Intégrer la notion de terrain nous permet d'échapper à la vision trop mécaniste qui réduit l'homme à sa seule enveloppe physique et à sa dimension psychique. L'approche de terrain nous permet de franchir un grand pas vers l'individualisation. C'est la prise en compte de l'inné à travers l'hérédité, la constitution, la force vitale, l'imprégnation par des mémoires générationnelles. C'est aussi la prise de conscience de l'acquis à travers le tempérament hippocratique, la toxémie, la dynamique d'adaptation, les épreuves physiques, psychiques ou émotionnelles.

La notion de terrain est essentielle ; elle nous permet de nous diriger en toute lucidité, car nous découvrons nos faiblesses et nous devenons plus conscients de nos atouts. C'est un grand pas vers la connaissance de soi que nous franchissons.

Mieux se connaître nous permet aussi de choisir les bons carburants. Notre vitalité dépend des choix que nous faisons dans la matière. Consommer des aliments transformés, raffinés, dévitalisés, conservés… ne nous permet pas d'avoir l'énergie nécessaire à la poursuite de notre chemin.

Prenons soin de veiller à la nature des produits que nous mangeons, d'équilibrer les différentes catégories d'aliments entre elles (lipides, protides, glucides) et de ne pas négliger la qualité de l'eau, indispensable à la vie. Assurons-nous que les aliments consommés sont de haute valeur biologique, dans tous les sens du mot, et que nous ne les abîmons pas en les préparant. Enfin, soyons attentifs à nos désirs, à nos attirances comme à nos réticences à l'égard des aliments et des saveurs. Cette écoute nous permettra d'être plus en phase avec nous-mêmes, plus attentifs à nos besoins, que le corps sait parfaitement exprimer.

Équilibrer les apports alimentaires, comprendre l'importance des vitamines et des minéraux, être sensible à la nature énergétique des aliments, c'est permettre à notre organisme d'augmenter ses performances. Il pourra alors plus facilement surmonter les difficultés, qu'elles soient physiques ou psychiques. La diététique, telle que nous l'entendons, est l'outil principal qui nous permet de mettre en place l'alimentation la mieux adaptée à nos besoins.

Si l'organisme est surchargé et qu'il a dépassé son seuil de tolérance à la toxémie, il est indispensable de favoriser sa mise au repos et de faciliter les éliminations. Les trois cures naturopathiques sont une aide précieuse afin de détoxiquer, revitaliser et stabiliser l'organisme pour qu'il retrouve son équilibre. La détoxication s'obtient par la réduction des sources de la toxémie et l'évacuation des déchets du métabolisme (radicaux libres, colles, cristaux). Réforme alimentaire, monodiète, drainage humoral, bain chaud... sont quelques-unes des techniques que nous pouvons mettre en œuvre. La revitalisation comblera ensuite les carences et soutiendra l'organisme dans la phase de reconstruction. Puis, la stabilisation, une fois les bons réflexes acquis, permettra de garder le cap et de ne pas reproduire les mêmes erreurs.

Enfin, quelques plantes cueillies sur le bord du chemin nous aideront à renforcer notre vitalité, à protéger notre organisme, à récupérer et à reconstruire nos forces. Les plantes ont toujours accompagné l'homme dans sa longue marche, tout au long de son évolution. Ceux pour qui elles sont totalement étrangères ignorent qu'ils passent à côté de trésors que la nature met à leur disposition depuis des millions d'années. Il suffit de se baisser, de les ramasser et d'en faire bon usage.

Si nous mettons progressivement en place ces conseils au quotidien, la voie de la naturopathie s'ouvre à nous, et nous pouvons nous y engager durablement.

Bien sûr, chaque chose vient en son temps et nous n'avons pas besoin de tout bouleverser pour changer de cap. Combien de personnes ai-je rencontrées, emballées dès les premiers jours à l'idée de tout changer : l'alimentation, le rythme de vie, leurs croyances, leurs convictions, au point même de faire du prosélytisme ! Quelques mois plus tard, je les retrouvais, ayant perdu leur enthousiasme, oubliant tout ce qu'elles avaient appris pour revenir à leurs anciennes habitudes.

Alors, laissons germer toutes ces graines. Laissons-les prendre le temps de se développer pour qu'elles puissent croître, chacune à son rythme, et ensuite produire les fruits de cet apprentissage, peut être long, mais ô combien gratifiant !

Cherchons toujours à apprendre, restons vigilants et lucides, ne nous engageons pas sur un coup de tête.

Prendre sa santé en main est une belle entreprise ; c'est gagner un espace de liberté, c'est réaliser que nous avons le pouvoir de gérer notre vie. Mais la santé, c'est aussi réaliser l'alignement entre tous les niveaux de notre être, physique, psychique et émotionnel. Préparons-nous et mettons tout en œuvre pour réussir ce pari sur l'avenir.

Mieux se connaître, respecter ce que la nature met à notre disposition et décider de se prendre en charge, voici les premiers conseils que nous devrons suivre pour vivre longtemps et en bonne santé. Ainsi, nous pourrons ajouter de la vie aux années et non des années à la vie !

Prendre sa santé en main, c'est avancer chaque jour un peu plus vers l'harmonie, c'est se laisser porter par le souffle de la vie.

Quelques mots pour conclure

Cette édition que j'ai souhaité reprendre entièrement m'a permis d'effectuer un travail d'approfondissement et de recherche important. J'ai pu mesurer combien, aujourd'hui, beaucoup de nos concitoyens, mais également des chercheurs de plus en plus nombreux et des membres du corps médical, s'interrogent différemment sur la santé et la maladie.

Depuis dix ans, des prises de conscience essentielles ont émergé. L'environnement, l'état de la planète, le devenir des générations futures sont autant de sujets qui nous interpellent chaque jour un peu plus. La santé et la maladie font partie de ces préoccupations ; elles ne peuvent et ne doivent pas être dissociées du contexte dans lequel nous évoluons.

Il est grand temps de prendre en main notre santé : elle est étroitement liée au devenir de la planète et à l'héritage que nous léguerons à nos enfants.

Ne nous laissons plus mener par des intérêts économiques et politiques qui ne prennent pas en compte la vie et les aspirations profondes de tout être humain. Nous avons le droit de vivre pleinement et de profiter de tout ce que la nature met à notre disposition, sans l'exploiter et sans créer des besoins artificiels qui ne font qu'affaiblir notre environnement et épuiser les ressources de la planète.

Notre santé dépend de notre état de sécurité intérieure, de notre « état d'être » ; elle dépend également de notre environnement, de ce que nous mangeons, de ce que nous respirons. Aujourd'hui, il est crucial de nous poser les bonnes questions.

Pouvons-nous encore vivre égoïstement sans nous soucier de l'impact de nos choix sur les autres habitants de la Terre ?

Pouvons-nous ignorer les conséquences de nos choix sur notre santé et celle des générations futures ?

Pouvons-nous accepter que les décisions qui concernent la planète et l'avenir de l'humanité nous échappent ?

Nous vivons des bouleversements comme l'humanité n'en a certainement jamais vécu dans son histoire ; les enjeux sont énormes et nous sommes de plus en plus nombreux à nous en rendre compte.

Au-delà de ces constats et de ces préoccupations, élevons-nous en conscience, afin de nous relier à l'essentiel. Que chacun de nos gestes au quotidien aille dans le sens de la vie, le cadeau le plus sacré qu'il nous ait été donné de recevoir.

Aix-en-Provence, le 25 mai 2011

ANNEXES

Annexe I

Les additifs alimentaires

Afin de standardiser la nomenclature des additifs alimentaires en Europe, ils ont été codifiés par catégorie : colorants, conservateurs, antioxydants, émulsifiants et arômes alimentaires. Cette normalisation est peut-être partie d'une bonne intention, toutefois les produits n'étant plus nommés, il est bien difficile de savoir ce qui se cache derrière un code comme E200 (acide sorbique).

Les additifs ont des origines très variées, quelquefois naturelles, le plus souvent chimiques. Très peu d'études ont été faites pour déterminer la toxicité de ces produits ou leur impact sur la santé à long terme. Certaines molécules, pourtant soupçonnées d'être cancérigènes ou pouvant provoquer des réactions allergiques ou bloquer des processus enzymatiques et hormonaux dans l'organisme, continuent d'être utilisées.

Les additifs alimentaires sont massivement introduits par l'industrie agroalimentaire dans les aliments, mais aussi dans les emballages.

Le Pr Erik Millstone[1] déclarait, dans un article paru en 2005 dans le *Daily Mail*, que les occidentaux « consomment » entre 6 et 7 kg d'additifs par an. De plus en plus de scientifiques s'interrogent sur l'impact de ces produits sur la santé, notamment celle des enfants souffrant du syndrome d'hyperactivité et d'allergies de plus en plus sévères.

---

1. Directeur d'études en sciences et technologies à l'université du Sussex (GB).

Nous conseillons vivement le petit ouvrage très documenté écrit par Corinne Gouget : *Additifs alimentaires – Le guide indispensable pour ne plus vous empoisonner*[1] qui liste tous les additifs avec précision et le risque potentiel ou reconnu qu'ils représentent pour la santé. Indispensable pour faire ses courses !

Pour information, voici une liste des principaux additifs alimentaires, avec quelques commentaires, afin de les repérer plus facilement.

• Colorants de E100 à E180

Le E120 (acide carminique) est utilisé pour le rouge ; il est naturel car fabriqué à base d'un insecte : la cochenille *(cochenilla)*. Avis aux végétariens qui mangent un yaourt à la fraise ! Risques allergiques et mutagènes.

Il existe sa copie de synthèse, le E124 (colorant azoïque), produit dangereux présent dans les bonbons et certains ketchups. Il présente des risques allergiques, notamment lorsqu'il est utilisé avec de l'aspirine. Il est aussi soupçonné dans l'hyperactivité chez l'enfant.

• Conservateurs de E200 à E290

Le E200 est d'origine naturelle, extrait de la baie du sorbier, ou chimique.

La série E220 (anhydride sulfureux), E221 (sulfite de sodium), E222 (bisulfite de sodium) irriterait le tube digestif et neutraliserait la vitamine B1. Ces trois produits sont couramment utilisés dans les vins et les alcools, ainsi que pour les fruits secs. On ne les verra pas sur les étiquettes, puisqu'ils bénéficient d'une… dérogation à l'étiquetage !

E230 (diphényle ou biphényle) conservateur dérivé du goudron de houille utilisé pour le traitement des agrumes.

---

1. Éditions Chariot d'Or, 2006.

E236 (acide formique) conservateur interdit en France, toxique pour les reins et cancérigène. Présent dans le fromage « Provolone »... vendu en France.

• Antioxydants de E300 à E321

Le E300 est de l'acide ascorbique. C'est de la vitamine C de synthèse ; elle est plus acidifiante que la vitamine C naturelle.

• Émulsifiants, épaississants, stabilisants, gélifiants de E322 à E483

C'est dans cette catégorie que nous trouvons le plus grand nombre de produits naturels, tirés des algues ou de certaines gommes.

E322 lécithines de soja (OGM ?) et d'œuf.
E400 Algue brune.
E406 Agar-Agar (algue gelidium).
E407 Algue carragheen.
E410 Farine de graine de caroubier.
E411 Farine de graine de tamarinier.
E412 Farine de graine de guar.
E414 Gomme arabique.
E440 Pectine de pomme ou d'autres fruits.

Attention : certains produits, intégrés dans les corps gras par l'industrie agroalimentaire en amont de la fabrication ne figurent pas sur les étiquettes finales. C'est le cas, notamment, du E477 (ester de propylène glycol) qui est soupçonné de provoquer des calculs rénaux !

• Arômes alimentaires

Près de 1 000 produits sont utilisés comme arômes ils sont soit d'origine naturelle, soit de synthèse, soit les deux. La réglementation sur ce point n'est pas assez précise et les experts demandent qu'il y ait innocuité des additifs utilisés, mais ils se reposent, pour le moment, sur les informations données par les industriels de l'agroalimentaire eux-mêmes ! Il reste du chemin à parcourir...

Annexe 2

Les compléments alimentaires

Il est parfois nécessaire de faire appel à des compléments pour rééquilibrer l'alimentation pendant une courte période de quelques semaines en attendant que la réforme alimentaire prenne le relais, par exemple au cours de la cure de revitalisation ou pendant la détoxication, si cela s'avère nécessaire.

Les conseils d'un praticien avisé ou d'un conseiller en magasin de diététique correctement formé seront toujours plus judicieux à suivre.

Dans la mesure du possible, il est préférable de toujours utiliser des compléments alimentaires d'origine naturelle (et non des produits de synthèse ou chimiques).

Il vaut mieux tendre vers l'utilisation d'un produit unique et éviter les mélanges. L'interaction entre plusieurs composants d'un même produit n'est déjà pas si simple à maîtriser, alors le mélange de plusieurs produits est encore plus délicat à évaluer.

Il convient d'identifier les produits issus des trois règnes : minéral, végétal, animal.

Chaque règne agit différemment :

- le minéral, sur les réserves fondamentales de l'organisme, le lien à la terre, la stabilité ;
- le végétal, sur les grands systèmes, les grandes fonctions, le psychisme, les émotions ;
- l'animal, sur la mémoire cellulaire (notre règne).

Classement de quelques compléments par règne

MINÉRAL	VÉGÉTAL	ANIMAL
Plasma de quinton	Shi take	Cartilage de requin
Silicium organique	Pollen	Gelée royale
Calcium marin	Algues	Huile de foie de requin
Magnésium marin	Sambu	Huiles de poisson
Sels basiques	Lécithine	Probiotiques
Fer	Charbon végétal	Prébiotiques
Argiles	Pianto	Lait de jument
	Acérola	
	Propolis	
	Huiles végétales	
	Élixirs végétaux	
	Élixirs floraux	
	Levures de bière	

Classification par règne

I ▪ Le végétal

Algues : spiruline, lithothame, chlorella, kombu.

Ruche : propolis, pollen, gelée royale

Huiles végétales : *cynara cardunculus*, onagre, bourrache, rose musquée, huile d'argan.

Plantes spécifiques : sambu (sorbier), pépins de pamplemousse, pépins de courge, guarana, ginseng, acérola, aloë véra, lapacho, bambou tabashir, soja, yam.

Thés spécifiques : yunnan, hao ling, tuocha.

Champignons – levures : shi-take, levure de bière, levures revivifiables.

Complexes végétaux : élixir du suédois, extraits fluides : circulatoires, hépatiques, drainants, anti-inflammatoires, transit, stimulants. Pianto, cure vitale (Huile de palme + sirop d'érable), élixirs d'Auvergne.

Complexes aromatiques externes et internes : gélules gastrorésistantes : immunitaires, calmantes, stimulantes, anti-inflammatoires. Liquides pour applications externes.

Autres : lécithines, fibres.

2 ■ Le minéral

Eau de mer : plasma de quinton®, magnésium marin, calcium marin.

Eaux minérales : à la source (cures), Hydroxydase, Miers-Alvignac.

Sels basiques : citrates alcalins.

Oligoéléments : gluconates, formes ionisées, orotates.

Divers : organique (silicium), argiles.

3 ■ L'animal

Huiles animales : huiles de foie, huiles de poissons.

Lait : lait de jument.

Coquilles : huîtres, œufs de caille (allergies).

Ruche : gelée royale.

Divers : cartilage de poisson.

Compléments alimentaires par grands axes

- **Immunité** : shi-take, vitamine C, fer, plasma de Quinton, magnésium marin, gelée royale, propolis, pépins de pamplemousse, canneberge (désinfectant des voies urinaires), jus ou sirop d'argousier, cartilage de requin.
  Acides gras, oméga-3 et oméga-6 : huiles de poisson, onagre, rose musquée du chili.
  Flore intestinale : prébiotiques, actibiotiques (souche LB -Parinat).
  Squalène : huile de foie de requin (alkyglycerols).

- **Antioxydant** : gelée royale (vitamine A, C, sélénium), vitamines A, vitamines C, vitamines E (germe de blé), chlorella (vitamines A, E, C), propolis (vitamines A, C, E), spiruline (β carotène), sambusureau (vitamines A, C).

- **Détoxifiant** : chlorella et lapacho (métaux lourds)/cure vitale, élixir des quatre saisons.

- **Drainant :**
  - hépatiques : complexes de plantes : fumeterre, artichaut, radis-noir, romarin, desmodium, boldo, chicorée, élixirs du suédois ;
  - acides-inflammation : complexes de plantes : reine des près, saule blanc, bouleau, genièvre, cassis, aubier de tilleul, pissenlit, bardane, frêne, minéraux basiques et lithotame (vérifier le pH urinaire) ;
  - rénal : bruyère, thé de java (orthosiphon), sureau ;
  - tube *digestif :* chlorella, charbon végétal, fibres, propolis, argiles, fenouil (voir action hépatique aussi), probiotiques, pianto, aloe vera. Flore intestinale : prébiotiques. Souche LB (Parinat).

- **Reminéralisant** : plasma de Quinton®, silicium organique, complexes de plantes : ortie/prêle, complexes oligoéléments marins, jus de betterave, pianto, cartilage de requin, algues.

- **Revitalisant** : spiruline, chlorella, silicium organique, pollen, shi take.

- **Stimulant** : ginseng, guarana, mate, vitamine C, gelée royale (vitamine B5).

- **Métabolisme :**
  - cholestérol : lécithine de soja, plantes hépatiques (artichaut), vitamine E, β carotène, acides gras oméga-3 et oméga-6 : huiles de poisson, onagre, huile de rose musquée du chili, thé Hao Ling.

– glucides : mate, vitamine B : levure de bière, germe de blé, chrome et zinc sur levure.

- **Reconstituant hépatique** : huile végétale de cynara cardunculus, desmodium.

- **Hormonal** : onagre, soja, yam, rose musquée chili.

- **Peau – phanères** : vitamine B : levure de bière, spiruline, chlorella, acides gras : bourrache, complexes de plantes : bardane-pensée sauvage, zinc sur levures.

- **Système nerveux** : magnésium marin, silicium organique, gelée royale, complexes de plantes : aubépine, passiflore, escholtzia, levure de bière, germe de blé.

ANNEXE 3

En savoir plus sur la naturopathie

Consultations et conférences

Dominick Léaud-Zachoval
Europarc Ste Victoire – Bat. 10
Route de Valbrillant
13590 Meyreuil
France
dlznaturo@orange.fr
www.leaud-zachoval-naturo.fr

Formations et stages

- **Æsculape**
  École libre de naturopathie
  Aix-en-Provence
  aesculape13@orange.fr
  www.aesculape.eu
  Liste des praticiens de santé naturopathe formés par l'école

- **Fédération française de naturopathie : Fenahman**
  BP 40027 - 64210 Bidart
  www.fenahman.free.fr

Bibliographie

I ■ Bibliographie de Valérie Cupillard (dont les recettes originales figurent dans cet ouvrage)

Assiettes végétariennes, Éditions La Plage, 2001
Bio, Bon, Gourmand, mes recettes pour cuisiner les aliments du bien-être, Éditions Prat, 2009
Céréales et légumineuses, rapide et facile, Éditions La Plage, 2002
Comment cuisiner sans gluten? Éditions Jouvence, 2009
Cuisiner bio en famille, recettes pour petits gourmands et grands gourmets, Éditions Jouvence, 2009
Cuisiner bio, Éditions La Plage, 2004
Desserts bio, Éditions La Plage, 2003, *épuisé*
Desserts et pains sans gluten, Éditions La Plage, 2004
Fêtes bio, Éditions La Plage, 2002
Graines germées, Éditions La Plage, 2005
Huiles, Éditions La Plage, 2003
Jus de légumes santé, Éditions Jouvence 2009
Jus de fruits santé, Éditions Jouvence, 2009
Les sauces à salades, Éditions Jouvence 2009
Manger 5 fruits et légumes par jour, Éditions Jouvence, 2009
Manger moins de sucre, Éditions La Plage, 2002, *épuisé*
Pâtés végétaux, Éditions La Plage, 2005
Quinoa, Éditions La Plage, 2004
Petits déjeuners, Éditions La Plage, 2003
Sans œufs, ni lait, Éditions La Plage, 2002, *épuisé*
Sans lait, sans œufs, Éditions La Plage, 2003, Nouvelle édition
Sans gluten, naturellement, Éditions La Plage, 2002

Soupes bio, Éditions La Plage, 2001
Sauces végétariennes, Éditions La Plage, 2001
CUPILLARD Valérie et Emmanuel, *Tout cru*, Éditions La Plage, 2007
CUPILLARD Valérie et Emmanuel, *Légumes bio, mode d'emploi*, Éditions La Plage, 2006
CUPILLARD Valérie et Emmanuel, *Cuisiner avec les huiles essentielles et les eaux florales*, Éditions La Plage, 2006

2 ▪ AUTRES

AUDERT Claude, *Fabuleuses légumineuses*, Éditions Terre Vivante, 1996.
BACH Edward, *La guérison par les fleurs*, Éditions Le Courrier du Livre, 1985.
BACH Edward, *Les écrits originaux du docteur Bach*, Éditions Le Courier du Livre, 1994.
BACH Edward, *Les conférences du Dr Edward Bach*, Éditions Le Courrier du Livre, 1994.
BAUDOUX Dominique, *L'aromathérapie*, Éditions Atlantica, 2001.
BERTIN Sylvie, *La naturopathie, clé de votre santé*, Éditions du Dauphin, 1999.
BINET Claude, *Oligoéléments et oligothérapie*, Éditions Dangles, 1981.
BOURDIOL R.J., *Traite d'irido-diagnostic*, Éditions Maisonneuve, 1975.
BRESSY Pierre, *La bioélectronique et les mystères de la vie*, Éditions Le Courier du Livre, 1996.
CAHILL M., *Anatomie et physiologie l'essentiel*, Éditions Maloine, 1998
CARTON Paul, *Traité de médecine d'alimentation et d'hygiène naturistes*, Éditions A.Maloine & Fils, 1924.
CARTON Paul, *Les lois de la vie saine*, Éditions Librairie Le Francois, 1922.
CARTON Paul, *L'essentiel de la doctrine d'Hippocrate*, Éditions Maloine, 1933.
CARTON Paul, *Enseignements et traitements naturistes pratiques* – premières séries à sixièmes série, Éditions Librairie le Francois, 1935 à 1939.

CARTON Paul, *L'apprentissage de la santé*, Éditions Le Francois, 1937.
CLARIS Antoine, *Initiation aux thérapeutiques naturelles*, Éditions Lehning, 1980.
CORMAN Louis, *Nouveau manuel de morphopsychologie*, Éditions Stock, 1966.
Collectif Fédération Française de Naturopathie – FENAHMAN, *Le livre blanc de la naturopathie*, Éditions Yves Michel, 2008.
Collectif FENAHMAN, *Charte de la naturopathie et code de déontologie*, Fédération Française de Naturopathie, 1989-2001.
D'ADAMO Peter J., *4 groupes sanguins 4 régimes*, Éditions Michel Lafon, 2001.
DAUDIER Paule, *Les radicaux libres*, Éditions Jouvence, 1997.
DEEPAK Chopra, *La santé parfaite*, Éditions A.l.t.e.s.s. Paris, 1992.
DENJEAN André & SERRE Lucette, *Kousmine au gré des saisons*, Éditions Jouvence, 1998.
DE SOUZENELLE Annick, *Le symbolisme du corps humain*, Éditions Dangles, 1984.
DEXTREIT Raymond, *Le foie, cet organe vital*, Éditions Vivre en Harmonie, 1994.
DEXTREIT Raymond, *Des céréales pour votre assiette*, Éditions vivre en Harmonie, 1994.
DEXTREIT Raymond, *Des yeux et des plantes*, Éditions vivre en Harmonie, 1993.
DEXTREIT Raymond, *La méthode harmoniste*, Éditions vivre en Harmonie, 1974.
DU CHAZAUD Jean, *Ces glandes qui nous gouvernent*, Éditions Équilibre-Charles Corlet, 1990
DUPOUY A., *Oligothérapie précis de clinique et de thérapeutique*, Éditions Maloine, 1988.
DUPIRE Jean Dr, *La Spiruline, un superaliment*, Éditions G.Trédaniel, 2011.
DURVILLE Hector, *Théories et procédés du magnétisme*, chez l'auteur, 1956.
EMOTO Masaru, L'eau mémoire de nos émotions, Éditions G.Trédaniel, 2006.

FATTORUSSO & RITTER, *Vademecum Clinique* -18e édition, Éditions Masson, 2001.

FLECHE Christian, *Mon corps pour me guérir*, Éditions Le Souffle d'or, 2000.

FRANCHOMME Pierre & PENOËL Daniel, *L'aromathérapie exactement*, Éditions Roger Jollois, 1990.

FRANCO Samuel, *Concevoir un enfant – Approche naturopathique de l'infertilité*, Éditions Le mercure Dauphinois, 2007.

GALLAND M.G., DERREUNAUX-CORET Pierre Dr, *Principes d'élémentotérapie*, Éditions Guy Trédaniel, 2000.

GEOFFROY Henry-Charles, *L'alimentation saine*, Éditions Dangles, 2001.

GEOFFROY Henri-Charles, *L'alimentation saine,* ÉditionsDangles, 2006.

GOUGET, Corinne, *Additifs alimentaires,* Éditions Chariot d'Or, 2006.

GUILAIN France, *Les bains dérivatifs, 100 ans après Kuhne*, Éditions du Rocher, 2000.

GUILIANI Jean-Pierre, *L'alphabet du corps humain*, Éditions de Verlaque, 1997.

HAHNEMANN Samuel, *Organon de l'art de guérir*- cinquième édition, Éditions École Belge D'homéopathie, 1984.

HAHNEMANN Samuel, *Les maladies chroniques,* Éditions École Belge D'homéopathie, 1985.

HENRI Joyeux Pr., *Changer d'alimentation*, Éditions François-Xavier de Guibert, 1997.

HOROWITZ Élisabeth, *Se libérer du destin familial,* Éditions Dervy, 2000.

HODLER Jacques, *Homéopathie par les sels biochimiques et les minéraux*, Éditions Andrillon, 1982.

JAUSAS Gilbert, *L'iridologie rénovée*, Éditions Maloine, 1978.

JOUHANNEAU D.G., *La médecine des plantes aromatiques,* Éditions Azalees, 1991.

JENSEN Bernard, V. BODEEN Donald *Visions of health,* Avery Publ. Group, New-York – 1992.

JACQUIER René, *De l'Atome à la Vie, Cancers-Maladies*, Éditions Chez l'auteur, 1980.

JACQUIER René, *Essai sur une Mécanique Universelle*, Éditions Chez l'auteur, 1982.

KIEFFER Daniel, *Comment se régénérer pour bien vieillir?* Éditions Sully, 2004.

KIEFFER Daniel, *Encyclopédie historique de la naturopathie*, Éditions Jouvence, 2007.

KIEFFER Daniel, *Guide personnel des bilans de santé*, Éditions Jacques Grancher 1997.

KIEFFER Daniel, *Naturopathie la santé pour toujours*, Éditions Jacques Grancher, 1991.

KOUSMINE C., *Soyez bien dans votre assiette jusqu'a 80 ans et plus!*, Éditions Sand Tchou, 1994.

KOUSMINE Catherine & coll., *La méthode Kousmine*, Éditions Jouvence, 2000.

KUSHI Michio, *Le livre de la Macrobiotique*, Éditions Guy Trédaniel, 1980.

KUHNE Louis, *La nouvelle science de guérir*, Éditions La Vie Claire, 1956.

LACOMBE M., *Abrégé d'anatomie et de physiologie humaine*, Éditions Lamarre, 1987.

LAVERGNE Roger, *Les plantes médicinales du père Raimbault*, Éditions Azalees, 2000.

LÉAUD-ZACHOVAL Dominick, *L'iris miroir intérieur, guide pratique d'iridologie*, Éditions Médicis, 2010.

LÉAUD-ZACHOVAL Dominick, *Mieux vivre ses émotions grâce aux élixirs floraux*, Éditions Quintessence, 2007.

LE BERRE Nicolas, *Le lait, une sacrée vacherie?* Éditions Charles Corlet, 2000.

LEE John R., *Équilibre hormonal et progestérone naturelle*, Éditions Sully, 1999.

LEMAIRE Hélène, *1 001 secrets de minceur*, Éditions Prat, 2011.

LEMAIRE Hélène, *Le bonheur est dans les huiles*, Éditions Quintessence, 2007

LE GOFF Lylian, *Nourrir la vie*, Éditions Roger Jollois, 1997.

LIEUTAGHI Pierre, *Le livre des bonnes herbes*, Éditions Robert Morel, 1966.

LÜTZNER H., *Le jeune*, Éditions Terre Vivante, 1990.

LOCHET Pierre, *L'agriculture biologique, pourquoi ? comment ?* Cours et formation, Chez l'auteur (37000 St Cyr sur Loire).

MARTEL Jacques, *Le grand dictionnaire des malaises et des maladies*, Éditions Quintessence, 1998.

MASSON Robert, *Soignez-vous par la nature*, Éditions Albin Michel, 2003.

MARCHESSEAU Pierre Valentin, *Qu'est-ce que la naturopathie*, Chez l'auteur, 1974.

MARCHESSEAU Pierre Valentin, *Les trois cures en naturopathie*, Chez l'auteur.

MARIÉ Eric, *Précis de médecine chinoise*, Éditions Dangles, 1997.

MASSON Robert, *Précis de pédiatrie naturopathique*, Éditions Trédaniel Guy, 2006.

MÉRIEN Désiré, *L'hygiène vitale pour votre santé*, Éditions Nature et Vie, 1989.

MÉRIEN Désiré, *La détoxination par paliers*, Éditions Jouvence, 1994.

MÉRY André, *Les végétariens – Raisons et sentiments*, Éditions La Plage, 2002.

MONO Pr., *Guérison santé par les aliments*, Éditions Pr. Mono, 1933.

MÜLLER Marie–France, *Le chlorure de magnésium*, Éditions Jouvence, 1998.

MENETON P., *Le sel un tueur caché*, Éditions Favre, 2009.

MÉNÉTRIER Jacques, *La médecine des fonctions*, Éditions Similia, 1989-1996.

NOGIER Paul, *Traité d'auriculothérapie*, Éditions Maisonneuve, 1969.

OTTINA Louis, *Homme global et hygiène vitale*, Éditions Chez l'Auteur, 1995.

PADRAZZI Pierre, *L'oligothérapie réactionnelle*, Éditions Similia, 1998.

PELLERIN George, *Les plantes médicinales et leur exploitation*, Éditions Hachette, 1929.

PLATON, *Timée*, Trad E.Chambry, Éditions Garnier-Flammarion, 1969.

RICHARD A., *Introduction à l'étude de la biochimie du dr. Schüssler*, Éditions Lehning, 1996.

ROBARD Isabelle, *Médecine non conventionnelle et droit*, Éditions Litec, 2002

ROBARD Isabelle, *La santé hors la loi*, Éditions de L'ancre, 1994.

ROGER Glénard, *L'hépatisme*, Éditions L'expansion scientifique française, 1922.

ROIG Antoine, *Additifs et polluants alimentaires*, Éditions Le Rocher, 1988.

ROUX André, *Introduction à l'iridologie*, Éditions Dangles, 1986.

RUEFF Dominique et NAHON Maurice, *Hormones végétales naturelles*, Éditions Jouvence, 1997.

SALOMON Laurence, *Respirez la santé*, Éditions Grancher, 2001.

SALAMANOFF, *Secrets et sagesse du corps*, Éditions Table Ronde, 1958.

SANANES Roland, *Unicisme-pluralisme-complexisme*, Éditions Lehning, 1994.

SCHIFF Michel, *Un cas de censure dans la science : la mémoire de l'eau*, Albin Michel, 1994.

SEIGNALET Jean, *L'alimentation ou la troisième médecine*, Éditions Francois Xavier de Guibert, 2001.

SERVAN-SCHREIBER Dr, *Anticancer*, Éditions Robert Laffont, 2007.

SERVAN-SCHREIBER David, *Guérir*, Éditions Robert Laffont, 2003.

SIONNEAU Philippe & Zagorski Richar, *La diététique du Tao*, Éditions G.Trédaniel, 2001.

SHELTON Herbert M., *Le jeûne*, Éditions La Nouvelle hygiène, 1974.

SMITH Cyril W. & BEST Simon, *L'homme électromagnétique*, Éditions Encre, 1995.

SOMMERARD Michel, *Le chemin des arômes*, Éditions Florame, 1990.

SPIROUX Joël, D^r, Pathologies environnementales, Éditions J.Lyon, 2007.

TÉTAU Max et Scimeca Daniel, *Nouvelles cliniques de lithothérapie déchélatrice*, Éditions Similia, 1997.

TÉTAU Max, *Nouvelles cliniques de gemmothérapie*, Éditions Similia, 1987.

TOCQUET Robert, *Les clefs de la santé*, Éditions Les Productions de Paris, 1962.

VALNET Jean, *Se soigner par les légumes, les fruits et les céréales*, Éditions Maloine, 1985.

VALNET Jean, *Phytothérapie traitement des maladies par les plantes*, Éditions Maloine, 1983.

VALNET Jean, *L'aromathérapie traitement des maladies par les essences des plantes*, Éditions Robert Laffont, 1976.

VANNIER Léon, *Neo-hippocratisme et homéopathie*, Éditions Paris, 1938.

VASEY Christopher, *Gérez votre équilibre acido-basique*, Éditions Jouvence, 1999.

VASEY Christopher, Manuel de détoxication, Éditions Jouvence, 1992.

VASEY Christopher, *Petit traité de naturopathie*, Éditions Jouvence, 2006.

WALTER Anne-Laroche, *Le lait de vache, une blancheur trompeuse*, Éditions Jouvence, 1998.

WEEKS Nora, *Les découvertes médicales d'Edward Bach, médecin*, Éditions Le Courrier Du Livre, 1999.

WALKER W.Norman, *Les jus frais de légumes et de fruits*, Éditions Diffusion Différente, 1970.

ZISSU Roland, *Matière médicale homéopathique constitutionnelle*, 4 tomes, Éditions Le Francois, 1977.

Table des matières

conception
réalisation
mise en page
pca
44405 Rezé cedex

Achevé d'imprimer en janvier 2019
sur les presses de la Nouvelle Imprimerie Laballery
58500 Clamecy
Dépôt légal : avril 2016
Numéro d'impression : 901061

Imprimé en France

La Nouvelle Imprimerie Laballery est titulaire de la marque Imprim'Vert®